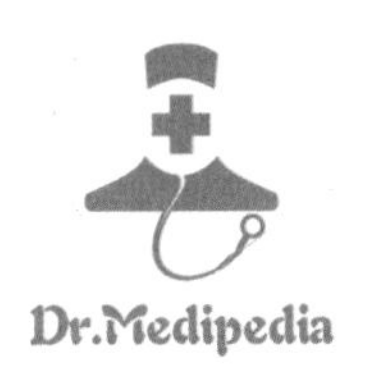


医万个为什么——全民大健康医学科普丛书

# 从头到脚话慢病

## ——老年慢病护理问答

胡三元　总主编
季　红　主　编

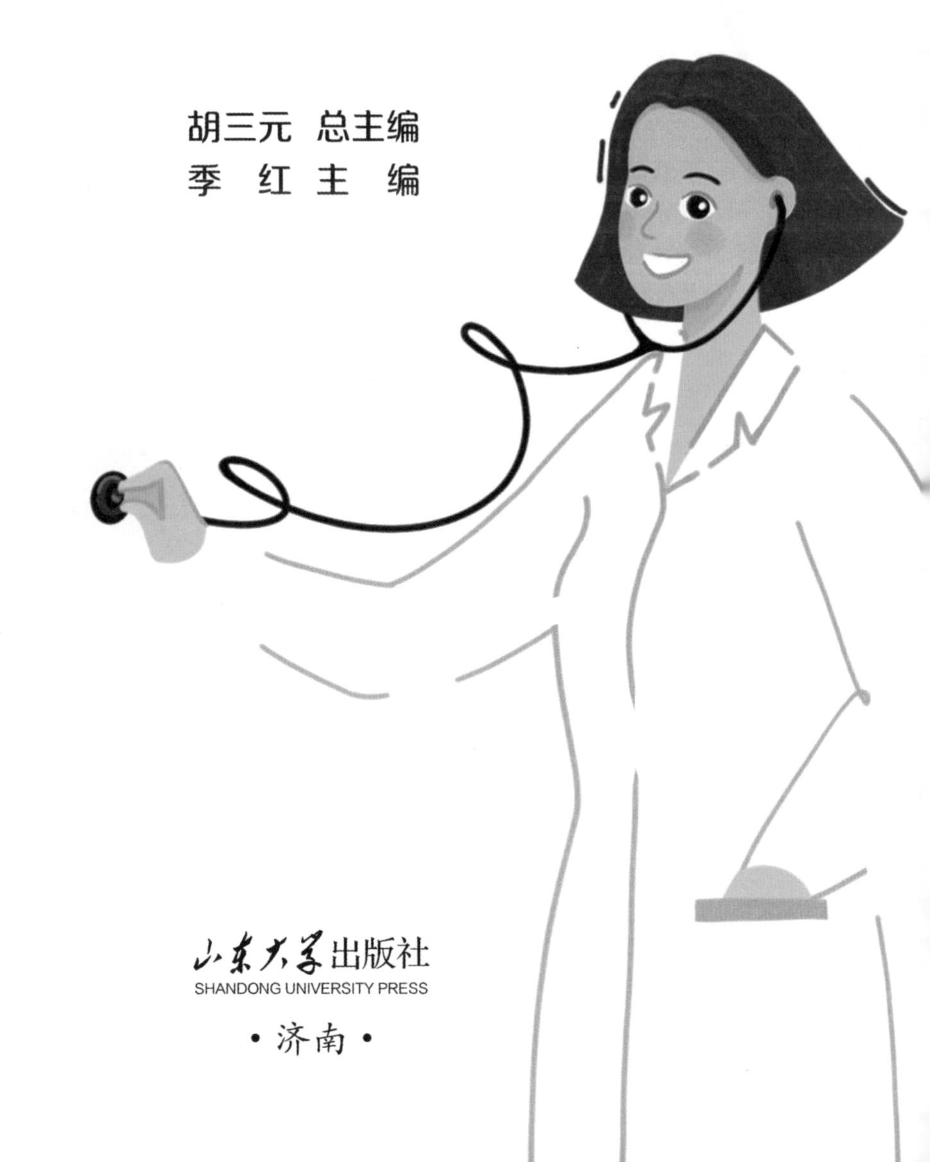

山东大学出版社
SHANDONG UNIVERSITY PRESS
·济南·

**图书在版编目(CIP)数据**

从头到脚话慢病:老年慢病护理问答/季红主编
.—济南:山东大学出版社,2023.6(2023.12重印)
(医万个为什么:全民大健康医学科普丛书/胡三元主编)
ISBN 978-7-5607-7671-2

Ⅰ.①从… Ⅱ.①季… Ⅲ.①慢性病—护理—问题解答 Ⅳ.①R473.2-44

中国版本图书馆CIP数据核字(2023)第021351号

策划编辑 徐 翔
责任编辑 徐 翔
封面设计 王秋忆
录 音 罗翊菲

**从头到脚话慢病**
CONGTOU DAOJIAO HUA MANBING
——老年慢病护理问答

出版发行 山东大学出版社
社 址 山东省济南市山大南路20号
邮政编码 250100
发行热线 (0531)88363008
经 销 新华书店
印 刷 济南新雅图印业有限公司
规 格 720毫米×1000毫米 1/16
18.75印张 300千字
版 次 2023年6月第1版
印 次 2023年12月第2次印刷
定 价 88.00元

# 《从头到脚话慢病——老年慢病护理问答》编委会


| | | |
|---|---|---|
| 主　　编 | 季　红 | 山东第一医科大学第一附属医院 |
| 副主编 | 李　伟 | 济宁医学院附属医院 |
| | 刘　莉 | 滨州医学院附属医院 |
| | 李建新 | 山东第一医科大学第一附属医院 |
| | 石秀菊 | 山东第一医科大学附属省立医院 |
| | 吴　燕 | 山东第一医科大学第一附属医院 |
| | 魏　荣 | 山东第一医科大学第一附属医院 |
| | 朱永洁 | 青岛大学附属医院 |
| | 赵丰清 | 烟台毓璜顶医院 |
| 编　　委 | 陈丽华 | 山东第一医科大学第一附属医院 |
| | 陈毓卓 | 山东第一医科大学(山东省医学科学院) |
| | 董　静 | 山东第一医科大学(山东省医学科学院) |
| | 耿　莉 | 山东第一医科大学附属省立医院 |
| | 郭曼杰 | 山东大学 |
| | 何　静 | 山东第一医科大学第一附属医院 |
| | 韩禄秀 | 山东第一医科大学第一附属医院 |
| | 吕小芹 | 滨州医学院附属医院 |
| | 李　娜 | 山东大学 |
| | 李　敏 | 滨州医学院附属医院 |
| | 李芳华 | 山东省精神卫生中心(山东大学附属精神卫生中心) |
| | 梁　艳 | 滨州医学院附属医院 |
| | 李　静 | 山东中医药大学 |
| | 李　慧 | 山东第一医科大学第一附属医院 |

孙康明　山东中医药大学
宋红霞　山东第一医科大学第一附属医院
王　宁　山东中医药大学
王　青　山东第一医科大学(山东省医学科学院)
王　晖　滨州医学院附属医院
王　堃　济南市历下区人民医院
徐真真　山东中医药大学
闫　帅　山东第一医科大学第一附属医院
于　洁　山东第一医科大学第一附属医院
杨　莎　山东第一医科大学第一附属医院
袁　越　山东第一医科大学第一附属医院
尤思梦　山东大学
杨金苹　山东第一医科大学第一附属医院
姚晨丝雨　潍坊医学院
张　炎　山东第一医科大学第一附属医院
张文忠　山东中医药大学
庄　腾　山东第一医科大学第一附属医院
周凤娟　山东第一医科大学第一附属医院
张立瑶　淄博市中心医院
**插图绘画**　张佳怡　李昊文

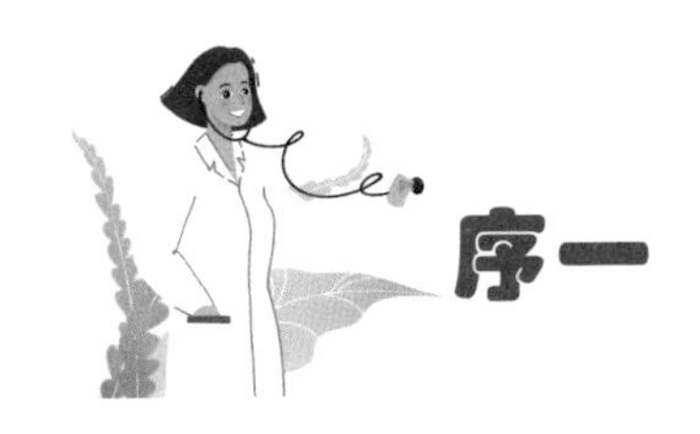


# 新时代医者的使命担当

## ——为百姓打造有温度的医学科普

党的二十大报告指出，人民健康是民族昌盛和国家富强的重要标志，要把保障人民健康放在优先发展的战略位置，完善人民健康促进政策。

“科技创新、科学普及是实现创新发展的两翼，要把科学普及放在与科技创新同等重要的位置。”习近平总书记这一重要论述，为新时代医者做好医学知识普及工作指明了前进方向、提供了根本遵循，那就是传播健康理念，力求让主动健康意识深入人心。

“科普，从病人中来，到百姓中去。”山东省研究型医院协会响应国家“全民大健康”“科普创新”等一系列战略规划，借助实力雄厚的专家团队，在山东大学出版社的牵头下编纂的“医万个为什么——全民大健康医学科普丛书”问世了。丛书以向人民群众普及医学科学知识，提高全民科学素养和健康水平为根本宗旨，不仅可以在人们心中种下健康素养的种子，还能将健康管理落到实际行动上，让科普成为个人的“定心丸”，成为医生的“长效处方”，进而成为全民大健康的“防护网”。

传递医学科普，是一种社会责任。医道是“至精至微之事”，习医之人必须“博极医源，精勤不倦”，此为专业之“精”；有高尚的品德修养，以“见彼苦恼，若己有之”感同身受的心，策发“大慈恻隐之心”，进而发愿立誓“普救含灵之苦”，这是从医情怀。有情怀，才有品位；有情怀，才有坚持。国际上，很多医学大家也是科普作家。例如哈佛医学院教授、外科医生阿图·葛文德所写的《最好的告别》，传递出姑息治疗的新思路。世界著名的顶级学术期刊《自然》(*Nature*)《科学》(*Science*)创立之初,就秉持科普色彩,直至今日,很多非专业读者仍醉心其趣味性和准确性。在我国,越来越多的医学专家和同仁也开始重视科普宣教,经常撰写科普作品,参加科普访谈,助力科普公益活动,引领大家的健康生活理念,加强疾病预防。

杏林春暖,有百姓健康相托,"医万个为什么——全民大健康医学科普丛书"创作团队带着一份责任和义务,集结100多个医学专业委员会,由百余位医学名家牵头把关,近千名医学一线人员编写,秉持公益科普的初心和使命,以心血成此科普丛书。每一本书里看似信手拈来的从容,都是医者从医多年厚积薄发的沉淀。参与创作的医者们带着情怀和担当参与到这项科普工程中,他们躬身实践、博采众长、匠心独运,力求以精要医论增辉杏林。

创作医学科普,是一种专业素养。生命健康,是民生大事。医学科普,推崇通俗,但绝不能低俗。相比于自媒体时代各种信息、谣言漫天飞的现象,这套丛书从一开始的定位就是准确性和科学性,绝不可有似是而非的内容。在内容准确性和科学性的基础上,还力求语言通俗易懂。为此,本系列丛书借鉴"十万个为什么"科普丛书,采取问答形式,就百姓关心的健康问题答惑释疑,指导人们如何科学防治疾病。上到耄耋老者,下至认字孩童,皆能读得懂、听得进,还能用得上,力倡"每个人是自己健康第一责任人"。

推广医学科普,是一种创新传播。科普,不是孤芳自赏,一定要能够打动人心、广泛传播。这就要求有创新、有温度的内容表达方式和新颖的传播形式。内容上,本套丛书从群众普遍关心的问题出发,突出疾病预防,讲述一些常见疾病的致病因素,让读者了解和掌握疾病的预防知识,尽量做到不得病、少得病,防患于未然。一旦得了病,也能做到早发现、早确诊,不贻误病情和错失救治良机。在传播方式上,为了方便读者高效利用碎片化时间,也为了让读者有更多获取健康知识的途径,本套丛书在制作时把每部分内容都录制成音频,扫码即可听书。为保证科普的系统性,丛书以病种划分为册,比如《心血管疾病科普问答》《内分泌与代谢疾病科普问答》《小儿外科疾病科普问答》等,从而能最大限度地方便读者直截了当地获取自己关心的科普内容。最终形成的这套医学科普丛书既方便读者查阅,又有收藏价值,还具有工具书的作用。

坚守医学科普，还需要有执着的精神。医学科普的推广、普及并非一日之功，必将是一项长期性、系统性的工程，我们将保持团队的活力和活跃性，顺应时代发展，不断更新知识，更好地护佑百姓健康。

这样一群有责任、有情怀、有坚守、有创新的杰出医者为天下苍生之安康所做的这件事，看似平凡，实则伟大。笔者坚信，他们在繁忙的临床、科研、教学工作以外耗费大量心血创作的这套大型医学科普丛书，必将成为医学史上明珠般的存在。不求光耀医史长河，但求为百姓答疑解惑，给每一位读者带来实实在在的健康收益。

中国工程院院士　张运

2023 年 4 月

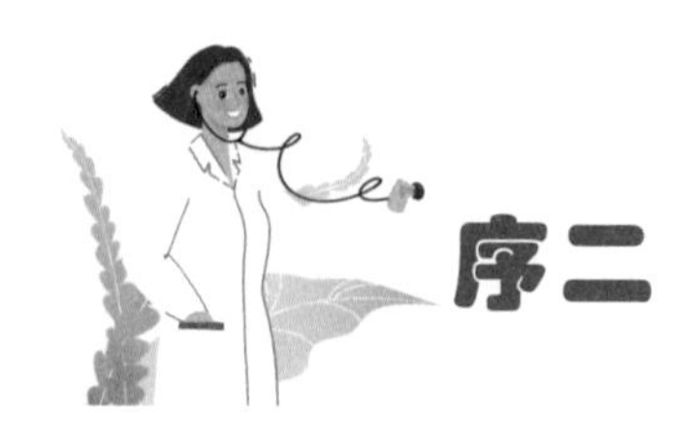

# 序二

## 让医学回归大众

欣闻“医万个为什么——全民大健康医学科普丛书”，这套由近千名医学领域专家和临床一线中青年医务人员撰写完成的丛书即将付梓，邀我作序，幸何如之。作为丛书总策划、总主编胡三元教授的同窗挚友，能先一睹著作，了解丛书撰述缘由，详读精心编写的医学科普内容，不禁感叹齐鲁医者之“善爱之心”及医学科普见解之独到。

庞大的丛书作者背后是民生温度。从医三十多年，我始终认为大众健康素质和健康意识的提高，是健康中国建设的重要内容。作为医生，应该多写科普类文章，给老百姓普及健康和医学知识，拉近与人民群众的距离，让科普成果切切实实为百姓带去健康福祉。

### 执好一支笔，写好小科普

医疗是一个专门的领域，由于人体的复杂性，注定了疾病本身往往是非常复杂的。虽然自19世纪以来，医学随着科学技术的现代化而飞速发展，人类攻克了很多疾病，但仍有许多疾病严重威胁着人类健康及生活质量。

医防融合是一个老话题，但不应只定格在诊室，还要延伸到诊室外，让医学科普知识融入百姓的日常生活，成为百姓的家居“口袋书”，对防病更能起到重要作用。

普通民众的医学知识毕竟有限，在生活水平日益提高的当下，健康无疑是最热门的话题之一，可很多民众的防病及治病方式存在诸多误区，有些方法甚至还有害无益。

得益于互联网传播和智慧医疗的日益发达，许多执业医师走上了科普道路，为民众普及健康常识，提高全民的健康素养。创作医学科普对大众健康有利，而对医者而言，也能丰富自己的知识，精细化自己的思维，在医学求知路上不断前进。“医万个为什么——全民大健康医学科普丛书”作为科普知识的大集锦，依托山东省研究型医院协会雄厚的专家团队，凝聚起了近千名专家和中青年医学骨干力量，掀起“执好一支笔，写好小科普”热潮，在新世纪的今天，可谓功不可没，意义深远。

## 编好一套书，护佑数代人

科普不仅能够预防疾病的发生，很多已经发生的疾病也能够通过科普获得更好的预后。从这个意义上说，医生做科普的意义绝不亚于治病。从落实健康中国战略，到向世界发出大健康领域的“中国之声”，在疾病防治上，我国医者贡献了不少中国智慧和中国方案。

“医万个为什么”脱胎于我们小时候耳熟能详的“十万个为什么”科普丛书，初读就觉得接地气、有人气。丛书聚焦的问题，也全部是与百姓息息相关的疾病疑难解答，全面、权威、可信、可靠。

尤让我耳目一新的是这套丛书创新性地采取了漫画插图以及音频植入的方式，相比单纯的文字阅读，用画图和语音的方式向读者介绍，会更直观。很多文字不易表达清楚的地方，看图、听音频会一目了然、一听而知，能切实助推健康科普知识较快为读者所掌握，不断提升大众对健康科普的认同感，相信丛书出版后，也会快速传播，成为百姓口口相传的“健康锦囊”。

## 凝聚一信念，擘画大健康

一头连着科普，一头连着百姓；一头连着健康，一头连着民生。

毫无疑问，“医万个为什么——全民大健康医学科普丛书”的编者们举山东之力，聚大医之智，以“善爱之心”成此巨著，已经走在了医学科普传播的最前沿，该丛书在当代医学科普领域堪称独树一帜之作。

我也殷切希望，医者同仁能怀赤子之心，笔耕不怠，医防融合，不断践行“让医学回归大众”的使命，向广大人民群众普及医学知识。期待本丛书成为护佑百姓健康的“金字招牌”，为助力健康中国建设做出应有贡献。

最后，向山东省研究型医院协会及各位同仁取得的成绩表示钦佩，并致以热烈的祝贺。

中国工程院院士 宁光

2023 年 5 月

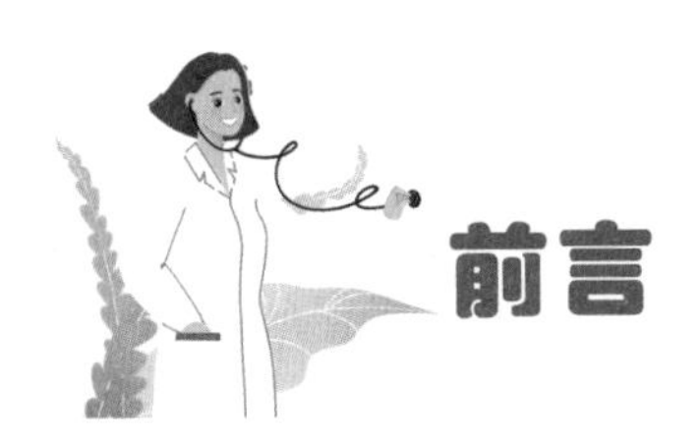

# 前言

我们在日常生活中经常听说慢性病，那么你知道慢性病是什么吗？慢性病是慢性非传染性疾病的简称，世界卫生组织（World Health Organization，WHO）认为慢性病是一类病程长且通常情况下发展缓慢的疾病，如高血压、中风、心脏病、糖尿病、慢性呼吸系统疾病、慢性肾病、恶性肿瘤等。我在三甲医院工作了二十余年，亲眼所见近些年各类慢性病患者的数量不断增加。《中国居民营养与慢性病状况报告（2020年）》显示，2019年我国因慢性病死亡人数占死亡总数的88.5%，其中因心脑血管疾病、癌症、慢性呼吸系统疾病和糖尿病这四类重大慢性病导致的死亡比例为80.7%，也就是说绝大多数居民的死亡原因都直接与慢性病相关。慢性病已成为严重威胁我国居民健康和影响国家经济社会发展的重大公共卫生问题。

慢性病会发生在儿童、青少年、中年、老年等各个年龄段的人群，尤以老年人群居多，涉及消化、呼吸、免疫、循环等各个系统，可以说我们从头到脚每个“零件”都有可能患慢性病。那如何帮助老百姓关注管理好这从头到脚的每一个“零件”呢？唐代大医孙思邈《千金要方》记载：“古人善为医者，上医医未病之病，中医医欲病之病，下医医已病之病。”意思是说最好的医者善于在民众身体健康之时指导其养生，保持健康；次之的医者善于抓住将要生病而还未发生疾病之时，注重欲病早调，避免疾病的发生；治疗水平最普通的医者只是治疗已经发生的疾病。然而很多慢性病是无法治愈的终身疾患，这无疑会影响身体健康状况，降低生活质量，而且持续性的医疗费用会给国家和患者带来沉重的经济负担。因此，对慢性病管理的关键在于未病先防，防治结合，知行合一。

如何加强慢性病的管理呢？我国积极响应慢性病管理的全球行动，在国家层面上发布了《“健康中国2030”规划纲要》和《健康中国行动（2019～2030年）》，进一步聚焦当前国民面临的主要慢性病问题，倡议通过普及健康知识、参与健康行动和提供健康服务等措施，推进实现全民健康。普及健康知识、提高全民健康素养水平是提高全民健康水平最根本、最经济、最有效的措施之一。健康中国行动亦将健康知识普及行动列于15个专项行动首位。然而，国家卫生健康委员会2019年关于全民健康素养调查结果显示，2019年全国居民慢性病防治素养水平为22.73%，与群众的实际健康需求有很大距离。尤其值得注意的是，在信息化极大普及的今天，许多“伪科普”层出不穷，误导了众多没有医学背景的受众尤其是老年群体，不仅贻误病情，甚至会造成新的损伤。

俗话说：三分治疗，七分护理。护理工作“润物细无声”，却一点一点为患者的健康“加分”！在健康中国的战略下，护理在健康促进中发挥着越来越重要的作用，护理服务从医疗护理延伸到生活护理、人文关怀和健康照护等各种专业照护中去。笔者通过几十年在三甲医院临床工作的经历以及对各种慢性病的了解和认知，汇集全省权威临床护理专家，聚焦于老年慢性病管理，将科学的医疗护理知识转化为通俗易懂的语言，“从头到脚”地梳理人体各个系统中常见的慢性病，涵盖了疾病的识别、治疗、康复锻炼以及预防等内容，致力于帮助广大老年群众获取更加科学的、有针对性的健康知识。

从动笔到成书，是一个漫长而曲折的过程，却也是让我们受益匪浅的一段旅程。从思路的整理、书名的确定再到每一段内容文字，都经过了一次次头脑风暴与反复斟酌；从初稿到终稿，从文字到插图，我们精益求精，不断修正；从主题到细节，我们思考酝酿，心怀读者。正所谓众人拾柴火焰高，本书在编写过程中，大到内容、插图、排版等，小到错别字及标点符号的修改，都汇集了每位参与者的智慧与汗水，我们的主创人员都是各家三甲医院的骨干力量，每个人都有自己繁忙的工作，但是为了给各位读者奉献出一道道健康大餐，大家不遗余力地利用各种休息时间来进行创作及校对。也许我们这本书并不是最完美的，但却是每位编者的真诚与努力的结晶。

本书有幸成为“医万个为什么——全民大健康医学科普丛书”中的一册，谨在此向研究型医院协会的支持表示感谢！致敬参与本书内容编写的老年慢病专业的各位主任、护士长，各位专家，还有我可爱的硕士研究生们，感谢你们事无巨细的完善。感谢为本书提供精美插图的插画师。每种慢病都有其独特的应对方式，就让这本书带您了解更多老年慢病知识吧！

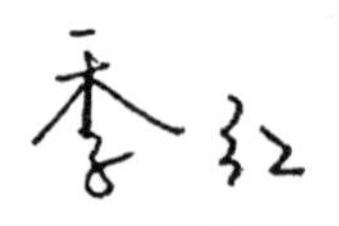

2023年5月

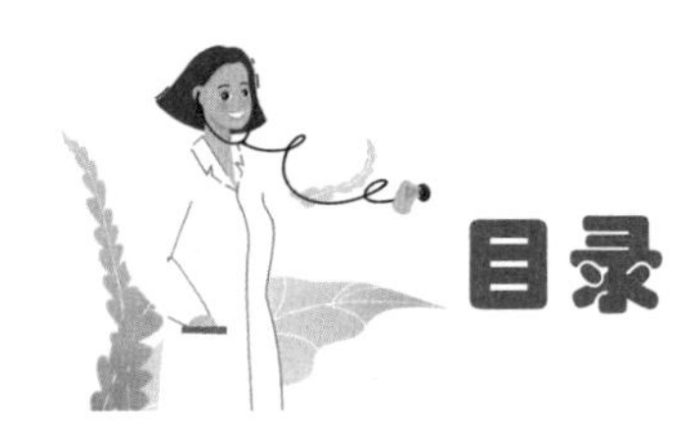

# 目录

### “潜在的行走杀手”——骨关节炎



### 类风湿关节炎



### “帝王之病”之痛风那些事儿



### 下肢深静脉血栓



## 人体的第一道屏障——皮肤

### 皮肤结构与功能

## “血”浓于水

### 贫血



### 白血病



## 告别“三高”，为您支招

### “高”处不胜寒——高血压



### 甜蜜的“杀手”——糖尿病



### “三高”之高脂血症



## 常见检查项目

### 超声检查

### 甲状腺、甲状旁腺显像



### 心肌灌注显像



### PET-CT 检查



## 还心灵一方净土

### 心灵的感冒——抑郁症



### 您焦虑吗？



### 老年痴呆症



### 您睡得好吗？



### 老年“空巢”综合征

离退休综合征

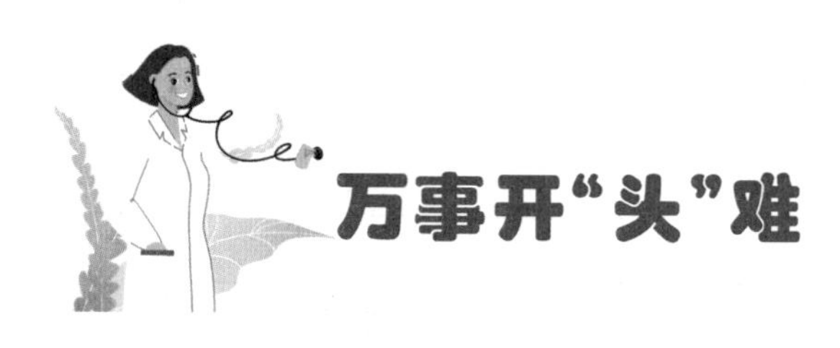

# 万事开“头”难

俗话说“万事开‘头’难”，大脑确实是人体中一个非常重要的器官，它主宰着人的思维，支配着人的肉体，一旦罢工，后果不堪设想。所以还在埋头苦干的您，真的有关心过您的头吗？让我们从“头”开始，一起呵护健康吧。

## 头晕目眩是怎么回事呢？——眩晕症

感觉到周围物品在旋转、摇晃或自己移动？感觉天花板在转动？不清楚自己在什么位置？不能准确到达自己想去的地方？还有恶心、呕吐、头晕、头胀、眼花？

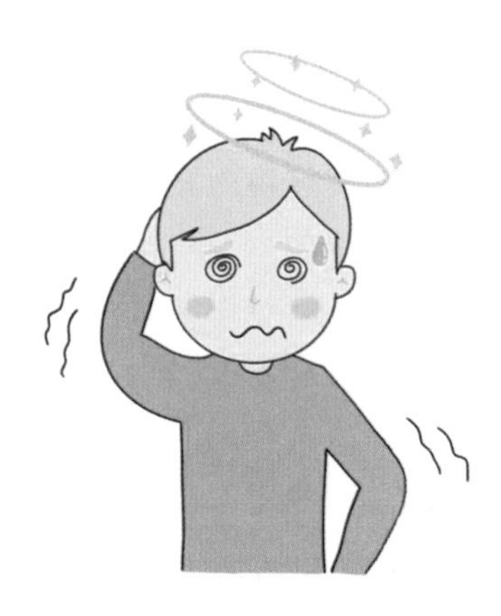

或许您患了眩晕症，让我们一起来看一下这是怎么回事吧！

### 1.为什么会出现头晕目眩呢？

发生眩晕可能并不只是大脑疾病所导致的，还有可能是耳朵、眼睛、神经等出现问题及全身性疾病引起的。一旦出现此类症状，请及时就医，明确病因。

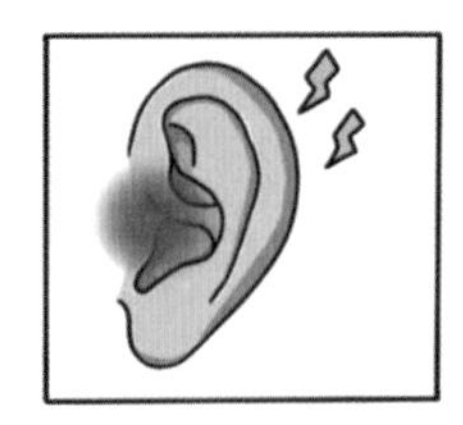
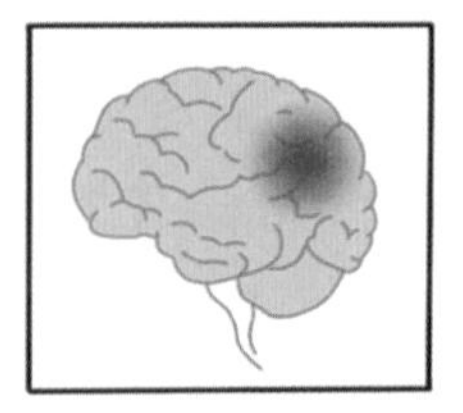
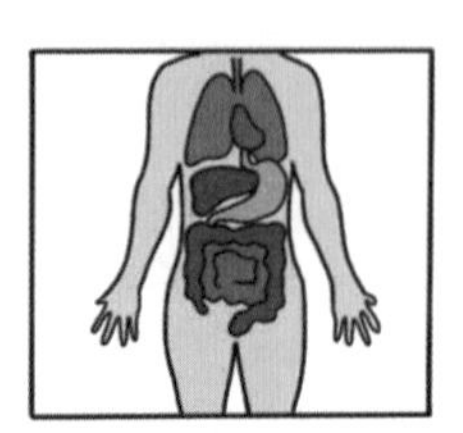
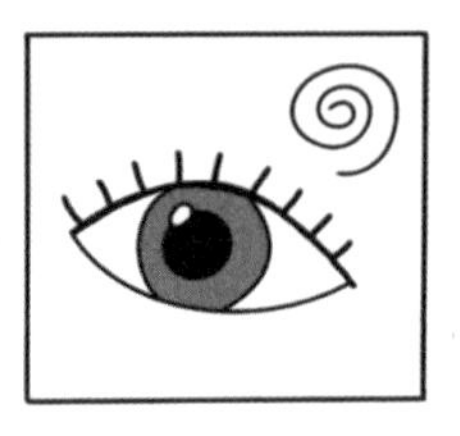
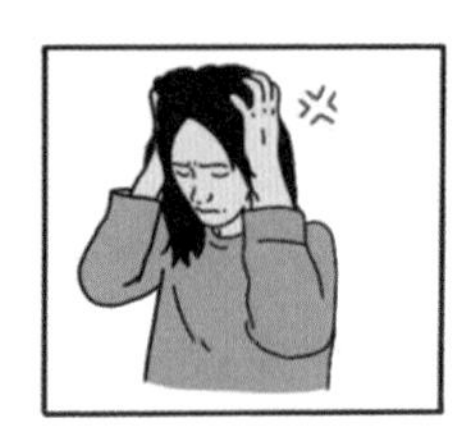

眩晕发生的原因，主要分为 5 种：

(1)周围性眩晕(耳性眩晕)：梅尼埃病、耳石症、迷路炎、前庭神经元炎、药物中毒等。

(2)中枢性眩晕(脑性眩晕)：颅内血管性疾病、颅内占位性病变(听神经瘤、小脑肿瘤、其他部位肿瘤等)、颅内疾病、癫痫等。

(3)全身疾病性眩晕：心血管疾病(高/低血压、心律失常、心脏瓣膜病、心肌缺血等)、血液病(见于各种原因导致的贫血、出血等)、中毒性疾病(见于急性发热性感染、尿毒症、重症肝炎、重症糖尿病等)。

(4)眼源性眩晕：眼病(见于先天性视力减退、屈光不正、青光眼等)、屏幕性眩晕(由于看电影、看电视、看电脑等距离屏幕过近导致的眩晕症)。

(5)精神神经性眩晕：神经官能症、更年期综合征、抑郁症等。

看看您是否有以上疾病，属于哪种类型，如有就要尽快去医院就诊了。

## 2.眩晕症患者在日常生活中应该注意什么呢?

(1)运动：选择适当的锻炼方式和场地进行运动，以增加心肺功能，调节不良情绪。避免剧烈活动或突然改变体位的动作，眩晕发作时应保持静止。

(2)饮食：合理膳食，避免过饱，应选择富含粗纤维、维生素、高钙、低盐的食品。

(3)生活习惯：调整作息，保证足够的睡眠，改睡硬板床，并戒烟限酒。

(4)心理辅导：家人应给予患者更多的关心和帮助，必要时可以向专业人士求助。

(5)居住环境:改善居住环境,减少房内的障碍物,如电线、杂物等;安装照明设施,如夜灯,配备手电筒等;安装扶手,铺防滑垫,避免滑倒。

当出现眩晕及相关症状时,应立即休息,避免强光,不要看电视、看书。如有反复、长期、严重突发且无法解释的眩晕,建议及时就医排查。

### 3.眩晕症该如何治疗呢?

眩晕症的治疗一般根据原因进行,如果是由于血管性因素或血脂过高引起的眩晕,可以用抗凝药、扩血管药进行改善循环、抗眩晕的治疗。如果是由于低头时间过长引起的颈源性眩晕,可以用颈托或者是针灸推拿的方法治疗。如果单纯是耳石症,可以用手法复位来治疗眩晕。此外,一定要注意保持情绪稳定和良好睡眠,必要的时候赶紧到医院挂急诊,具体治疗方法还是要听医生的安排。

### 4.眩晕症能预防吗?

如果您有造成眩晕症的某种疾病,要从导致该病的危险因素着手,减少导致眩晕发作的不良因素,能在一定程度上预防眩晕的发生。

对于常见的耳性眩晕,应注意预防中耳炎,尽可能不使用具有耳毒性的药物,耳石症复位后尽量减少头部活动。平时做强化前庭系统的训练:慢慢反复踮脚尖、踮脚走路、单脚站立 15 秒、重复坐起等动作非常有益于前庭功能锻炼。

有心血管基础疾病的眩晕者,积极治疗原发疾病,控制好血压、血糖、血脂,劳逸结合,适当进行体育锻炼。

有眼源性眩晕者需要积极治疗,控制原发病的同时,避免疲劳用眼。少看手机、电视等电子产品,避免强光刺激,出门戴墨镜等良好的用眼习惯,可以减少或者避免眩晕发生。

有颈源性眩晕者,应加强保健意识,做好颈部保暖,保持良好坐姿或睡姿,戒烟限酒,合理饮食,并进行适当锻炼。可参考锻炼方法如下:双脚与肩同宽站立,用双手掌指交替推揉颈肩侧肌肉;顺、逆时针方向转动头颈;双上肢放松伸直甩手、用手掌交替拍打对侧肩背部;扩胸、伸腰、踢腿,深呼吸、提肛收腹等;以上每个动作重复 50～70 次。但切记避免头部突然剧烈的活动。

# 健康的“头”号杀手——中风

常有些中老年人，偶尔或持续出现半身麻木，有时还伴有口唇发麻、舌麻、面麻等，也没有在意，自以为上了点年纪，这点“小毛病”算不了什么，直到麻木加重，甚至出现该侧肢体无力或瘫痪时，才追悔莫及，到医院检查治疗。这些“小毛病”可能就是中风的“警报”，不可掉以轻心，那中风究竟是怎么回事呢？

## 1.中风是怎么回事？哪些人容易发生中风？

中风即卒中，一般是指脑卒中，也就是大脑供血系统出现了问题，是我们常说的脑出血性疾病和脑缺血性疾病的总称。缺血性疾病包括脑供血不足、脑血栓、脑栓塞。出血性疾病包括脑溢血等。中风具有高发病率、高致残率、高死亡率、高复发率、高经济负担“五高”的特点。在现代生活的快节奏、高压力下，随着高脂高糖等饮食习惯的改变，中风有明显年轻化倾向，我们应提高警惕，早发现、早治疗。

哪些人容易发生中风，应提高警惕呢？

(1)高血压患者：高血压是中风最重要的危险因素。

(2)糖尿病患者。

(3)血脂异常患者。

(4)心脏病患者。

(5)肥胖人群。

(6)吸烟人群。

(7)过量饮酒人群。

(8)缺乏运动人群。

(9)不良饮食习惯人群。

(10)心理压力过大人群。

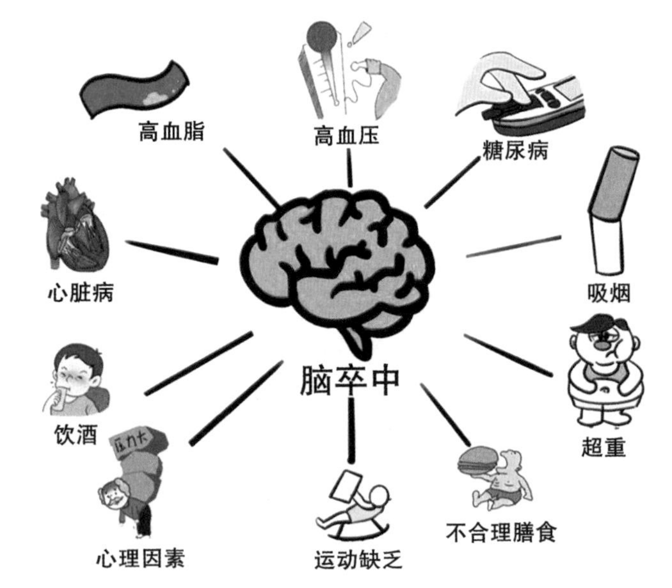

## 2.中风有哪些早期危险信号?

中风虽然来势急骤,但在发病之前数分钟至数天内会出现各种先兆症状,归纳起来大致有以下几种:

(1)各种运动障碍:身体一侧或双侧、上肢、下肢或面部出现无力或活动不灵。

(2)感觉障碍:口唇、面舌、肢体麻木,耳鸣,听力下降。

(3)单眼或双眼突发视物模糊,或视力下降,或视物成双。

(4)言语表达困难或理解困难。

(5)头晕目眩,失去平衡,或任何意外摔倒,或步态不稳。

(6)头痛,通常是严重且突然发作,或头痛的方式与往日不一样。

(7)性格、行为、智能方面突然一反常态。

这些症状可以是一过性的,也可以反复发作,逐渐加重,发现后要尽早采取措施加以控制,以减少疾病进展的危害。

## 3.出现中风的症状后,应该怎么办呢?

(1)如果发现家人有中风的症状,要让其保持镇静,卧床休息;可将其头偏向一侧,以防痰液、呕吐物吸入气管。

(2)紧急拨打“120”急救电话,尽快选择能治疗中风的专业医院。中风最佳治疗时机是发病后 6 小时内,不能等待自我好转,以免失去了最佳治疗时间。通知周围人或家人,并且让了解病情的家属陪同入院以便向医生提供详细病史。

(3)如果患者昏迷并发出强烈鼾声,可能是舌头后坠堵住了呼吸道,可用手帕或纱布包住舌头,轻轻向外拉出。

(4)如果家里有血压计,应测量并记录血压,注意不要随便吃药,以免出现药物的不良反应,或者因为脑卒中的吞咽问题造成呛咳、误吸,增加后期恢复和治疗的难度。

(5)搬动患者时,最好用担架,途中避免颠簸。

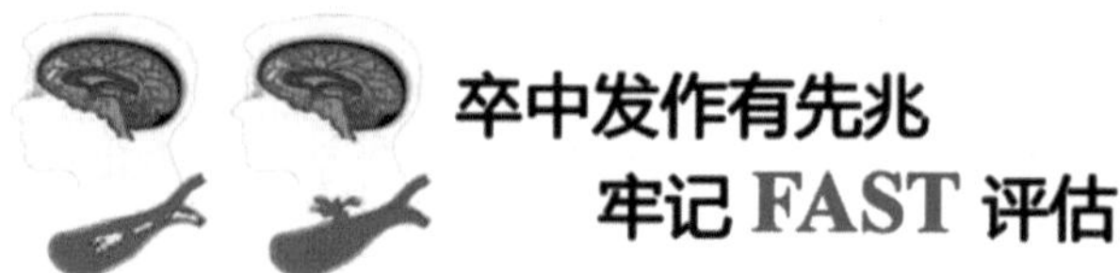


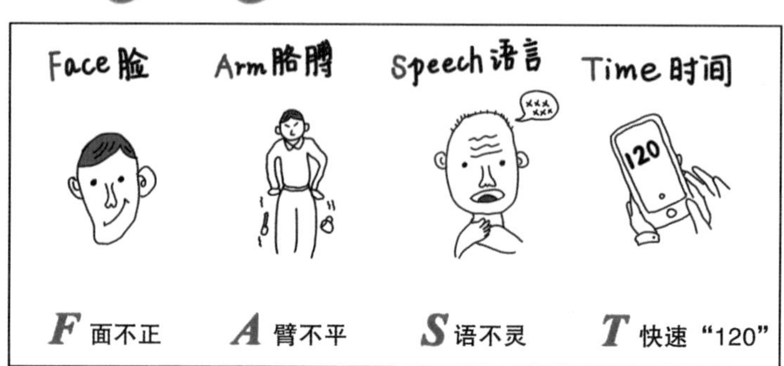


#### 4.我们应该如何预防中风呢?

很多老年人认为每年定期输液能够疏通血管,这样就能预防中风了。目前还没有科学研究来证明这种输液预防是否有效。实际上,单靠短期输一两种药物是不能起到预防作用的。老年人在日常生活中注意以下 10 点就能够预防中风:

(1)饮食清淡。

(2)适度增加体力活动,不要超量运动。

(3)克服不良嗜好,如戒烟、限酒等,还要避免久坐。

(4)防止过度劳累、用力过猛。

(5)防止体位突然改变及预防便秘。

(6)注意气候变化。

(7)每天饮水要充足。

(8)看电视、上网等时间不要太久。

(9)保持情绪平稳。

(10)定期进行健康体检,及时发现问题。

除以上 10 点外,还应重点注意以下 4 点:

(1)高血压的人群,应注意控制高血压,坚持服用降压药物。

(2)高胆固醇血症人群,应注意控制胆固醇,坚持服用降血脂药物。

(3)糖尿病及其高危人群,积极防治糖尿病。

(4)心房纤维性颤动或有其他心脏疾病者，应控制心脏病等危险因素。

此外，很多老年人出院时并不希望带太多西药，认为吃太多的西药对身体不好，其实像抗血小板聚集的阿司匹林、调血脂的他汀类等药物已经过大规模的临床验证，对预防中风有肯定的作用，可以在医生的指导下服用。中成药在我国广泛用于治疗缺血性脑卒中已有多年，汲取了数千年中医学理论的精华，对于改善脑循环有一定作用，但也应根据具体情况运用。

### 5.中风后会留下后遗症吗？

中风是否会留下后遗症与中风发生的部位和范围以及是否得到及时救治有关，轻者经过治疗后可以恢复正常生活，重者可能会留下严重的后遗症。包括：①偏瘫；②吞咽困难、饮水呛咳；③写作、语言沟通困难；④抑郁等情绪异常。

### 6.针对中风后遗症有哪些康复治疗呢？

中风康复一定要尽早开始进行，只要病情稳定，就可以进行康复治疗。最佳时间是在发病后3个月以内，在病情允许的情况下，卧床时也可进行康复锻炼；如果超过1年，各种功能的恢复效果将有所下降。

(1)卧床期间应注意体位的摆放

仰卧位：头转向患侧(下图中蓝色为患侧)，纵向置一软枕于肩下，使肩部向前抬起，上肢搁放在枕头上，肘和腕伸直，掌心向上，手指轻度屈曲；患肢膝关节下方和外侧垫软枕，屈膝约30°，脚下垫沙袋，健肢自然伸直。

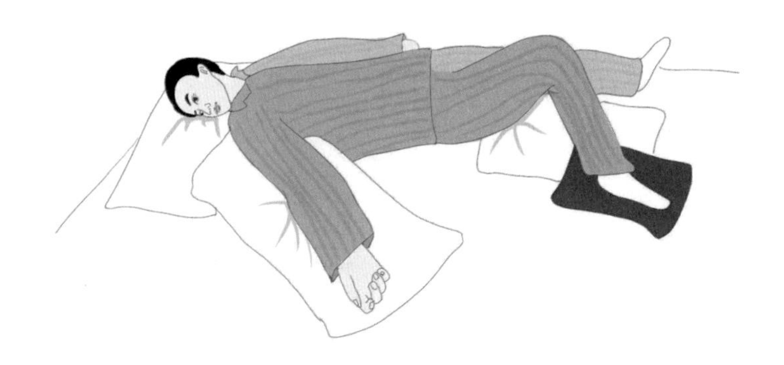

健侧卧位(患侧在上方的侧卧位)：患侧上肢向前方伸出，肘关节屈曲约90°，下面用软枕支撑，健侧上肢自由放置，患侧下肢髋、膝关节屈曲，可垫一软枕。

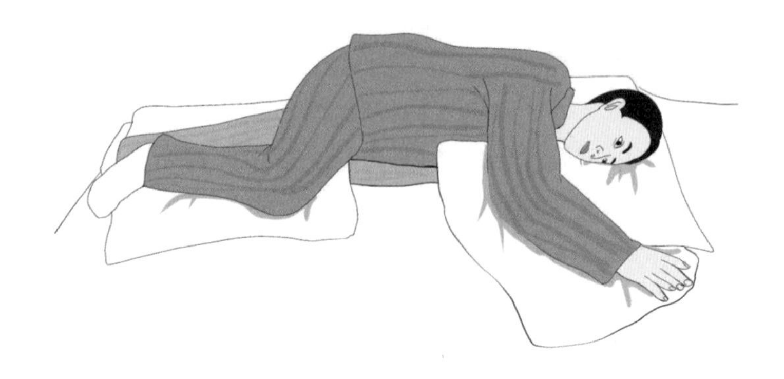

患侧卧位(患侧在下方的卧位):侧卧,患侧在下,患侧轻度屈肩、屈肘,手掌向上置于枕上。患侧下肢伸展,健侧下肢髋、膝关节屈曲,下垫一软枕。

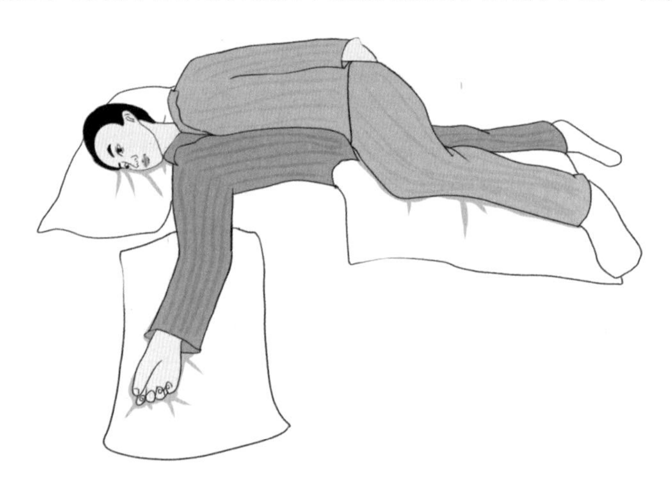

无论是哪种卧位,均应保持每1～2小时做一次调整,交替使用。

(2)偏瘫后肢体康复训练

1)上肢的康复训练

①双手上举训练

• 健手握住患手腕部,使其掌心向上,肘伸直,躺着或坐着都可,以健手带动患手上举过头,左右摆动,持续3～5秒,缓慢放下,重复5～10次。这样可锻炼肩、肘、手各关节,缓解肩痛及上肢水肿,恢复上肢运动功能。

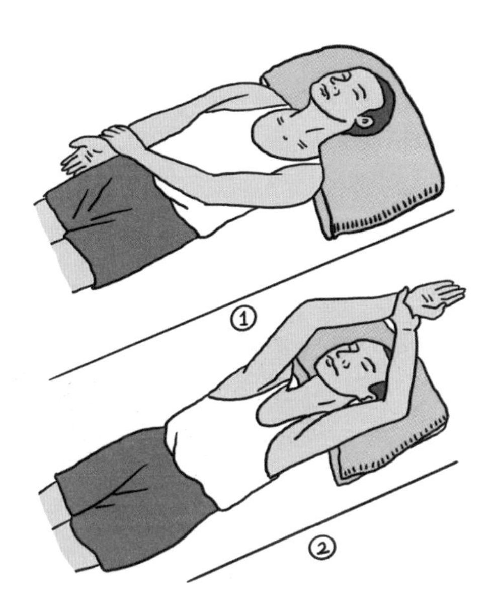


• Bobath 握手：取仰卧位或坐位，双手叉握、患侧拇指在上、掌心相对，尽量向前伸直肘关节，健手带动患手上举 30°、60°、90°、120°，可视情况决定保持时间，要求手不晃，不要憋气或过度用力。

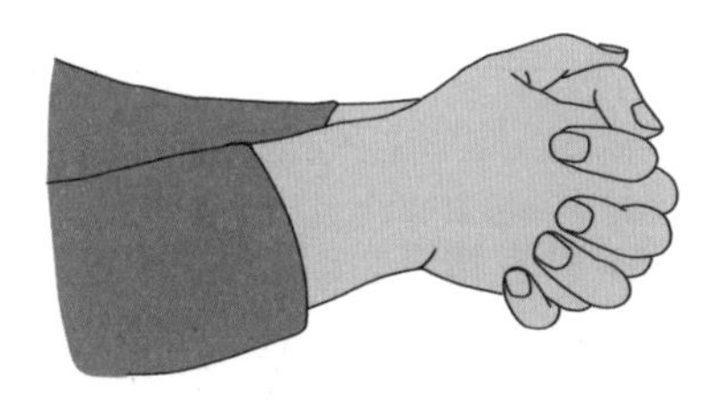

②上提肩胛骨训练：取坐位，上臂自然下垂，用力向上耸肩并保持 2～3 秒，然后放松。

③上肢屈曲的训练：护理者一手握住患者前臂，另一手握住上臂，缓慢柔和地将患肢的肘伸直，使患肢处于伸展状态。然后，一手控制患肢使肩关节外展、外旋，腕背曲，手指伸展，持续数秒。

④手指与腕关节痉挛的训练：护理者一手握住患者四指，另一手握住其拇指，使五指及腕关节均处于伸展状态。

⑤前臂运动训练：在有一定自主运动的前提下，使前臂旋前、旋后运动，如翻转扑克牌、翻书等训练。

⑥手的抓握与松开训练：该法主要练习手的抓握及控制力。抓握的器具可选择直径较大的杯子或球，再慢慢过渡到铅笔、火柴棍等。要注意的是，练习抓

握的同时，应练习抓握后的松开训练。

2)下肢的康复训练

①髋关节、膝关节训练：患者仰卧，呈功能体位，双下肢自然伸直。护理者一手握住其患侧足跟部，另一手托其膝关节下方，缓慢屈髋、屈膝，呈120°，停顿3～5秒，然后缓慢伸膝，再慢慢伸髋，重复5～10次。此法可防止发生髋、膝关节挛缩、僵直。

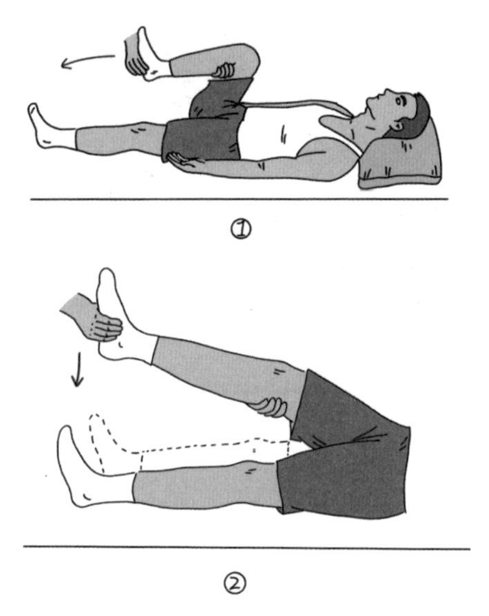


②踝关节、足关节训练：患者仰卧，呈功能体位，双下肢自然伸直。护理者一手握住其患侧足跟部，另一手握住足底上部，缓慢顺时针转动踝关节、足关节，停顿3～5秒，缓慢逆时针转动踝关节、足关节，重复操作5～15次。此法可防止足下垂，促进踝关节和足关节的功能恢复。

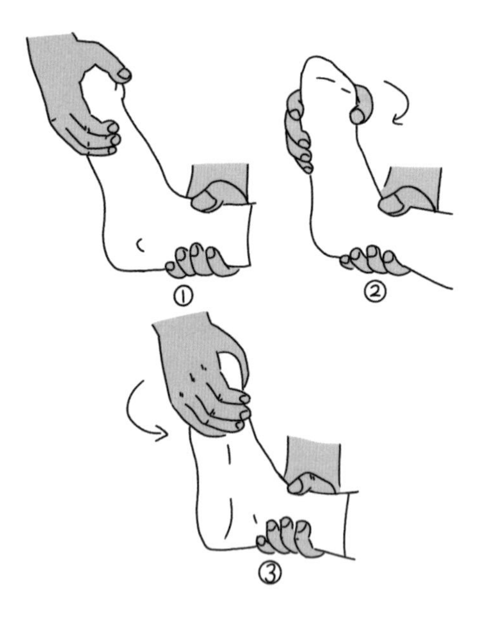


③搭桥训练：患者仰卧，呈功能体位，双下肢膝关节缓慢屈曲，足底平稳着床，并固定，背部用力，使髋关节缓慢地尽量伸展，臀部离开床面，腰悬起，停顿3～5秒，慢慢放下，重复运动10～

15 次。此法可训练骨盆的控制能力，缓解躯干、下肢痉挛，提高床上生活自理能力。

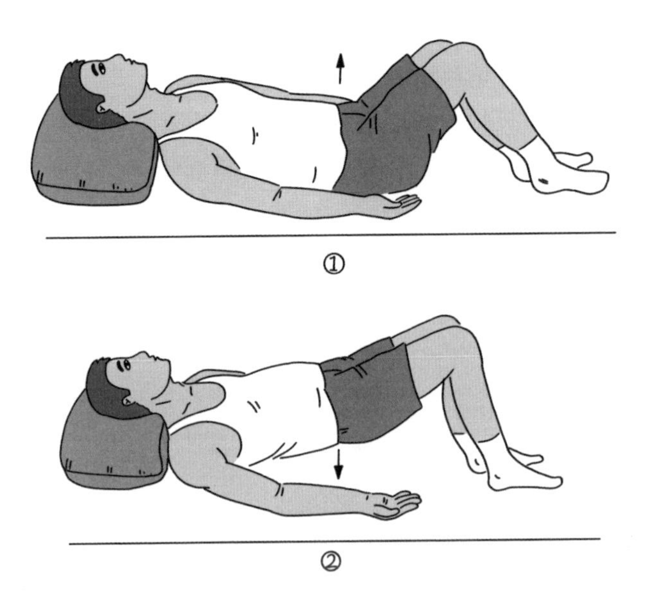

①

②

④上下阶梯训练

上楼梯：协助者站在患者患侧后方，一手协助控制患侧膝关节，另一手扶持健侧腰部，协助患者将重心转移至患侧；健侧足先上一层台阶，健侧下肢在高一层台阶支撑时，协助者一手固定健侧骨盆，另一手协助患侧足抬起，将患足置于高一层台阶上，如此反复交替。

下楼梯：协助者站在患者患侧，让其轻扶楼梯扶手；患侧足先下一层台阶，协助者一手护住患膝上方，另一手置于健侧骨盆处，保护腰部，将重心前移，然后健侧下肢向前迈出。

值得注意的是，虽然恢复步行能力是绝大多数中风后偏瘫患者最迫切的需求，但是如果还站不稳时就急于行走容易导致异常步态，发生跌倒等意外，造成不可逆损伤。因此，中风后必须在经过前期的康复训练并且具备以下条件后才能进行步行训练：①能完全站稳，能控制好身体重心而不跌倒；②患侧下肢具备足够的负重能力，能独立支撑约 3/4 体重；③患侧下肢能主动屈曲和伸展髋、膝关节。

3)肢体的按摩方法

①推法：用手掌在四肢来回推动。

②捏抓法：用五指抓捏患肢肌肉丰满处。

③揉法：用手掌稍加压力在患肢顺时针做圆形按揉，并更换位置。

④剁法：五指并拢、伸直，用手的外侧借助手腕的力量，在患肢上剁。

(3)吞咽训练方法

1)吞咽训练越早越好，先进行咀嚼肌的按摩。

2)采用空吞训练：引导吞唾液，做吞咽动作。

3)进食时采取30°～60°半坐卧位。

4)选择最佳食物稠度，使其不易误咽，避免引起呛咳、窒息。

5)食团大小以一勺为宜。

6)喂水尽量用水杯、勺子，不用吸管。

7)每次吞咽后要轻咳数声。

(4)语言障碍的康复指导

语言治疗的时间并不是越长越好，由于一般人上午的精神状况比较饱满，头脑较清醒，下午的耐受力差，故一般语言治疗的时间最好安排在每天上午，每次以30分钟左右为宜。

1)运动性失语：此类患者多数能听懂日常口语，但不能够很流畅地说话，应着重给予讲口形、做示范。训练主要是多与其讲话，要求其不能用肢体语言，尽量用语言表达自己的心理需求。先要求其发“啊”“哈”等容易发音的字，也可以用咳嗽、吹纸、吹火柴等方法诱导发音。然后要求其学说数字，如1、2、3等，以及常用的单字，如你、我、他、吃、喝、要等。待患者能清楚地说出单字时，再说双音词，如你好、我要、吃饭、喝水等，最后指导其学说短语、短句及长句。在指导发音时，让其通过镜子观察自己发音时的口形，来纠正发音时的错误或通过录音机将自己的发音与正确的发音做比较。

2)感觉性失语：此类患者说话是流畅的，但复述时有错语，听不懂对话，常意识不到自己语言的缺陷，因而会说一些丰富，但不正确、无意义、发音良好的句子。可采用以下训练法：①手势训练法：用语言配合手势进行训练，如教其说“洗脸”一词时，边说边用毛巾做抹脸的动作，反复多次，直至其能清楚地说出“洗脸”时，再换另一个词。②刺激训练法：可每天让其听音乐，每天5次，每次10分钟。多途径诱导刺激，采用图片、交流板等刺激其应答，在交流板上写简单的短语、短句以及其感兴趣的话题，鼓励其回答，2次/日，10分钟/次。

3)命名性失语：此类患者通常是心里明白但说不出来，对轻、中度患者，可采用运动性失语的康复方法；对于重度者，可利用周围环境中的物品，让其读出名称，并给予强刺激，如其喝水时令其将水壶名称说出，用强行的办法来帮助其对词的回忆。

# “颤抖的手”——帕金森病

## 1.为什么有些老人总是不自觉地手抖，是帕金森病吗？

帕金森病又称“震颤麻痹”，是中老年人中枢神经系统某些神经元细胞发生了退化变性，有良性和恶性之分。良性帕金森病的病程长，平均达 4～12 年之久，运动障碍和精神障碍出现得晚；恶性帕金森病的病程较短，平均 2～4 年，运动障碍和精神障碍出现较早，工作能力和生活能力丧失较早。具体症状表现为：

(1)“搓丸样”震颤：静止时加重，运动时减轻，睡眠时消失。

(2)肌肉强直：肌肉强直如“铅管”或“齿轮样”，面部表情淡漠，称为“面具脸”，有时出现肢体酸痛。

(3)运动缓慢：在日常活动中，如穿衣、刷牙、洗脸时动作缓慢，写字越写越小，行走时步距缩小，呈小碎步，语言单调；晚期可出现吞咽困难、进食呛咳，流口水。

(4)姿势异常：如身体前倾，膝关节微曲，双上肢不能摆动，走路不能突然停止，呈慌张步态。

(5)其他：可有大小便困难、出汗多，皮脂溢出和直立性低血压等，还有情绪低落、个性改变。

该疾病可能会导致老年人丧失活动能力和自理能力。

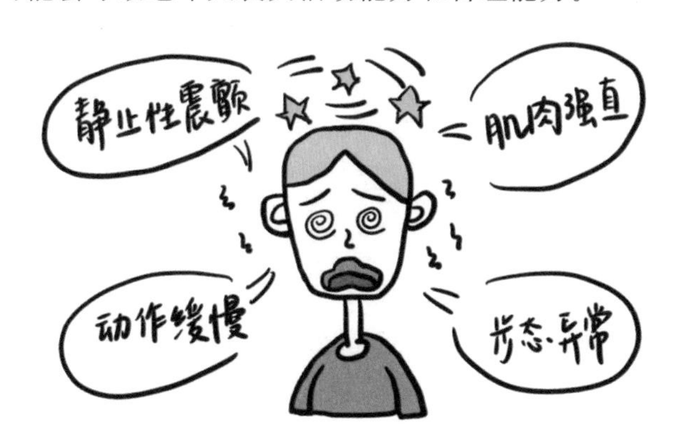


## 2.帕金森病可防可治吗？

帕金森病病因未明，尚无根本预防方法，只能在发病后积极治疗，预防并发症的发生。目前只是药物和手术方式的对症治疗，尚无根治方法，想要根治帕金森病还需要进一步深入研究。随着医学的发展，在不远的将来可能会找到根治帕金森病的新方法。

### 3.帕金森病患者日常居家应该注意什么呢?

(1)严重帕金森病患者运动功能发生障碍，生活处理能力降低，需防止跌倒等意外事故发生。

(2)多做被动肢体活动和肌肉关节按摩，促进肢体血液循环，防止关节固定。

(3)按时翻身，做好皮肤护理，防止发生褥疮；多叩背，多咳嗽，防止吸入性肺炎和坠积性肺炎。

(4)晚期应观察有无消化道功能障碍、营养不良、水和电解质紊乱；多吃水果、蔬菜，适量饮用蜂蜜，避免刺激性食物、烟、酒，预防便秘发生。

(5)如出现严重吞咽困难、呛咳，应通过鼻饲供应饮食和药物。

(赵丰清　季红　杨莎)

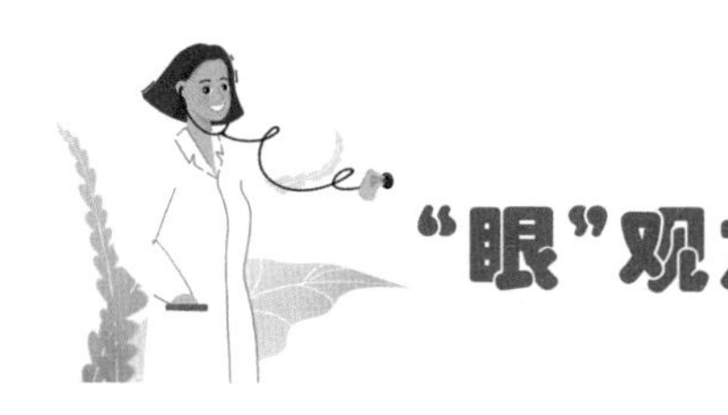

# “眼”观六路

眼睛是心灵的窗户，一双健康明亮的眼睛是高质量生活的保证。老年朋友们随着年龄的增长，很容易得眼部相关的疾病。眼睛的老化很容易引起老花眼、白内障，如果还合并其他慢性疾病，比如高血压，糖尿病等，糖尿病视网膜病变和青光眼也会慢慢找上门来。古语云“上医治未病”，所有疾病都有它发病的原因，如果我们做好预防，这些病也许永远不会来找我们。让我们一起了解一下眼睛疾病的预防措施和常用药物的正确使用方法吧！

## 您“老花”了吗？

“老花眼”（简称“老花”）是老视的通俗叫法，是人们步入中老年以后必然出现的视觉问题，随着年龄增长，晶状体逐渐硬化，弹性降低，眼调节功能逐渐下降而发生的屈光不正。无论原来是近视还是远视，每个人随着年龄的增长都会出现老花眼，属于正常生理现象。其一般开始出现于 40～45 岁。

### 1.如何判断自己是否“老花”了？

（1）按之前的阅读习惯看小字时会出现重影或看不清的情况。

（2）近距离阅读时不自觉地将头后仰或将读物拿到更远的地方。

（3）近距离阅读需要在光线充足的地方。

（4）看近处时间久了会出现眼胀、眼酸，甚至头痛、烦躁等不适。

### 2.得了老花眼怎么办？

◆调整环境，减轻症状

（1）提高亮度：老花刚开始的时候，可能只是在暗处看不太清。这时可以通过增强室内的光线，并使用双重照明，在书本和眼睛之间放一盏台灯。这样不但可以增加阅读物的对比度，还可使瞳孔缩小，增加焦深，提高视力。

(2)调整阅读物的字体大小和色彩：一般黑白分明的阅读物更容易分辨。

(3)适当休息：避免长时间近距离阅读，以免引发眼痛眼酸等视疲劳，注意看近看远相结合。

◆正确佩戴眼镜，矫正视力

老花可以通过戴凸透镜来调节，建议到正规医疗机构做远视力检查和验光，每半年复查。

(1)验光：首先要确定原来是近视、远视还是正常视力，然后确定老花程度，最终配戴的镜片是在原来镜片上附加老花度数。

(2)及时调整度数：老花的度数随着年龄增长会逐渐增加，一般是每5年加深50度，需要进行相应调整。

(3)选择合适的镜片：要结合老花患者的视力状态、用眼习惯、戴镜舒适度等进行综合考虑，选择单焦点、双焦点、渐进多焦点等不同的镜片。

◆不戴眼镜，另有出路

对于一些不愿意佩戴眼镜的老年朋友，也可以结合自身情况以及医生的建议，选择老视矫正手术。

### 3.如何记录老花眼的度数？

老花眼的度数包括两部分，即验光的度数加上生理性度数。生理性度数粗略来说，45岁大约100°，以后每增加5岁，度数大约增加50°。如果一个45岁的人验光度数为100°，那么实际老花眼的度数应为100＋100＝200°。

### 4.街边10元一副的老花镜，能买吗？

街边买的老花镜不仅无法达到视觉最佳点，还可能产生视觉干扰，进而导致眼痛、头晕、视力下降等不适症状。建议到正规的眼科医院依照个人实际屈光状况科学验光配镜。

## 谁蒙蔽了您的眼睛？——白内障

白内障是我国致盲率最高的眼部疾病。它是由于眼睛中折射光线的小透镜——晶状体出现了浑浊，阻碍光线进入眼内，从而影响了视力。初期浑浊对视力影响不大，而后会逐渐加重，直至明显影响视力，甚至失明。

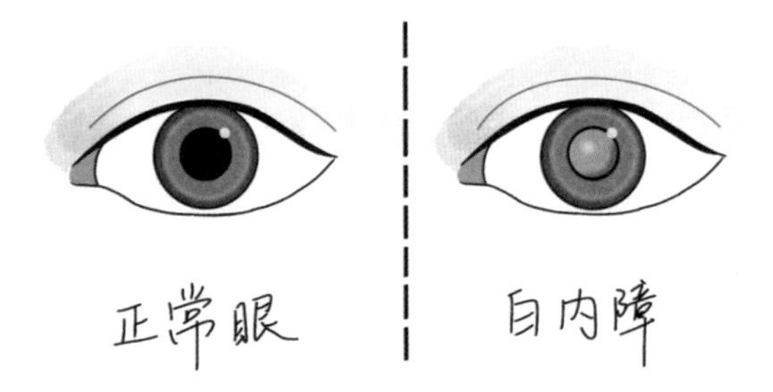


### 1.白内障有哪些表现?

最明显和最重要的症状是无痛无觉的进行性视力减退，由刚开始的视物模糊，逐渐发展为不能视物；其次为看到东西的颜色变淡，有时会对颜色辨别感到困难，感觉灯或太阳比以前更加刺眼，且存在光圈；还可能出现看东西重影、视野范围缺损等症状。

如果在一段时间内，您视力突然下降很快，或者看东西越来越模糊，那就需要及时到医院检查眼睛。

### 2.白内障的好发人群有哪些?

(1)50 岁以上中老年人。

(2)有白内障家族史者。

(3)长期吸烟、饮酒者。

(4)常处于缺水状态的人。

(5)营养不良者，如缺乏维生素 A、维生素 C、维生素 D、维生素 E、叶黄素等物质的人群。

(6)长时间使用激素(糖皮质激素)或其他药物(如麦角碱、缩瞳剂)者。

(7)长时间受到 X 线等放射线辐射或紫外线照射的人群，例如生活在高原地区的居民所受到的紫外线照射更强、医疗服务放射工作人员因职业需要可能长期接触放射线。

(8)患有糖尿病、高血压或者心脏病等全身性疾病的人群。

(9)有眼部疾病或外伤的人群。

有上述情况者，患白内障的可能性更大，但并非绝对会患上白内障。

### 3.白内障如何治疗?

目前还没有可以消除白内障的药物，老年人不要轻信广告中治疗白内障的

“特效药”，手术是治疗白内障唯一的有效手段。

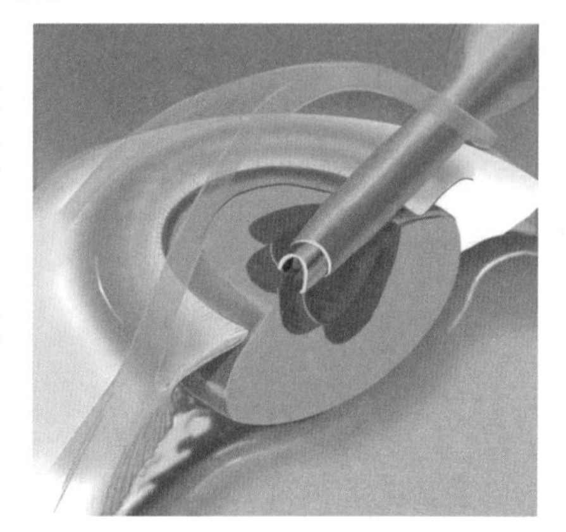

白内障手术要尽早做，一旦影响生活，就应该立即进行手术治疗。一般的标准是，白内障患者视力降低到0.3～0.5，就应该手术。也有一些特殊的患者，虽然视力大于0.5，但是白内障的程度已经影响到了工作、学习、驾驶汽车等日常行为，也应该及早接受手术治疗。

其实白内障手术并不复杂，一般采用局部麻醉，通过一个很小的切口，采用超声波粉碎吸除晶体，再以人工晶状体替换浑浊晶状体。手术时间在10分钟左右，患者没有明显不适的感觉。

### 4.年龄大了能做白内障手术吗？

不能单纯从年龄上判断。白内障手术只涉及眼部，对身体其他部位的影响很小。如果一般情况好，身体条件允许的话，白内障发展到了一定程度，不管是60岁还是90岁都建议手术治疗，以达到改善视力、提高生活质量的目的。

我能不能先吃药？我去医院开点药试试，做手术不太好吧！
年龄不是问题，人家还有90岁老人做的呢。您不用紧张！

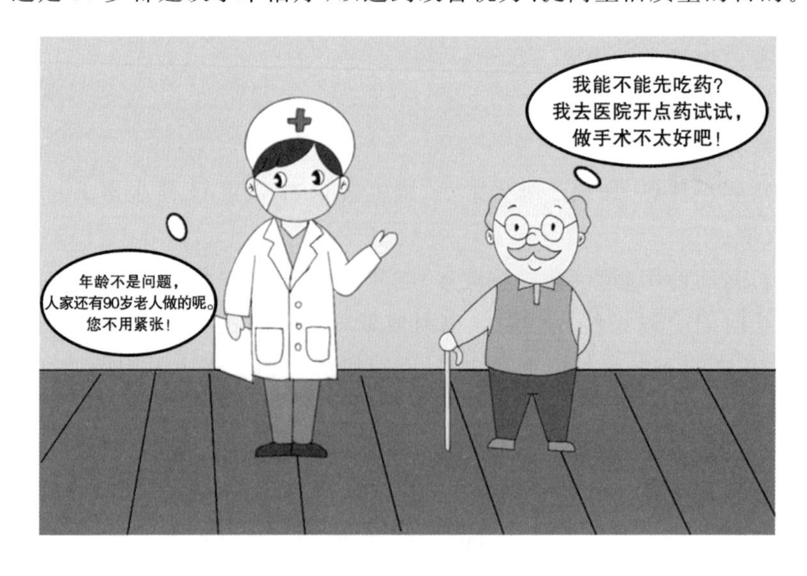

### 5.白内障手术中使用的人工晶体是不是越贵越好呢？

人工晶状体的种类很多，但并不是越贵的越好，医生会根据患者的具体情况帮助患者选择合适的晶体。如果生活中没有时常看近物的需求，可以选择放置单焦点晶状体，放置之后，患者看远处正常，看近物时则需要佩戴老花镜。如果对视物要求比较高，可以植入三焦点、多焦点甚至无极变焦晶状体。所以人工晶状体选择应根据患者自身需求来决定。

### 6.白内障手术后会复发吗?

白内障手术后是不会复发的。但是部分患者做完手术之后几个月或几年原本透明的后囊膜会变厚，变厚的后囊会有点浑浊，就会再度出现视力下降等类似于白内障的症状，在医学上叫“后发性白内障”。这并不是白内障的复发，而是一个很常见的并发症。

我以前做过白内障手术，又复发了！那不是白做吗？
后发性白内障。
白内障术后的确有部分患者会发生后发性白内障，造成视力下降，但后发性白内障可以通过激光进行治疗。如果没有其他引起视力下降的原因，后发性白内障激光治疗后可提高视力。

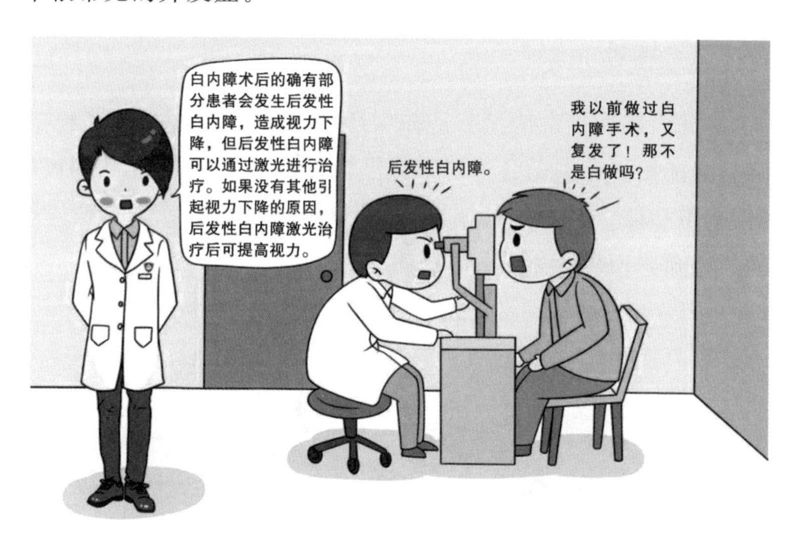

### 7.白内障可以预防吗?

目前尚无研究证明有确切的措施可以预防白内障或减缓白内障的进展，但以下措施可能会有所帮助：

(1)定期进行眼部检查。

(2)戒烟限酒。

(3)孕妇应规律产检，若发现有风疹等病毒感染，应及时治疗，预防胎儿发生先天性白内障。

(4)积极治疗其他全身疾病，如糖尿病、青光眼等。

(5)多吃蔬菜和水果，其中含有的丰富维生素和抗氧化物质有助于保持眼睛的健康。

(6)户外活动时戴上太阳镜,减少紫外线的照射。

(7)注意用眼卫生,避免用眼过度,睡前建议做眼保健操,有助于改善眼部血液循环。

(8)避免长期应用糖皮质激素等药物。

## 视力的“小偷”——青光眼

青光眼是一个常见病,多发病,是因眼压超过了眼球内部组织所能承受的限度,而引起的一组以视乳头萎缩和视野缺损及视力下降为共同特征的疾病。

### 1.为什么会得青光眼?

我们的眼球内部在正常情况下是有“一汪活水”循环往复,除了维持一定的眼球内压力,更能给眼球内的各种组织提供各类营养物质,带走代谢废物,从而保证眼球的正常功能。由于各种原因,循环通道发生阻塞或者病变,“活水”就会变成“死水”,在眼内聚积,引起高眼压,从而出现各种各样的症状。

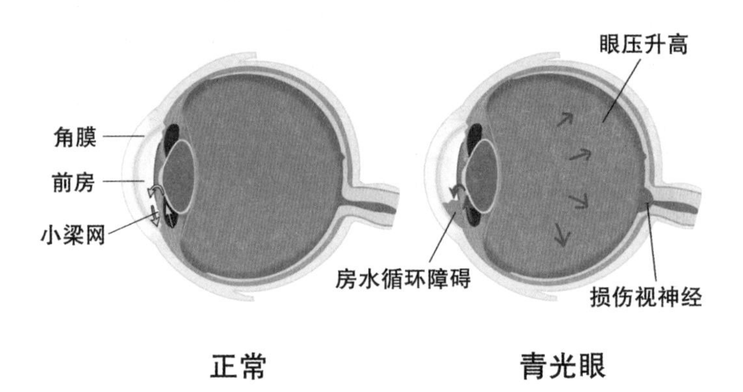


### 2.得了青光眼有哪些表现?

青光眼早期症状主要为:

(1)经常感觉眼睛干涩、酸胀、疲劳不适,休息之后会有所缓解。

(2)视物模糊、近视眼或老花眼突然加深。

急性发病时来势凶猛,症状急剧。前可有一过性或反复多次的小发作,表现为突感雾视、虹视,伴额部疼痛或鼻根部酸胀。发病时表现为突然发作的剧烈眼胀、眼痛、畏光、流泪、头痛、视力锐减、眼球坚硬如石、结膜充血，伴有恶心呕吐等全身症状。急性发作后可进入视神经持续损害的慢性期，直至视神经遭到严重破坏，视力降至无光感且无法挽回的绝对期。

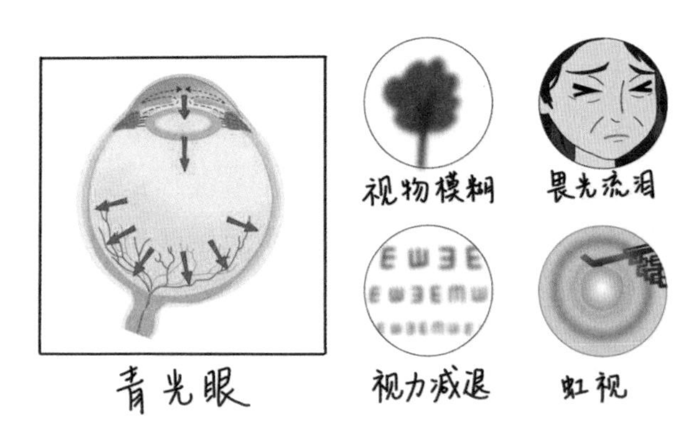


### 3.得了青光眼应如何正规治疗？

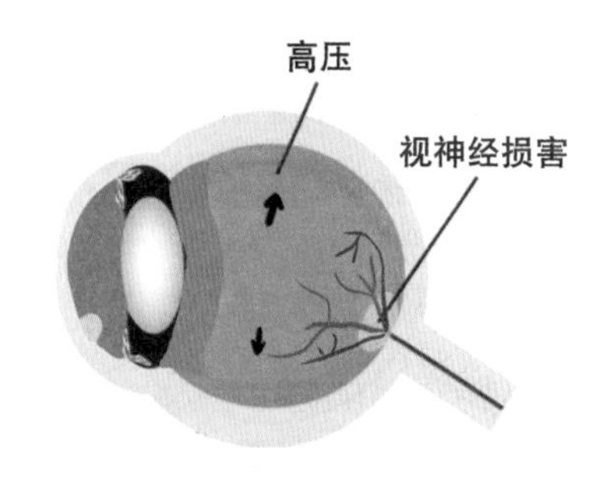


如果已经确诊患上青光眼，应听从专科医生安排，抓紧时间治疗，快速降低眼压，保护视神经。高眼压症状缓解后，通常需要行手术治疗，以达到长期保持正常眼压的目的，最大限度地保住视力。

### 4.青光眼可以预防吗？如何预防？

青光眼并没有那么可怕，是可防可治的。对于一只眼睛已经确诊为青光眼的患者，本人及家属一定要听从医嘱，尽快处理对侧眼，接受激光预防性治疗或适当提前做白内障手术，这样可以大大降低对侧青光眼大发作的可能性。最后还需要提醒各位朋友，如果自己的直系亲属确诊了青光眼，40 岁以后最好每年做一次眼科检查，防患于未然最重要。

## 变形“杀手”——黄斑变性

我们常说的黄斑变性通常是指年龄相关性黄斑变性，俗称“老年性黄斑变性”，它是黄斑区结构的衰老性改变引起的一系列病理变化。如果将人眼比作一台照相机，那么负责成像的底片就是我们的视网膜，而位于视网膜中心的黄斑，就是这张底片中最关键、最敏锐的部分，决定着主要视力。而黄斑变性和我们的白头发一样，是一种老化现象，同时也是50岁以上人群致盲的主要原因之一。

### 1.黄斑变性有哪些典型表现？

视觉扭曲：看物体时出现扭曲变形。

视力降低：主要表现为中心视力降低，即阅读或近距离工作时需要更亮的光线，视线中间出现暗点，看文字时觉得文字变得模糊，甚至难以看清人脸，严重者可失去白天视力、视觉，甚至失明。

### 2.黄斑变性有哪些诱发因素？

(1)年龄因素：老年性黄斑变性主要发生在50岁以上的人群。

(2)遗传性因素：青少年黄斑病变一般青少年时期发病，近视性黄斑病变一般发生于30岁以后。

(3)种族：年龄相关性黄斑变性更容易发生在白种人身上。

(4)抽烟。

(5)肥胖。

(6)光损伤：紫外线和可见光尤其是蓝光会对视网膜细胞造成损伤，过多地暴露在阳光下可导致黄斑变性的发生。

(7)高度近视：近视超过600°，眼球过度向后扩张，可导致黄斑萎缩或出血，新生血管形成或形成裂孔，进而导致黄斑病变。

(8)营养失衡：如果长期缺乏胡萝卜素、硒和铜蓝蛋白等营养物质，或高胆固醇饮食等也可导致年龄相关性黄斑变性。

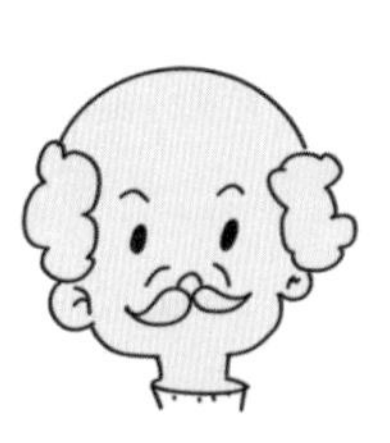


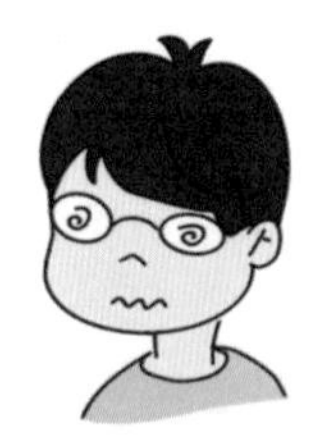


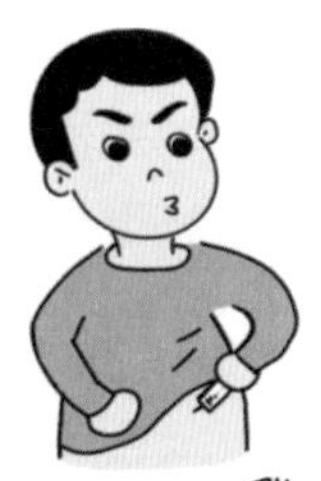

### 3.黄斑变性有哪些治疗方法?

黄斑变性目前无法治愈,但要进行积极治疗,可以通过药物、激光、手术治疗缓解症状以防失明。由于本病以对症治疗为主,湿性老年性黄斑变性及近视性黄斑变性患者,在治疗过程中或治疗后,可能会反复发作。

### 4.黄斑变性会引起患者失明吗?

患者会失明,但并不是所有的黄斑变性患者都会失明。黄斑变性患者,如果积极地进行治疗,不仅不会失明,而且很可能会治愈。所以,出现黄斑变性之后,要尽快地进行治疗。如果黄斑变性出现之后,不采取任何治疗,就可能在一两年之后失明。

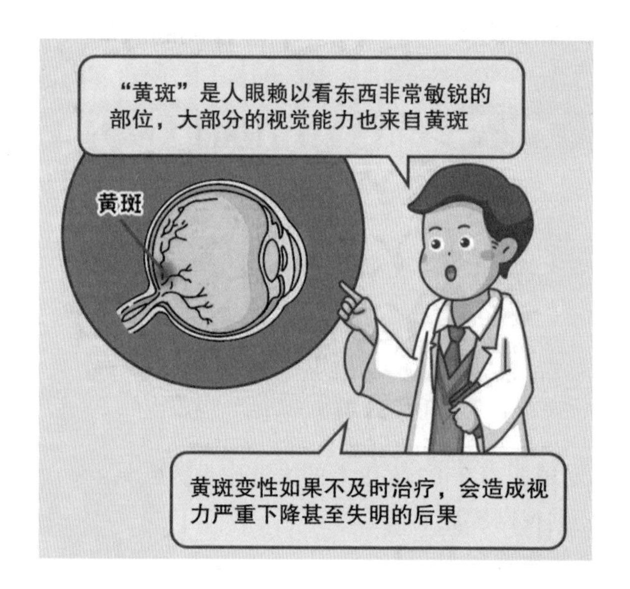


### 5.黄斑变性怎么预防?

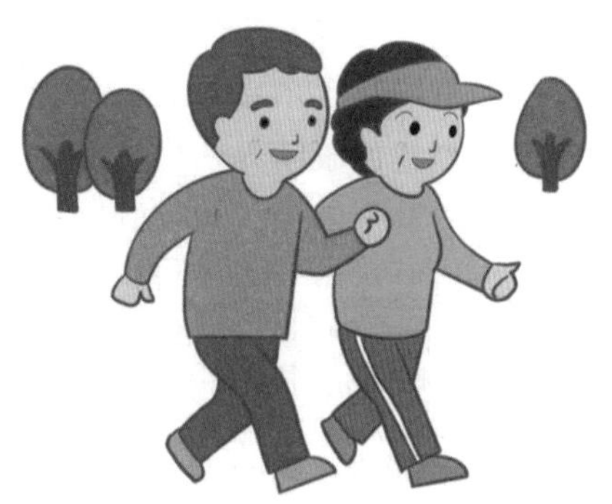

该病目前尚无有效预防手段,但我们在日常生活中应注意:

(1)选择合适的运动进行适当的锻炼,以控制体重、血压、血脂。

(2)均衡饮食,多摄入绿叶蔬菜、水

果等富含维生素 C、维生素 E、锌、叶黄素的食物；多吃鱼等富含优质蛋白的食物；忌辛辣刺激性食物，少摄入高脂肪食物；戒烟戒酒，避免吸入二手烟。

(3)养成良好的生活习惯，减少看手机、电脑、电视的时间，避免精神紧张或劳累。

## 移位的“相机底片”——视网膜脱离

视网膜是眼球最内层的组织结构，光线进入眼睛，最终聚焦于视网膜上，形成影像。如果把眼睛类比成一台照相机，那么视网膜就是底片，当视网膜的神经上皮层和色素上皮层发生分离，视网膜离开了正常的位置，就相当于照相机的底片不在本来的位置，就失去了成像的作用，这就叫“视网膜脱离”。

正常的眼睛

视网膜

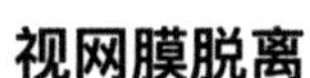


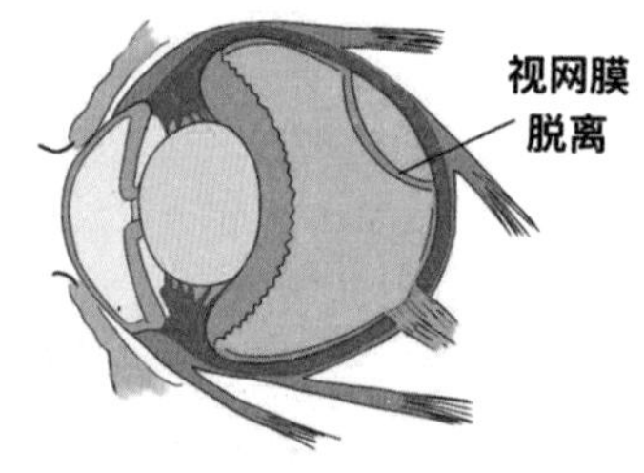


### 1.视网膜脱离有哪些诱发因素?

(1)衰老：视网膜脱离在 50 岁以上的人群中更为常见。

(2)以前发生过视网膜脱离。

(3)有视网膜脱离家族史。

(4)高度近视，即近视超过 600°。

(5)有眼科手术史，如白内障摘除术后无晶体或人工晶体植入的患者。

(6)严重的眼睛外伤史。

(7)有其他眼病，如眼部肿瘤、葡萄膜炎、视网膜格子样变性等。

(8)有其他全身疾病，最主要是糖尿病引起的增殖性视网膜病变。

### 2.视网膜脱离有哪些典型症状?

(1)眼前突然出现许多飘动的黑影，可以呈微小斑点状、线条状、片状，类似飞舞的小飞虫，可发生于单眼或双眼。

(2)闪光感，表现为眼前出现光斑、光点，可以移动，一般出现在视野的边缘。

(3)黑影遮挡，眼前出现如同幕布样或窗帘样的遮挡，一般出现在周围视野；黑影可以是静止不变的，也可以向中心视野逐渐扩大。

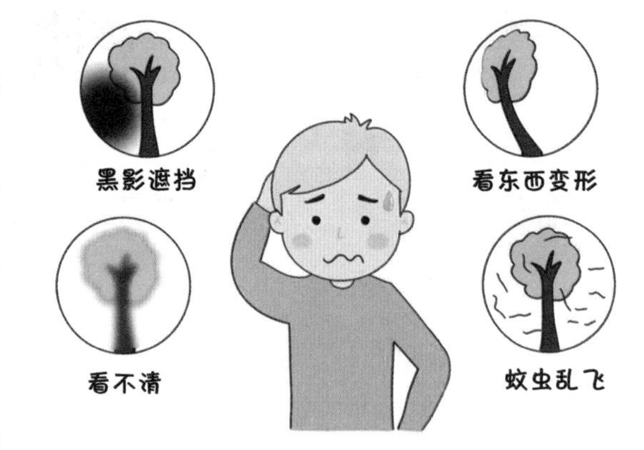


(4)突然出现的视野缺损和视力下降，并随着时间推移而加重，在视力减退前可出现视物变形、眼球运动时有物象震颤等症状。

### 3.发生视网膜脱离怎么办?

发现视网膜脱离症状时，请及时就医，若不及时治疗，可逐渐发展导致黄斑处的脱离，严重影响视力甚至引起失明。就医过程中尽量减少颠簸、剧烈活动，保持头部及眼球不动或少动，以免引起视网膜脱离范围扩大，必要时遮盖双眼。视力恢复情况与脱离的位置、是否及时治疗密切相关。

### 4.视网膜脱离怎样治疗?

视网膜脱离需要手术治疗，主要目的是修补裂孔，减少玻璃体对视网膜的牵拉，使脱离的视网膜重新与眼球壁贴附，从而改善视力。若视网膜受玻璃体牵拉严重或已经发生脱离，可能需要采用充气性视网膜固定术、巩膜加压术、玻璃体切割术、玻璃体内注入硅油等治疗方式。

### 5.视网膜脱离手术后的注意事项有哪些?

(1)注意眼部卫生，术后 3 周内眼睛不能进水，否则容易引发刀口感染和眼内炎，影响手术的最终结果。

(2)生活上要注意避免剧烈运动，不乘坐飞机，避免过度用眼，可以瞭望远处，多看绿色，如遇到需要用力打喷嚏或咳嗽等情况时，应用舌头顶住上腭，以防止患者的视网膜再次脱落。

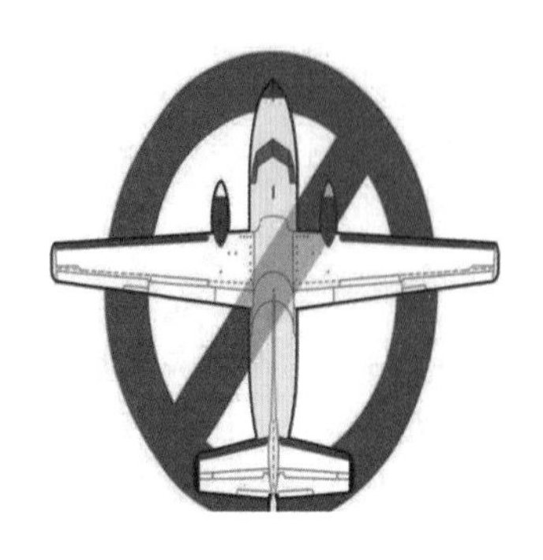

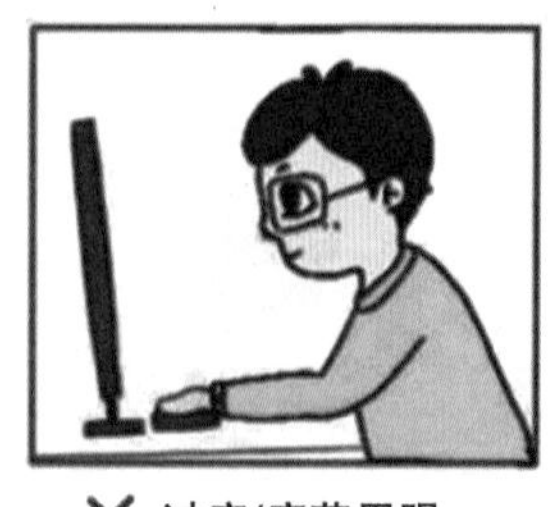

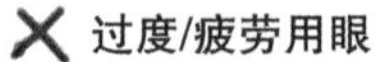


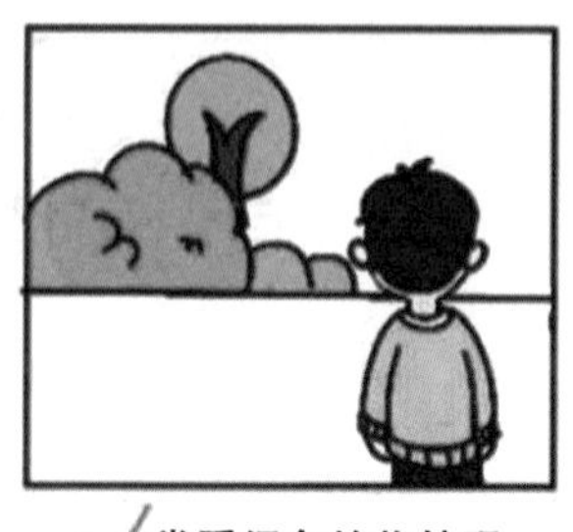

常看绿色植物护眼

(3)手术过程中打气或硅油注入的患者,术后需要俯卧位,有时候也可能是侧卧位,到底采取左侧卧位还是右侧卧位,这一点要由医生根据视网膜脱离的裂孔所在位置来做出决定。

(4)避免吃刺激性的食物,及时摄入粗纤维食物,多吃新鲜蔬菜,戒烟戒酒,保持大便通畅,生活规律,不熬夜,注意休息。

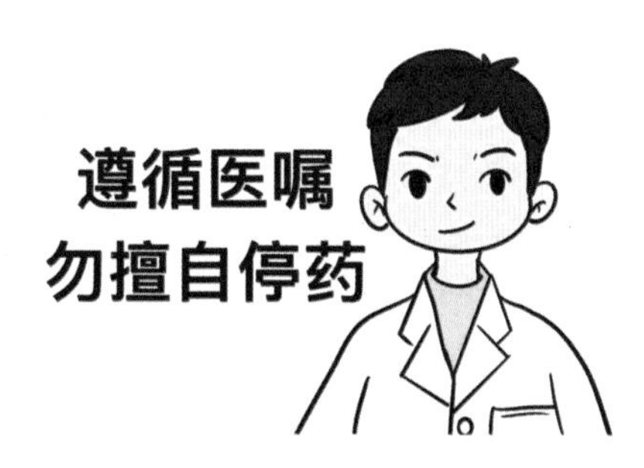


(5)遵医嘱按时使用眼药,有高血压、糖尿病的患者,要遵从医嘱服用药物,定期复查。

值得注意的是,发生视网膜脱落的主要原因是视网膜本身不健康,手术后若仍有不健康的情况,则有可能复发。

### 6.如何预防视网膜脱离?

(1)避免用眼疲劳。

(2)当有基础疾病时,如高血压、糖尿病等慢性病,要积极治疗,尽量控制血糖、血压达标。

(3)防止眼外伤。

(4)不提重物。

(5)不做剧烈活动。

(6)预防近视眼,已经患近视眼者应定期到医院检查,尤其是眼底不好的近视眼患者。

(7)多吃水果、蔬菜,清淡饮食,不嚼硬东西,保持大便通畅。

(8)有视网膜脱离症状时,应即刻到正规医院检查,诊治。

# 如何正确眼部用药?

## 1.如何正确使用眼药水?

(1)查看眼药水标签,确定是需要用的眼药水。

(2)滴眼药水前要用肥皂洗净双手。

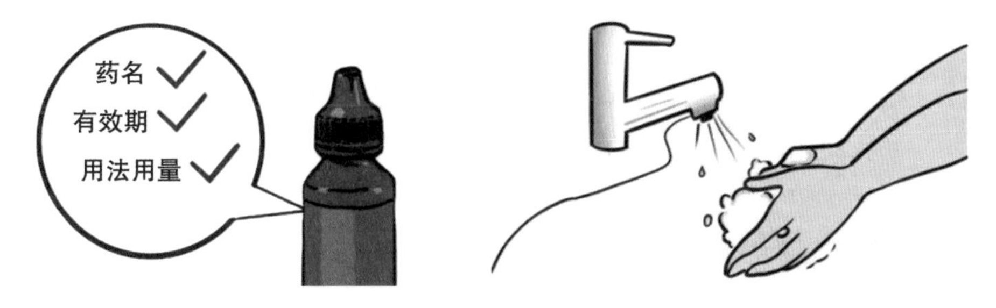


(3)取下瓶盖,倒立放置桌上,防止污染。

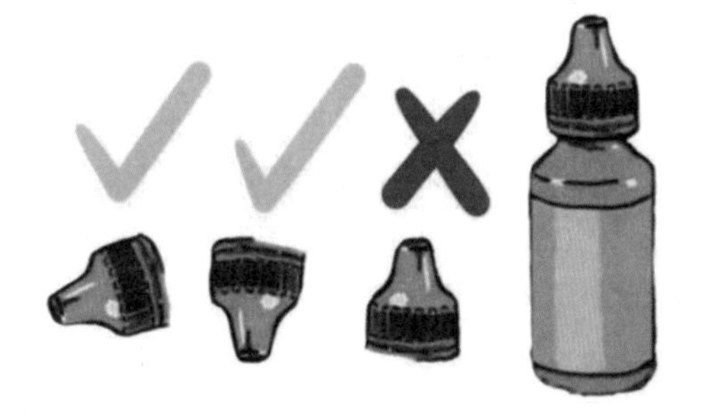

(4)第一次开启瓶盖用药时,弃去第一滴眼药水,冲洗瓶口。

(5)坐在椅子上头向后仰,或躺在床上脸朝上。

(6)滴眼药水时一手食指轻拉下眼皮,眼睛向上看,使眼药水瓶口与眼睛保持1～2 cm距离,眼药水的瓶口不要接触到眼睫毛,滴的时候将眼药水滴在牵拉的下眼皮凹里边,滴入1～2滴,滴入过多时眼药水会流到眼外造成浪费。注意不要将眼药水直接滴在黑眼球上,否则会有明显的刺激性症状。

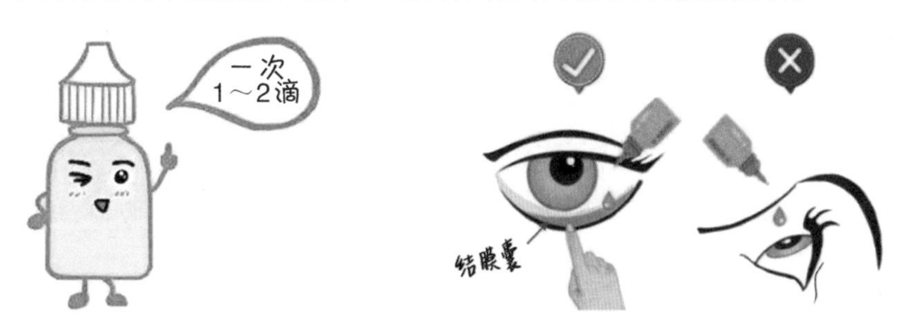

(7)滴完眼药水，轻轻转动眼球后闭眼，轻按鼻根与内眼角交界处 2～3 分钟，减少药液流入鼻腔，让药液尽量留在眼里，这样效果会更好，也减少了药物的不良反应。

### 2.眼药水应如何保存？

(1)眼药水开盖后，使用期限不要超过 1 个月。开盖后的眼药水会接触到空气，使用过程中瓶口也会接触睫毛，难免会被污染。因此，眼药水开盖后只能在 1 个月内使用。

(2)需要放冰箱内冷藏的眼药水一定不要放在冷冻室内冷冻。

(3)使用后要拧紧瓶盖，隔绝空气，减少污染和眼水外漏的机会。

(4)还没使用的眼药水要注意有效期，应在保质期内使用。

(5)眼药水使用完后要放在阴凉、干燥、通风处，避免日光照射，避免放在高温、潮湿的环境里。

### 3.如何正确使用眼药膏？

(1)查看眼药膏标签，确定是需要用的眼药膏。

(2)涂眼药膏前要用肥皂洗净双手。

(3)取下瓶盖，倒立放置桌上，防止污染。

(4)涂眼药膏时坐在椅子上，头向后仰或躺在床上脸朝上。

(5)涂眼药膏时一手食指轻拉下眼皮，充分暴露下眼皮内凹，眼睛向上看，同时用另一只手将眼药膏逐渐挤到眼皮内凹里，涂入指甲盖长度就可以；切勿将眼药膏管口接触到眼部，整个过程动作也要轻柔小心，以免损伤眼睛。然后转动眼球，多眨几下眼，让眼药膏涂抹均匀。如果是凝胶类的眼药膏，把凝胶类的眼药膏滴到结膜囊内 1～2 滴即可。

### 4.眼药膏应如何保存？

(1)眼药膏打开瓶盖后，使用期限不要超过 1 个月。

(2)使用后要拧紧瓶盖子，隔绝空气，减少污染和眼膏外漏的机会。

(3)还未使用的眼药膏要注意有效期，过期或快过期的就不要使用了。

(4)眼药膏使用完后要放在阴凉、干燥、通风处，避免日光照射，避免放在高温、潮湿的环境里，需要冷藏保存的眼药膏，一定要放入冰箱冷藏。

### 5.当眼部需要同时使用多种药物时，应如何合理使用？

(1)当眼部需要使用多种眼药时，应先滴吸收快的，眼药膏吸收慢，应该放在最后，所以一般应该白天滴眼药水，晚上睡觉前再涂眼药膏。

(2)当多种眼药水同时使用时，就要先滴刺激性比较小的，后滴刺激性比较强的眼药水。注意听从医生的指导。

(3)当双眼都需要用药时，应按先给健侧眼睛用药，然后再给病侧眼睛用药的顺序；作用不同的眼药水同时使用时，先滴湿润眼球、缓解眼干症状的眼药水，然后再滴治疗眼部疾病的药水。

(4)当眼部使用多种眼药时，第一种眼药水滴完至少10分钟后再滴另一种，以免影响药效。

## 想要拥有一双明亮的眼睛需要补充哪些营养素呢?

### 1.能让眼睛更明亮的营养素有哪些?

(1)含蛋白质的食物。蛋白质被称为“一切生命的物质基础”，是人体组织组成的主要成分，机体所有重要的组成部分都需要有蛋白质的参与，眼球组织的修补、更新也离不开蛋白质。补充足够的优质蛋白非常重要，蛋白质较丰富的食物包括瘦肉、奶类、蛋类、鱼、虾、豆类等。

(2)维生素A。眼睛内缺乏维生素A，可影响夜间视力，引起眼结膜干燥，角膜病变。因此，需要多吃富含维生素A的鱼肝油、肝脏、蛋类、奶类等食物。其次，β-胡萝卜素在体内可以转变为维生素A，因此还可多吃富含β-胡萝卜素的胡萝卜、青椒、荠菜、苋菜、菠菜、韭菜、海带、紫菜等蔬菜和橙色水果。

(3)维生素C。维生素C对于眼睛晶状体来说是一种重要营养成分，缺乏维生素C可导致晶状体混浊、引发白内障；补充维生素C还可以消除眼部疲劳，促进眼部肌肉收缩作用，缓解黑眼圈。富含维生素C的蔬菜水果非常多，比如柚子、柑橘、苹果、鲜枣、芹菜、菠菜、猕猴桃等。

(4)B族维生素。维生素$B_1$在眼睛当中主要参与并维持视神经细胞的功能和代谢，可防治眼睛干涩和视神经炎症。维生素$B_1$含量比较高的食物有瘦肉、花生、玉米、小米、坚果、香菇等。维生素$B_2$可以帮助保护眼睑、眼球结膜，富含维生素$B_2$的食物主要包括蛋类、豌豆、动物内脏、杏仁等。

(李建新　韩禄秀　庄腾　季红　宋红霞)

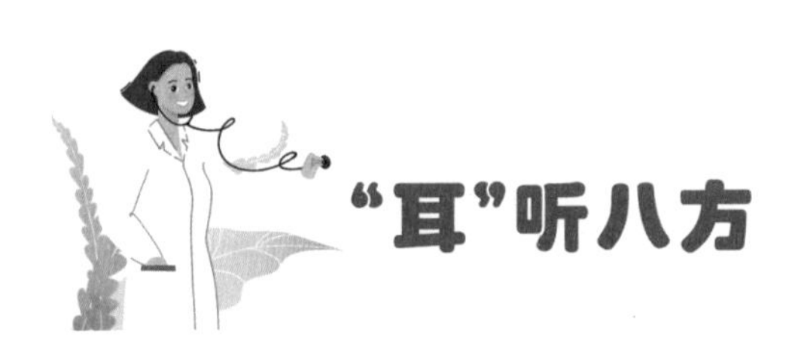

# “耳”听八方

法国著名作家伏尔泰曾说过“耳朵是通向心灵的路”,“闻天下事”同样离不开耳。对于老年人来说,“耳聪目明”是能与他人进行良好沟通的重要保障,也是他们追求的高质量生活目标。细心呵护耳朵,保护好听力,才能拥有精彩人生。让我们一起来呵护耳朵的健康吧!

## 耳朵的结构到底是怎样的呢?

正常耳朵的基本结构包括外耳、中耳和内耳。以鼓膜为界,鼓膜外侧为外耳,包括耳郭、外耳道;鼓膜内侧为中耳,依次排列着鼓室、咽鼓管、鼓窦、乳突;内耳包括前庭、半规管和耳蜗。值得关注的是,人体维持平衡主要依靠前庭、视觉和本体感觉三大系统,其中,前庭系统最为重要。

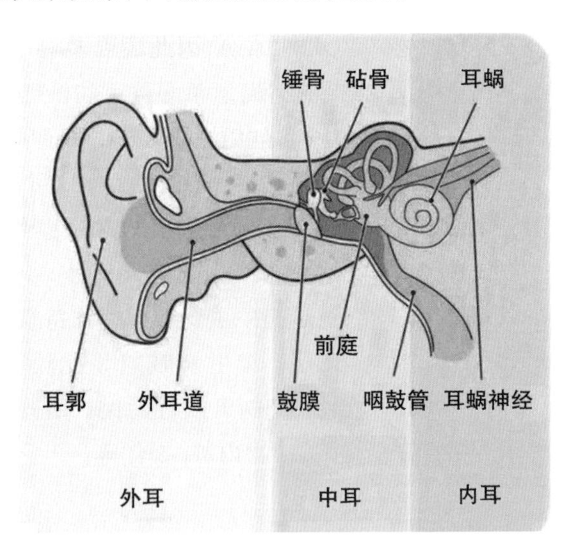

# 听力的“杀手”——中耳炎

中耳炎是发生在中耳部位的炎症，即病毒或细菌引起鼓膜后面区域的炎症。主要表现为耳内疼痛、耳鸣、发热、口苦、听力减退，如果鼓膜穿孔，耳内还会流出脓液，严重者造成听力丧失。

## 1.中耳炎有哪些类型？

依据中耳炎起病情况及病情程度，该病大致可分为以下三种类型。

（1）分泌性中耳炎。

（2）化脓性中耳炎，根据病程的时间长短，又分为慢性化脓性中耳炎和急性化脓性中耳炎。

（3）中耳胆脂瘤，又称“胆脂瘤性中耳乳突炎”。它并不是真正的肿瘤，而是一个囊性结构，囊内除了充满脱落的上皮及角化物外，还有胆固醇结晶，所以称为“胆脂瘤”。

## 2.得了中耳炎该如何治疗？

中耳炎的治疗包括局部、全身用药或手术治疗。

（1）药物治疗以局部用药为主，可用抗生素水溶液或抗生素与类固醇激素类药物混合液。用药前需要先清洗外耳道及中耳腔内的脓液，具体的清洗方法可寻求专业人员指导，最好由专业人员完成。

（2）全身用药：可根据医生建议选用红霉素、头孢呋辛、头孢唑肟等口服或静脉滴注。

（3）手术治疗：对于分泌性中耳炎患者，可采用鼓膜穿刺术、鼓膜切开术、鼓膜切开加置管进行治疗；对于化脓性中耳炎的患者，可采用乳突根治术、鼓膜成形术进行治疗。

## 3.中耳炎好发的人群有哪些？

（1）体质虚弱者：婴幼儿和老年人相对发病率会偏高一些。

（2）免疫力低下者：感冒着凉、饮酒、劳累、情绪紧张等因素容易降低人体的免疫力，增加中耳炎的发病概率。

（3）慢性鼻咽部疾病者：本身存在慢性鼻咽部疾病的人，咽鼓管的引流功能受限会增加中耳炎的发病概率。

(4)慢性消耗性疾病者:由于慢性疾病会导致机体免疫力长期处于一种低水平状态,所以中耳炎的发病率也会比较高。

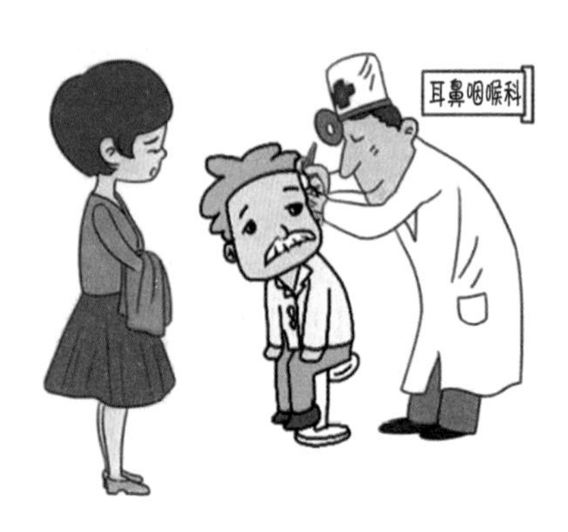


### 4.在日常生活中,我们该如何预防中耳炎?

首先,应保持耳部清洁干燥,避免用挖耳勺等较为锐利的物品抠挖外耳道,以免造成外耳道以及鼓膜损伤,从而引发炎症。其次,在洗头洗澡时尽量避免耳内进水,如果不小心有脏水入耳,应该及时擦拭干净。再次,应该注意防寒保暖,尽量避免上呼吸道感染,以免细菌病毒通过咽鼓管感染至中耳,从而引发中耳炎症。最后,饮食上还应该注意清淡饮食,多吃新鲜蔬菜,补充维生素,注意休息,避免过度熬夜劳累,以免抵抗力下降而引发中耳炎。

## 耳科“急症”——突发性耳聋

### 1.得了突发性耳聋该如何治疗呢?

突发性耳聋的治疗多以糖皮质激素及改善内耳微循环的药物治疗为主要手段。不同类型听力下降的治疗方法及药物配比略有差异,早期积极的综合治疗有利于患者预后和恢复听力,少数患者可自愈。药物治疗多连用,至少 1 周。若治疗过程中听力完全恢复可考虑停药,若治疗后听力改善不佳可考虑延长用药时间,少数听力无法恢复者可考虑佩戴助听器或者人工耳蜗等辅助装置以改善听力情况。

### 2.突发性耳聋好发于哪一类人群呢?

突发性耳聋是临床很容易见到的疾病，又叫“特发性突聋”，至今具体原因不明，可能与病毒感染有关，也可能与血管性疾病有关。目前，常发生于以下人群中：

(1)年轻人突发性耳聋多认为与病毒感染有关，年轻人若抵抗力不足，经常感冒，患突发性耳聋的概率增大。

(2)老年人很多有基础性疾病，例如高血压、冠心病、糖尿病、脑梗死等，时间一长，这些病变会导致大脑内的一些血管生成斑块、狭窄等，因此便会导致突发性耳聋。所以年龄大又有糖尿病、高血压等基础疾病的人，更易得突发性耳聋。

### 3.突发性耳聋能预防吗?

突发性耳聋由于病因尚不明确，并无针对性的预防措施。我们在日常生活中可注意以下几点做到一般性预防：

(1)控制高血压、高血脂及糖尿病等全身慢性疾病。

(2)勿过度劳累，注意劳逸结合，保持身心愉悦。

(3)加强锻炼，增强体质，避免感冒，预防病毒感染。

(4)保持均衡饮食，多吃新鲜蔬果。忌烟、酒、咖啡等刺激性因素。

(5)对于已经患突发性耳聋并且治疗后患耳仍然不具有听力的患者，除上述建议外，还应特别保护健侧耳：避免接触噪声，避免耳毒性药物，避免耳外伤和耳部的感染等危险因素。

## 耳鸣是怎么回事儿?

### 1.为什么会耳鸣?

耳鸣是一件让人很难受的事情，许多人在生活中会遇到耳鸣，大部分都是短暂性的，一段时间之后会自己消失。但如果在环境安静且精神状态良好的情况下，出现了长时间、持续性耳鸣，则可能是某些疾病引起的，有耳部因素，如耳屎累积过多、中耳感染、内耳疾病、咽鼓管阻塞、耳部自身老化、听神经瘤，也有全身疾病，如心血管、糖尿病、甲状腺疾病等引起的并发症。

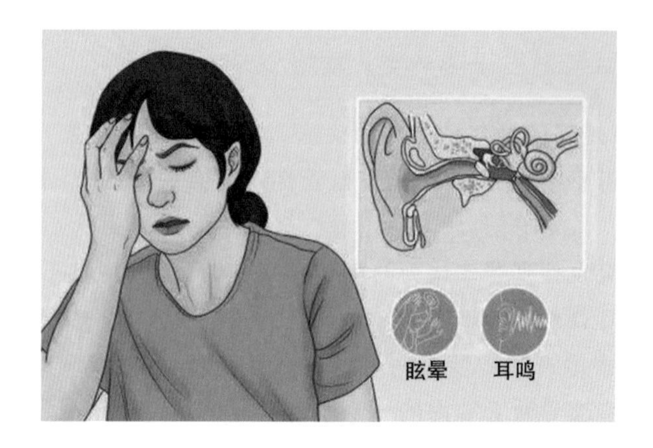


**2.耳鸣能预防吗?**

大部分耳鸣是可以预防的。在生活中要尽量避免噪声,比如使用电子设备时,应控制其音量为最大音量的60%,防止耳朵超负荷工作。当无法远离噪音时,要及时佩戴质量好的隔音工具。当怀疑患有可能引起耳鸣症状的原发病(比如中耳炎)时,要及时就医。原发病治好了,耳鸣自然就消失了。

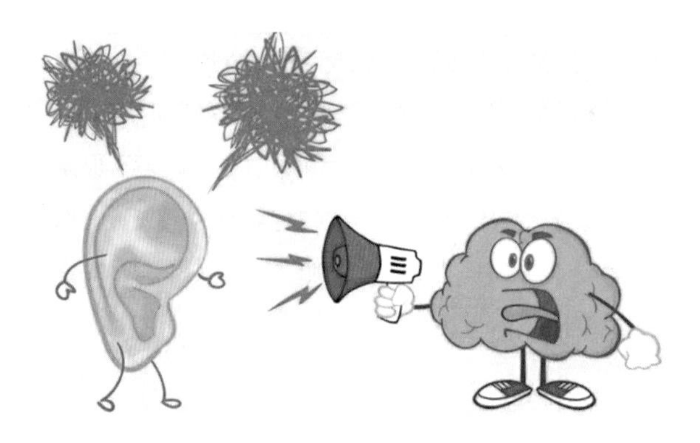

**3.得了耳鸣怎么办?**

如果是因环境和精神因素引起的轻度短暂性的耳鸣,可以通过改善环境和调整精神状态来减轻症状。经改善环境和调整精神状态无效的持续性耳鸣,很可能是某些疾病导致的,要及时去医院就诊,积极配合医生治疗原发病,从而改善耳鸣症状。

(李建新　季红　张炎)

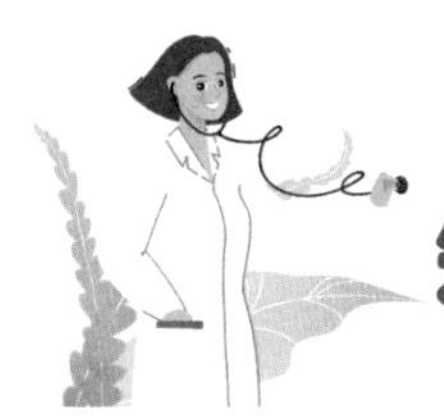

# 知己知“鼻”

生活的百味都是由鼻子来识别的，只有拥有正常的嗅觉，我们才能识别人间美味，保证高质量的生活。小小鼻腔，功能重大，它不仅提供嗅觉，还有呼吸、分泌、免疫等重要功能。“知己知‘鼻’，百战不殆”，为了我们鼻子正常发挥作用，下面由我带大家一起来了解鼻子的结构以及常见鼻部疾病的预防保健知识吧。

## 鼻子的结构是啥样的？

鼻子是呼吸通道的起始部分，也是嗅觉器官。鼻腔是位于两侧面颅之间的腔隙，以骨性鼻腔和软骨为基础，表面衬以黏膜和皮肤。鼻腔是顶狭底宽、前后径大于左右径的不规则的狭长腔隙，前起于鼻孔，后止于鼻咽部。

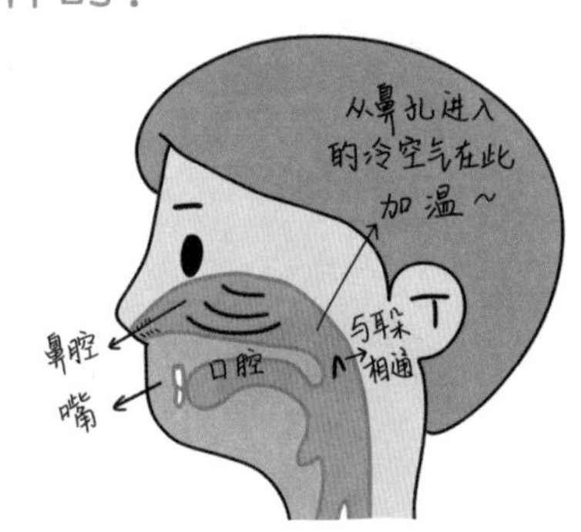


## 鼻炎是鼻子发炎吗？

### 1.什么是鼻炎？

鼻炎即鼻腔炎性疾病，和感染不同，它是病毒、细菌、变应原、各种理化因子以及某些全身性疾病引起的鼻腔黏膜的炎症。鼻炎的主要病理改变是鼻腔黏膜充血、肿胀、渗出、增生、萎缩或坏死等。

(1)按病因分类

1)过敏性鼻炎:由尘螨、霉菌、宠物、花粉、冷空气等过敏原引起的鼻腔黏膜过敏性炎症反应,具有一定的遗传倾向。

2)非过敏性鼻炎:由病毒、细菌、刺激性气味及温度变化等引起的鼻腔黏膜炎症反应。

(2)按发病快慢分类

1)急性鼻炎:是由各类上呼吸道病毒感染引起的鼻腔黏膜急性炎症性病变,俗称"伤风""感冒",具有一定传染性,四季均可发病。

2)慢性鼻炎:是鼻腔黏膜和黏膜下层的慢性炎症性疾病,多无明显致病微生物感染,病程持续数月以上,具有反复发作的特点。

## 2.鼻炎的发病因素有哪些?

鼻炎易发于免疫力低下的低龄儿童和年老体弱者。病毒感染为首因,或在该基础上继发细菌感染,过敏性鼻炎多与季节或接触的过敏原相关。

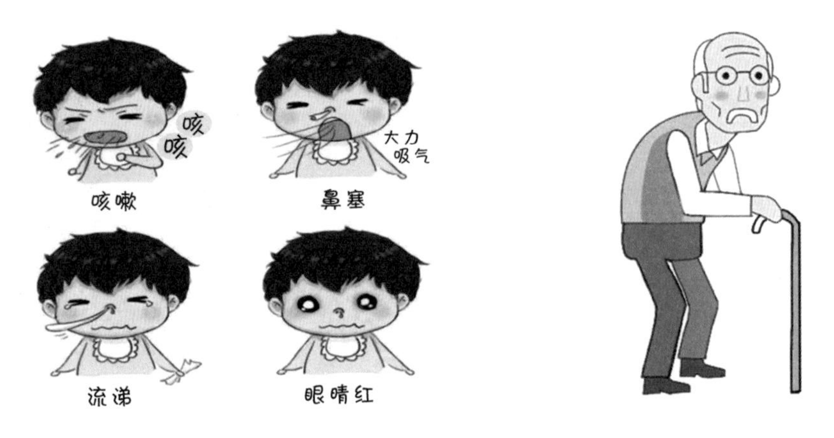


## 3.鼻炎有哪些表现?

(1)急性鼻炎:潜伏期1～3天,初期表现为鼻内干燥、灼热感或痒感和打喷嚏,随后出现鼻塞、水样鼻涕、嗅觉减退和闭塞性鼻音。继发细菌感染后,鼻涕变为黏液性、黏脓性或脓性。全身症状因个体而异,多数表现为全身不适、头痛和发热(37.0～38.0 ℃)等。

(2)慢性鼻炎:以鼻塞、鼻涕增多为主要症状,还可伴有嗅觉减退、闭塞性鼻音、鼻后滴漏、鼻根部不适、头痛等症状。

(3)过敏性鼻炎：可出现打喷嚏、鼻塞、鼻痒等症状，严重时还会导致嗅觉减退。

(4)萎缩性鼻炎：会有鼻塞，甚至鼻腔恶臭等症状。

(5)药物性鼻炎：主要以鼻塞症状为主，症状会随着使用药物时间加长而加重。

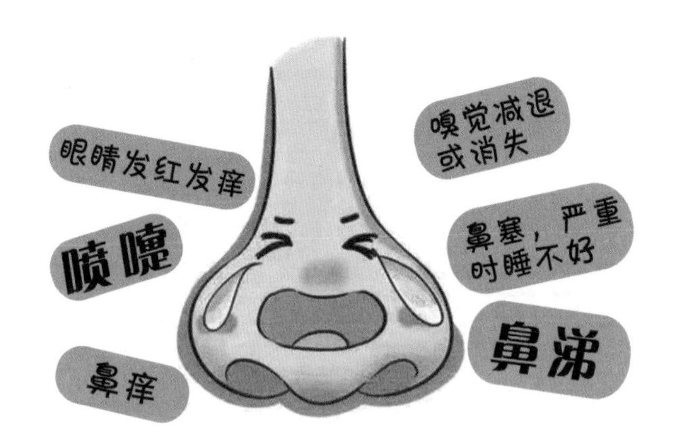


### 4.得了鼻炎应当如何治疗？

鼻炎治疗以药物治疗为主，当经药物治疗症状无改善，严重影响生活质量或合并慢性鼻窦炎、鼻息肉等疾病的患者，可考虑手术治疗。此外，患者日常应多饮水、清淡饮食、疏通大便、注意休息。

(1)药物治疗：由于个体差异大，用药不存在绝对的最好、最快、最有效，除常用非处方药外，应在医生指导下充分结合个人情况选择最合适的药物。

1)鼻腔清洗指用生理盐水、鼻腔喷雾剂或者鼻腔盥洗液清洗鼻腔黏膜，以减轻炎症症状，鼻腔大面积创伤者、严重氯化钠代谢障碍和过敏者禁用。

2)局部使用鼻内激素喷剂，常见激素成分为布地奈德、丙酸氟替卡松、糠酸莫米松等，喷于鼻黏膜上，减轻鼻黏膜炎症反应，促进损伤的纤毛上皮修复，但需注意可能出现咽炎、咳嗽、支气管痉挛、鼻部刺激征、鼻出血等不良反应。

3)抗组胺药具有抗过敏作用，尤其对于打喷嚏和鼻痒的患者适用，常用药物有盐酸左卡巴斯汀、西替利嗪、氯雷他定等，适用于过敏性鼻炎，但需注意可能出现黏膜干燥、尿潴留等不良反应。

4)抗胆碱药如异丙托铵，具有松弛支气管平滑肌的作用，能减少鼻腔分泌，但需注意可能出现鼻干、灼烧感、鼻塞、头痛和口干等不良反应。

5)减轻鼻充血药如麻黄素,能够收缩血管、减少充血,从而缓解症状,但对鼻痒、打喷嚏或流鼻涕没有效果。需注意连用不超过一周,长期应用可能引起药物性鼻炎。

(2)手术治疗

1)选择性神经切断术:是指在鼻内镜下进行翼管神经切断。适用于过敏性鼻炎、药物和免疫治疗效果不明显的患者。

2)下鼻甲黏膜下部分切除术:是指在鼻内镜下切除黏膜下部分软组织。适用于非过敏性鼻炎中慢性肥厚型鼻炎患者,当患者下鼻甲骨质增生肥厚,下鼻甲黏膜肥厚时可行手术治疗。

3)鼻腔外侧壁内移加固定术、前鼻孔闭合术、鼻腔缩窄术:适用于萎缩性鼻炎患者,可缩小鼻腔,降低鼻腔水分蒸发,减轻鼻黏膜干燥和结痂形成。术前检查鼻腔有无急性炎症或分泌物,确定切除范围、清洁鼻腔;术后需抗感染治疗,忌食辛辣刺激食物。

4)鼻内镜下鼻窦开放术:适用于鼻炎合并鼻窦炎、鼻息肉的患者,通过切除水肿黏膜、开放鼻窦起到清除病变、通气引流的作用。

## 5.如何预防鼻炎?

急性鼻炎大多数都是由感冒、上呼吸道感染引发的。要预防感冒,平常注意锻炼身体,增强自身抵抗力,避免上呼吸道感染、着凉、劳累等因素。

慢性鼻炎是因为急性鼻炎反复发作,或者每次发生急性鼻炎,炎症没有治疗彻底造成的,所以发生急性鼻炎的时候要消炎彻底,尽量减少慢性鼻炎反复发作的诱因。对于干燥萎缩性鼻炎,鼻腔会比较干燥,在干燥的屋里应使用加湿器,避免食用易上火的食物。过敏性鼻炎要判断是季节性过敏还是常年性过敏,选择不同的治疗方式。要尽量避免接触过敏原,比如避免食入引发过敏的食物,房间保持卫生、开窗通风,对猫毛、狗毛过敏的患者尽量避免养宠物等。

(李建新　季红　杨金苹)

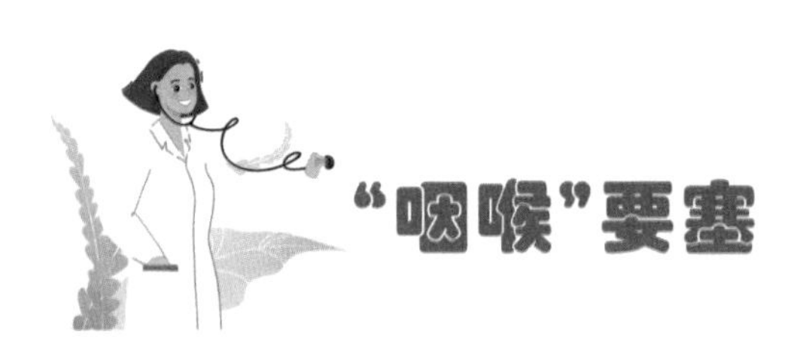


自古以来，“咽喉要塞”是军家必争之地，人体的咽喉对于整个身体而言也十分重要。为了保证我们能进行顺畅的吞咽以及平稳的呼吸，保护好我们的咽喉势在必行。下面我就带领大家一起来了解咽喉的解剖位置以及常见疾病的相关护理保健知识吧。

## 快来一起找找“咽喉”在哪里吧

大多数人都认为咽喉其实就是我们脖子里面的一个管道，但在医学上讲，咽与喉是两个不同的部位，咽腔位于上部，喉位于下部。咽腔是消化道和呼吸道上端的共同开口，上宽下窄，就好像一个“漏斗”，全长有 12 cm，对于呼吸、吞咽都有辅助作用。喉部主要位于咽下部，从会厌一直到第六颈椎，是我们呼吸时空气通过的管道，还是我们的发声器官，主要包括声门、声门上以及声门下。虽然咽和喉紧密相连，但部位一上一下，各司其职。

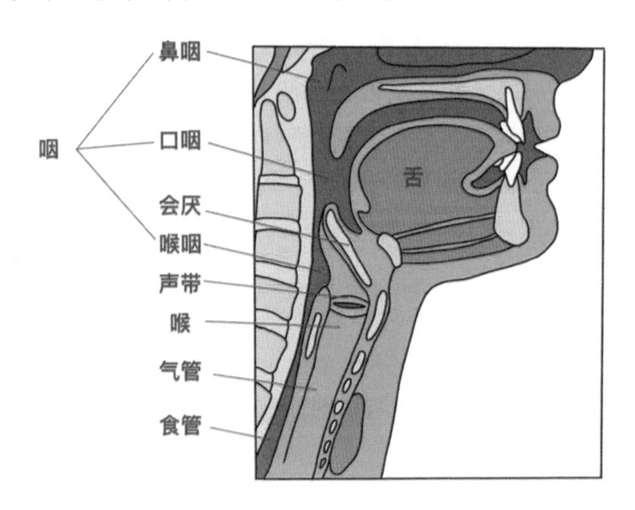

# 咽炎和喉炎，傻傻分不清楚

## 1.咽炎和喉炎的区别是什么？

咽炎和喉炎的区别主要是炎症发生的部位和症状不同。

（1）咽炎：咽部分别与鼻腔、口腔和喉互相交通，可相应分为鼻咽、口咽和喉咽三个部分。咽炎是一种咽部黏膜发生炎症的疾病，主要表现为咽部的不适，比如干燥感、灼热感、异物感、咽痛、吞咽困难、咳嗽等，还会出现耳痛，严重的患者还会出现口臭、张口困难等情况。

（2）喉炎：喉包括喉软骨、韧带、喉肌和喉黏膜。喉炎是一种喉部黏膜、黏膜下组织发生弥漫性炎症的疾病，主要症状是声音嘶哑、喉部不适、咳嗽等，可能与感染或者用声过度相关。

## 2.患上咽炎有哪些表现呢？

咽炎一般可以分为急性咽炎和慢性咽炎，急性咽炎起病急、病程短，以咽痛、咳嗽、有痰、咽部异物感、吞咽困难为主要症状，也会有全身症状。如果急性咽炎没有得到及时治疗，迁延下来会形成慢性咽炎。慢性咽炎表现为咽部异物感、烧灼感，并且还存在干咳、有痰，但没有进食和吞咽的困难。

## 3.患上喉炎有哪些表现呢？

（1）成人急性喉炎症状：表现为声音嘶哑。开始时声音粗糙、低沉，之后沙哑，严重者甚至失声。因急性喉炎时喉黏膜存在渗出性炎症，可有咳嗽、咳痰，但一般不严重。若同时存在气管、支气管炎症时，咳嗽、咳痰会加重。因急性喉炎引起的喉痛、喉部不适等症状一般不严重，不影响吞咽。急性喉炎常发生于感冒之后，可伴鼻塞、流涕、咽痛等局部症状，以及怕冷、发热、乏力等全身症状。

（2）慢性喉炎症状：一是表现为声音嘶哑，多数患者晨起时声音正常，但讲话过多后，会出现声音嘶哑，严重者甚至会出现失声的情况，停止讲话一段时间，声音嘶哑的程度可以减轻。也有的患者晨起时声音嘶哑较严重，但是说话后，声音嘶哑的程度反而逐渐减轻。二是表现为喉部不适，喉咙干涩发痒、喉部疼痛，有的患者会干咳，分泌物多为黏痰，会刺激患者不自主地清嗓子。

### 4.咽喉炎应如何治疗护理呢?

咽喉炎分急性咽喉炎和慢性咽喉炎。急性咽喉炎如果是细菌感染引起的,需要口服或者静滴抗生素。根据病情的严重程度及微生物培养结果选用敏感药物,可以辅助雾化吸入治疗,还可以适当配合一些中成药口服治疗。慢性咽喉炎首先要避免长期反复过度地用嗓,避免抽烟、喝酒与熬夜,也可以口服一些利咽、开音之类的中成药。

### 5.慢性咽炎如何预防?

(1)注意保暖,防治口鼻疾病:睡觉时房间内温度不要太低;洗澡或洗发后及时擦干身体、吹干头发;冷天早晨出门或骑车要戴口罩,使口鼻不受干冷空气的刺激。

(2)注意口腔卫生:多吃一些含维生素 C 的水果、蔬菜。早晚可用淡盐水漱口,漱口后不妨再喝一杯淡盐水,可清洁和湿润咽喉,预防细菌感染。

(3)进行饮食调养:以清淡易消化饮食为宜,多喝水。戒烟、酒,忌食辣椒、姜、芥、蒜等辛辣之物。

(4)经常开窗通风:保持空气流通。

(5)加强锻炼:多参加体育锻炼,提高身体抵抗力。

(6)其他:患者除多喝水以外,用盐水熏蒸喉咙也是缓解病情的好方法。可用一个大的碗或汤盆,多放一些煮沸盐水,张大嘴对着蒸汽吸气、呼气,每次 10～15 分钟,每天 2～3 次。

(李建新　季红　王春蕾)

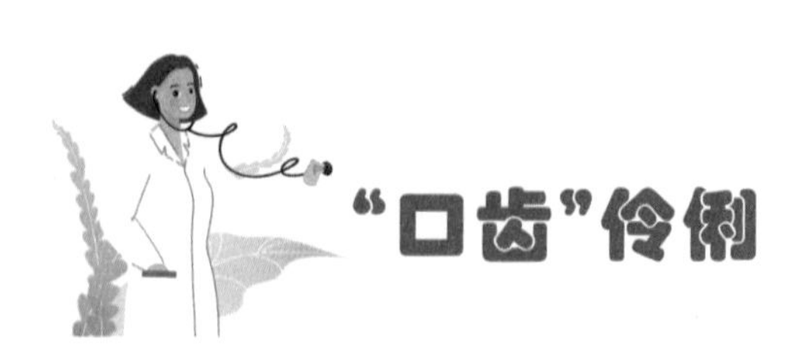

# “口齿”伶俐

有句广告语是这么说的:“牙好,胃口就好,吃嘛嘛香。”对于老年人来说,拥有一口健康的牙齿才能保证营养物质的摄入,口腔保健尤为重要。那么,怎样才能保证我们的牙齿强健,下面我们来了解一下常见的口腔疾病以及预防保健知识。

## 谈谈难缠的口腔溃疡

口腔溃疡也被称为“口疮”,是指出现在口腔内唇、上腭以及舌、颊等部位的黏膜上,呈圆形或椭圆形的疼痛溃疡点。

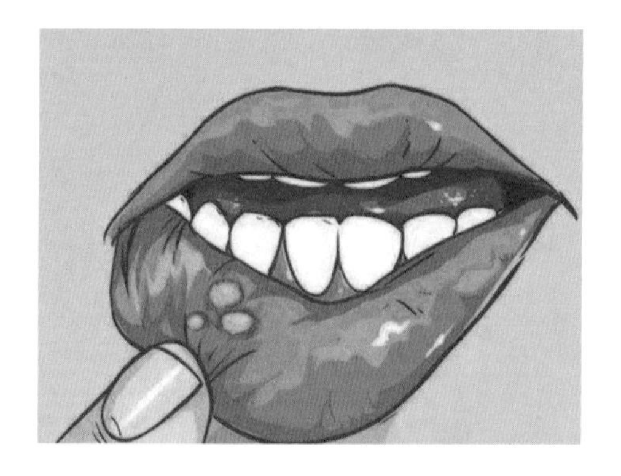

### 1.为什么会发生口腔溃疡?

口腔溃疡的致病原因尚不明确,多种因素可诱发,包括遗传因素、饮食因素、免疫因素等,且具有明显的个体差异。口腔溃疡经常或反复发作时,严重影响患者的日常生活和工作。

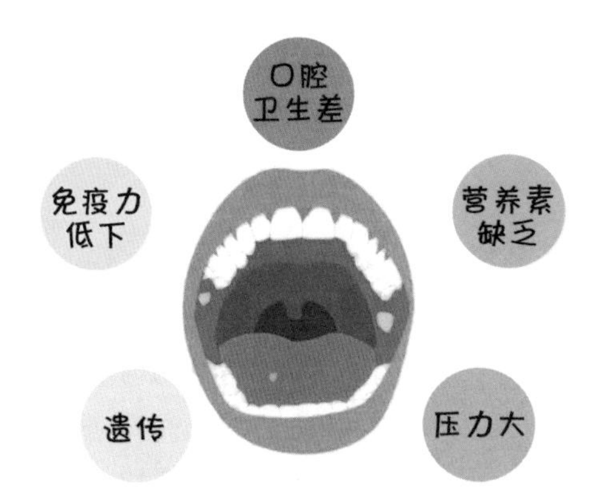


## 2.发生口腔溃疡后怎么办？

(1)口腔溃疡的发作期，患者会出现明显疼痛感。可采取局部用药，例如将利多卡因凝胶、苯佐卡因凝胶、苄达明喷雾剂等止痛药适当涂抹于溃疡面，连续涂抹 2 次，可达到暂时止痛的效果，但仅限于疼痛难忍时遵医嘱使用，以防成瘾。

(2)口腔溃疡优先选择局部用药治疗。一是消炎药物：含漱剂(氯己定含漱液等)、口含片(西地碘片)等。二是促进愈合药物：包括散剂(口腔溃疡散、冰硼散、西瓜霜)，将其涂于溃疡面或含漱使用；还有重组人表皮生长因子凝胶以及重组牛碱性成纤维细胞生长因子凝胶，将其涂于溃疡面。三是其他局部药物：康复新液，内用具有通利血脉、养阴生肌的作用，外用有治疗溃疡的作用。

口腔溃疡具有周期性、复发性和自限性(不药自愈)等特征，一般在 1 周左右便可以愈合，预后效果好，无瘢痕。

## 3.得了口腔溃疡如何进行家庭护理？

(1)掌握正确的刷牙方法：手持牙刷柄，刷毛倾斜 45°，将牙刷毛束尖端放在牙龈和牙冠交界处，顺着牙齿的方向稍微加压，刷上牙时向下刷，刷下牙时向上刷，牙的内外面和咬合面都要刷到。

(2)保证口腔卫生：早晚认真刷牙，饭后漱口。同时，每年至少需要进行 1 次口腔健康检查。

(3)适当锻炼：适当进行体育锻炼，增强自身免疫力。劳逸结合，生活作息规律，避免熬夜，舒缓压力。

(4)饮食:口腔溃疡患者需要合理控制饮食,建议多食富含矿物质和维生素的蔬菜和水果。

### 4.得了口腔溃疡饮食应该注意什么?

口腔溃疡是一种常见疾病,日常生活中可适量多吃苹果、菠菜、胡萝卜、苦瓜、草莓、橙子、柚子等富含维生素的食物,以及含有锌、铁等元素的食物。发病期间,应该选择刺激性小、细软、易咀嚼的食物,同时注意减少进食薯片、骨头、贝类、鱼等生硬或者有尖刺的食物,以免造成新的破损或者加重原来的创面。病情严重、疼痛剧烈的患者可选择半流质或者流质饮食。

饮食调理仅仅只是疾病治疗的一个环节,实际生活中每个患者的病情严重程度不一,因此如有不适,建议咨询专业医师。医生会根据患者的具体情况制定合适的治疗方案,同时给予合理的饮食建议。

### 5.如何预防口腔溃疡?

口腔溃疡是一种多发疾病,目前不能完全根治,应注重预防。在生活中,要注重口腔卫生,加强锻炼,保持心情愉悦,保持规律的进餐习惯。避免口腔局部刺激因素,避免食用过硬、尖锐和过烫食物,少吃辛辣食物,防止对黏膜造成刺激和损伤。保证良好的睡眠质量,保持乐观心态,避免焦虑、紧张等负面情绪。多食含纤维丰富的食物,保持大便通畅。

## 根管治疗:拯救"判死刑"的牙齿

"牙疼不是病,疼起来却要命",大家有没有过深夜牙疼被疼醒,坐立难安,辗转反侧,痛到怀疑人生的经历呢?这很可能是牙齿在提醒您需要做根管治疗了。

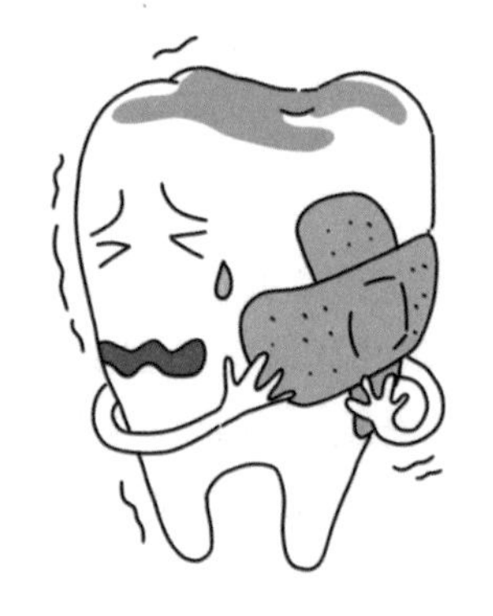

根管治疗其实就是我们常说的"杀神经",是牙髓病和根尖周病最常用的有效治疗方法。外表看似"坚强"的牙齿,其实内心也是很"脆弱"的,当牙齿发生了细菌感染,造成牙髓炎或是根尖炎,疼痛严重,常需要杀神经,再把感染的牙髓取出来,然后对根管进行清理、成形、消毒灭菌封药,等症状彻底控制之后再用人工材料把根管填充上。

### 1.根管治疗具体是如何进行的?

(1)开髓:先在牙齿上开一个直通内里、方便操作的大门。

(2)杀神经:出了问题的牙神经会在牙齿内部腐坏发酵,造成严重的感染和疼痛,需要将牙神经杀死,然后和坏死的组织一起清理出来,以消除炎症。

(3)根管填充:放入永久性消炎杀菌的药和人工材料,对根管进行严密填充。

(4)牙冠修复:最后给牙齿做一个保护套——全瓷或烤瓷牙冠,起到保护作用,同时也解决了牙齿颜色灰暗的问题,更加美观。

### 2.根管治疗需要注意哪些问题?

(1)根管治疗不是一次就可以把牙齿补上,一般需要3～5次,周期1个月左右。

(2)根管充填后可立即行复合树脂牙体修复。如需观察的患者应遵医嘱复诊。

(3)若出现轻微疼痛或有胀的感觉,一般属正常反应,症状会随时间逐渐消失。如有明显疼痛、肿胀,应及时就诊。

(4)治疗后牙体组织会变脆,应避免用患牙咬硬物。

(5)根管充填后,应观察治疗牙1～2周,如果有咬合痛、牙龈肿胀等症状应及时来院就诊;如没有不适感觉,为防止牙体崩裂,建议行牙冠修复。

## 牙齿的修复

### 1.牙齿为什么会坏?

我们的牙齿跟木头一样,年久失修不注意保养就会坏掉。我们的口腔里存在大量的细菌,食物残渣、唾液中的蛋白质等物质残留在牙齿上,使得细菌快速繁殖,如果不注意口腔卫生,久而久之,健康的牙齿就会被细菌“咬”成蛀牙,也就是医生所说的“龋齿”。

### 2.什么时候要拔掉坏死的牙?

如果发生了严重的龋齿和牙神经坏死,经根管治疗后炎症依然无法控制,那就要考虑拔牙了。因为这些牙齿疾病会引起剧烈的疼痛，影响我们的日常生活，而且受到细菌侵入的坏牙，会引起面部的感染，导致更严重的后果，所以该拔牙时要尽早拔。

### 3.哪些坏牙可以修复？修复牙齿一般有哪些方式？

不严重的龋齿以及根管治疗后症状好转的牙齿，我们可以通过“补牙”或“带牙套”进行修复，如果坏牙拔掉后，我们可以通过“固定修复”“活动义齿”“种植牙”三种方式进行修复。

（1）固定修复：当缺失牙齿之后，可以通过缺牙旁边的牙齿进行修复。这种修复体的优点是可以固定在口腔里，但是要损坏前后两颗牙齿，也就是磨小两侧的真牙，作为“桥墩”来支撑中间的假牙。

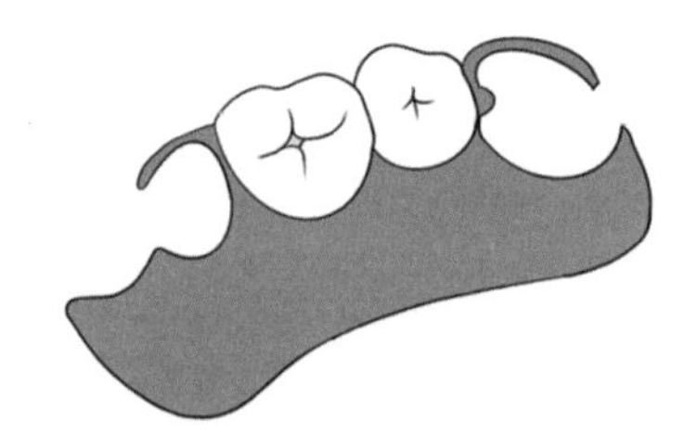

（2）活动义齿：优点是仅需要磨除少量的牙体组织，创伤小；可以摘下来清洗，易于修理和添加；适用范围广泛，从缺失一颗牙到全口牙缺失，均可采用活动义齿修复。缺点是不舒适，对发音和舒适感影响很大，影响美观，咀嚼力量不大。

（3）种植修复：在牙槽骨上植入种植体，当种植体和牙槽骨完全愈合后再进行镶牙。它稳固性好，咀嚼效率高，外形逼真、美观，对邻牙和牙龈没有损伤，是目前最好的修复方式。

### 4.活动义齿都有哪些材料？分别有什么优缺点？

活动义齿分为树脂基托、隐形义齿、钴铬钢托、纯钛支架、维他灵支架。

树脂基托是历史最悠久、最常见的活动义齿，优点是价格低，制作简单，缺点是卡环由不锈钢丝弯制，刚性差，易折断。

隐形义齿又称“弹性仿生义齿”，由美国进口材料经过高温高压精细制作而成，舒适性好，美观性好，不露金属卡环，强度高，无论折牙、摔落均不会损坏。缺点是基托容易变色，一旦损坏无法修复。

钴铬支架是铸造支架的一种，活动义齿的重要组成部分，优点是坚固、不易损坏、体积小、薄、异物感小。

纯钛支架由航空材料纯钛制作而成，有优异的理化性能，重量轻，强度高、薄、异物感小，可以用于各种修复，但价格较高。

维他灵支架的优点是弹性好、生物相容性好、更密贴、不易变形、戴入顺利。

## 5.活动义齿应如何清洗与护理?

(1)每晚用柔软的假牙刷轻轻刷牙、流水冲洗,必要时可以使用假牙清洁片加强清洗。不要用热水、普通牙膏、有机溶剂(如酒精)清洗假牙。

(2)每次吃完东西,应摘下假牙清洗,漱口,再戴上。

(3)刷牙时,可用小毛巾垫在水槽上方,万一假牙掉落,毛巾可以起到缓冲作用,避免损坏。

(4)假牙在不使用时,应完全浸泡于冷开水或假牙清洁液中,不要用热水,防止变形,也不能干燥存放。

## 6.种牙是怎么回事儿?种牙疼吗?花费是不是很高?

种牙是指将人工“牙根”植入缺失牙的“牙床”内,当“牙根”与“牙床”长牢后,再在牙根上安装一颗逼真的假牙。这样种好的牙既牢固美观,又结实耐用,从而被誉为人类的“第三副牙齿”。种植牙主要是由种植体、基台和牙冠三个部分组成。植入种植钉时需要麻醉,术后可能会有些疼,一般是可以忍受的。相对其他修复方式,种植牙修复价格要高一些。

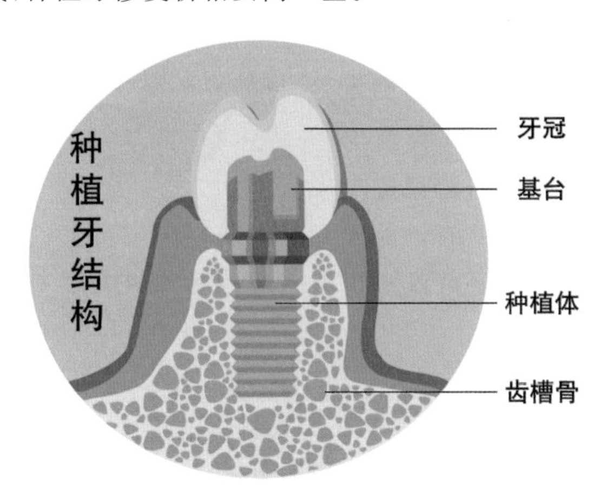

# 要命的牙疼

## 1.为什么会牙疼?

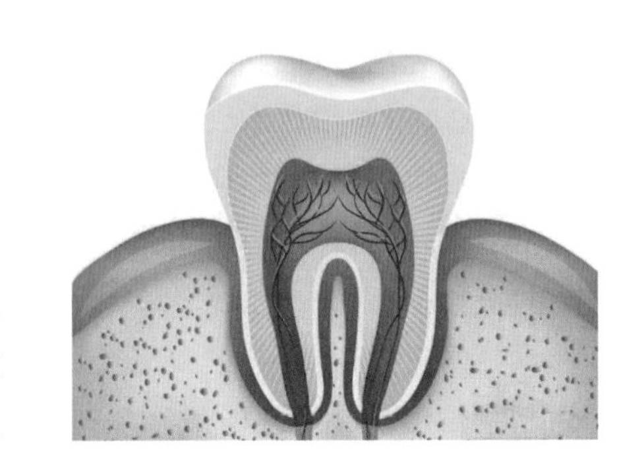

“疼起来要命”的牙疼大多由龋齿、牙外伤、牙周炎等导致的牙髓(牙神经)感染而引起。牙髓处于四壁坚硬且缺乏弹性的牙髓腔中,其血液循环只能通过细小的根尖孔,缺乏侧支循环。当发生炎症后,炎症渗出物很难流出腔体,因此髓腔内压很快增高,刺激和压迫牙髓神经,产生剧烈疼痛。

## 2.牙疼能预防吗?

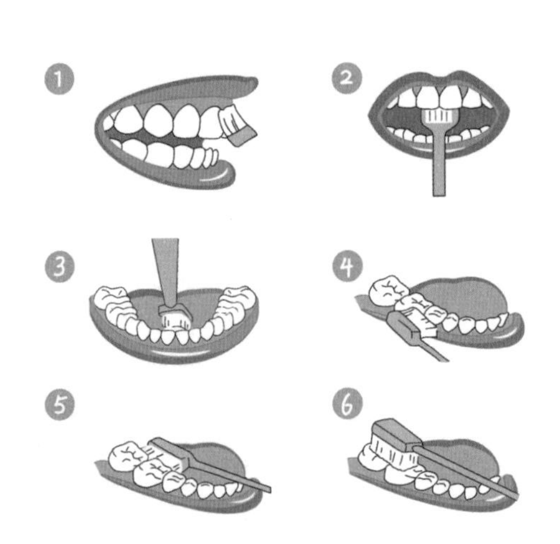


能预防。平时人们总认为牙疼是小事,等到被牙疼折磨得受不了了,才急切地四处求医。其实,早些预防,我们也许就不会这么痛苦了。日常生活中,我们要掌握正确的刷牙方法和时间(早晚刷牙,每次至少3分钟),多吃水果和蔬菜,避免过多的甜食,经常对着镜子检查自己的牙齿。这样在很大程度上就可以预防牙疼了。

## 3.得了牙疼怎么办?

医学上,疼痛分为10级,最严重的牙疼能达到9级,仅次于生孩子。相信生活中有不少人在牙疼的时候会“乱投医”吧,听信各种偏方或查询“度娘”,最后很可能不但没治好牙疼,反而引发了其他健康问题。所以牙疼发生后,最好的办法就是及时就医,进行有效治疗。

(李建新　季红　赵凤仪)

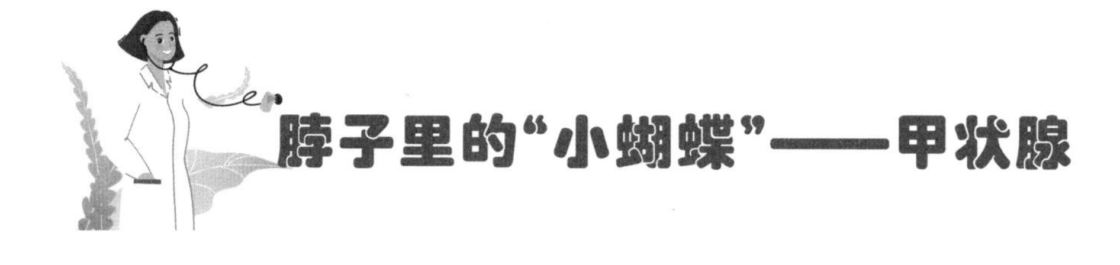

# 脖子里的“小蝴蝶”——甲状腺

国际甲状腺联盟将每年的5月25日所在的周称为“国际甲状腺知识宣传周”。截至2022年，已经有14个国际甲状腺知识宣传周了。人体的甲状腺形似蝴蝶，紧贴气管前方，掌管全身新陈代谢。甲状腺疾病并不十分可怕，保持好心态很重要，为更好地预防治疗此类疾病，让我们来了解一些甲状腺科普知识。

## 甲状腺在哪里？

甲状腺的形状像蝴蝶，大小像大拇指，摸起来质地就像嘴唇一样，位于颈部的正前方，喉结下方2～3 cm处。它分为左、右两叶，两叶之间有较窄的部分相连，叫“甲状腺峡部”。甲状腺重约25 g，吞咽时，甲状腺可随喉和气管上下移动，正常大小的甲状腺是看不到也摸不到的。如果甲状腺局部有肿大或者“疙瘩”时，用大拇指和其余四指配合放在气管两侧不动，做吞咽动作，我们就可以摸到了。

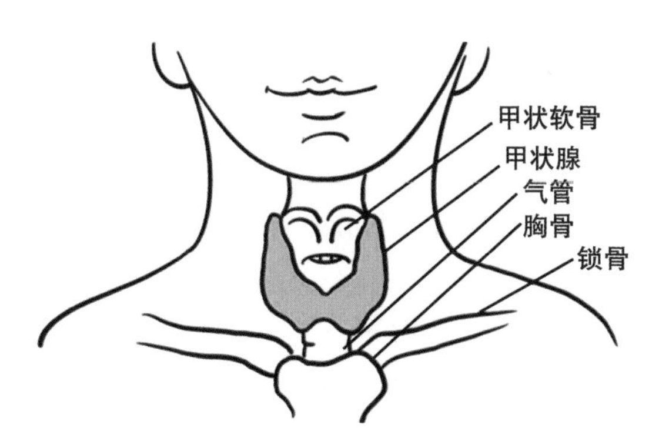

## 甲状腺有什么用?

甲状腺是人体内分泌系统很重要的一部分,没有正常运作的甲状腺,想要有健康正常的生活几乎是不可能的。甲状腺作为人体最大的内分泌腺,主要分泌甲状腺激素。甲状腺激素的作用主要包括三个方面:①促进生长发育,在婴儿时期尤为明显,主要促进骨骼、脑和生殖器官的生长发育;②维持机体的新陈代谢,保持人体的活力,保证各个器官系统的正常运行;③提高中枢神经系统的兴奋性,如果出现甲状腺功能亢进,可以表现为容易激动、心率加快、兴奋等;相反,如果甲状腺功能减退,则出现萎靡不振、嗜睡等。

## 甲状腺结节是怎么回事儿?如何预防甲状腺疾病?

随着甲状腺体检的普及,越来越多的人在体检时查出了甲状腺结节,让许多人"谈结色变"。甲状腺结节顾名思义,是指在甲状腺内的肿块,可分为囊性结节、增生性结节、炎性结节及肿瘤性结节,临床表现为甲状腺肿大。甲状腺结节有良性和恶性之分,结节并不等同于癌,只有5%~15%的甲状腺结节才是恶性肿瘤,其余的结节有可能是囊肿、炎症、退行性变以及良性肿瘤等。

甲状腺疾病可以通过饮食护理、日常护理、定期体检等方式来预防。

(1)饮食护理:饮食上不要盲目追求补碘,只需要在平时吃一些含碘的食物即可,比如海带、紫菜、龙虾等。另外,要注意荤素搭配,清淡饮食,不过量吃高油、高糖的食物,避免给肠胃造成负担。

(2)日常护理:保持健康的生活方式,早睡早起、不熬夜,避免因熬夜而导致身体抵抗力下降,同时积极锻炼身体,提高身体免疫力,从而预防甲状腺疾病。

(3)定期体检:患者应定期体检,如果发现自己颈部甲状腺区增大或者有包块,或出现体重减轻、情绪暴躁等症状,应尽快去医院就诊,以早诊断、早治疗。

## 沉默的健康杀手——甲减

"甲减"是甲状腺功能减退的简称,它的症状包括乏力、嗜睡、水肿、精神状态较差、记忆力减退、掉发等,此外,它也可能引起月经紊乱、闭经等。由于甲减的症状较多,且无特异性,所以需根据检查进行判断。

需要特别注意的是，甲减还会导致高血脂，引发动脉粥样硬化，招来各种心脑血管疾病，像心梗、脑梗和脑出血等这些要命的“狠角色”。

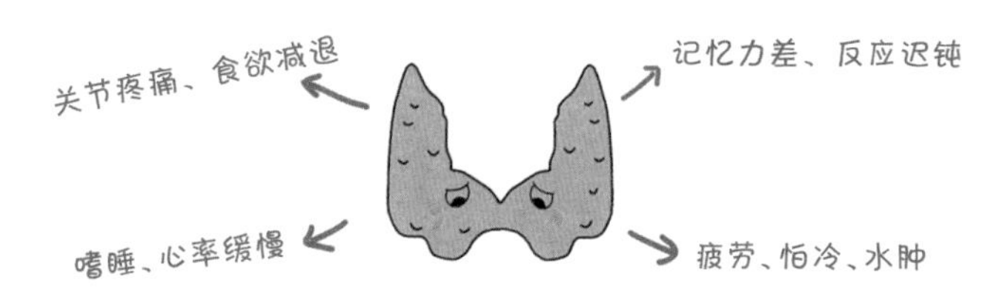


## 1.为什么会得甲减？

(1)碘是合成甲状腺激素的重要原料，人体摄入碘过少会降低甲状腺素的产量，引起甲减。

(2)如果人体免疫系统出错，整天把甲状腺当“坏人”攻打，或者流感病毒，腮腺炎病毒等“溜”到甲状腺，引起甲状腺发炎，又或者做过甲状腺切除手术，还有环境污染等都能使甲状腺受损，甲状腺素的产量降低，甲减在所难免。

(3)垂体功能低下，不能精准检测血液中的甲状腺素含量，不能分泌足够多的促甲状腺激素(TSH)，甲减就乘虚而来了。

(4)长期压力过大，精神紧张，也会扰乱激素分泌，搞出甲减。

## 2.怀疑甲减要做哪些检查？

是不是甲减，抽个血就知道了，主要看 T3、T4、TSH 的含量。虽然 T3、T4 都是甲状腺素的主要产物，但其中 90%都是 T4，只要化验单上的 T4 项出现向下箭头，表示 T4 含量不足，甲减基本就没跑了。再看 TSH，如果 T3、T4 正常，但 TSH 增高，这种情况称为“亚临床甲减”，在不久的将来就会发展成为甲减。

## 3.甲减如何治疗？

(1)替代疗法：此病的主要原因是体内缺乏甲状腺激素，因此可以使用激素的替代疗法，临床上使用的制剂是左甲状腺素(优甲乐)。

(2)治疗病因：如果患者有可以消除的病因，应该治疗病因。在甲减的治疗中，治疗原发病是关键。

(3)中医治疗：中医治疗甲减主要通过舒筋活血来达到目的，这是甲状腺功能减退的常用治疗方法之一。但是中医的方法并不能够外源性地补充甲状腺激素，也无法使被破坏的甲状腺恢复到正常状态。

### 4.甲减需要终身用药吗?

甲减患者大多数需要终身服药，因为甲减大多数是由桥本氏甲状腺炎、核素碘-131以及甲状腺手术等原因造成的，这种甲减都需要终身替代治疗。地方性甲状腺肿伴甲减患者，也需要终身服用左甲状腺激素(优甲乐)替代治疗。

### 5.服用优甲乐应注意什么?

优甲乐应当在早饭前空腹服用，如果需要服用其他药物应当间隔开，间隔期为0.5～1小时；禁止与浓茶、咖啡等一起服用；最重要的是遵医嘱服药，不要擅自增加或者减少药量，更不能擅自停药，否则影响治疗效果，不利于疾病恢复。

### 6.得了甲减，饮食应注意什么?

如果是单纯缺碘引起的甲减，可以通过补碘来进行调理。但如果是桥本氏甲状腺炎引起的甲减，高碘饮食则会激活自身免疫机制导致甲状腺炎加重，进而破坏甲状腺组织，此时需要忌食碘。

甲减患者处于低代谢状态，胆固醇的分解会减慢，体内水钠潴留易引起水肿，平时饮食上尽量少吃油腻的食物以及动物的内脏。同时，甲减患者体内的铁剂、叶酸、维生素 $B_{12}$ 均会减少，容易出现贫血，往往需补充蛋白质、钙、维生素和叶酸，因此应多吃蛋类、奶制品、鱼、新鲜蔬菜、水果等。

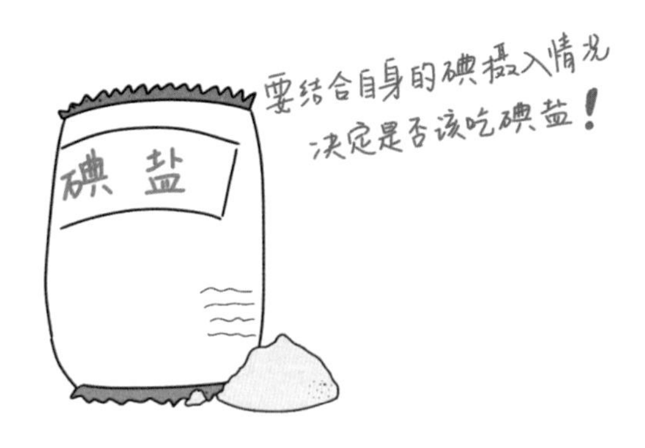

# 当“蝴蝶”猛烈扇动翅膀——甲亢

“甲亢”是甲状腺功能亢进的简称，通常是指甲状腺腺体本身产生的甲状腺激素过多，而引起的以神经、循环、消化等系统兴奋性增高和代谢亢进为主要表现的一组临床综合征，主要病因包括甲状腺肿大、甲状腺瘤等甲状腺病变。

## 1.甲亢的具体表现是什么?

甲亢的主要症状为易激动、烦躁、失眠、心悸、乏力、怕热、多汗、消瘦、食欲增加、大便次数增多甚至发生腹泻，女性可能会出现月经稀少等症状，部分患者会伴有眼球轻度突出、眼裂增宽等眼部症状。随着病情发展可能会出现甲状腺危象，表现为高热、大汗、心动过速、烦躁、焦虑不安、谵妄、恶心、呕吐、腹泻，严重者可能发生心衰、休克以及昏迷。

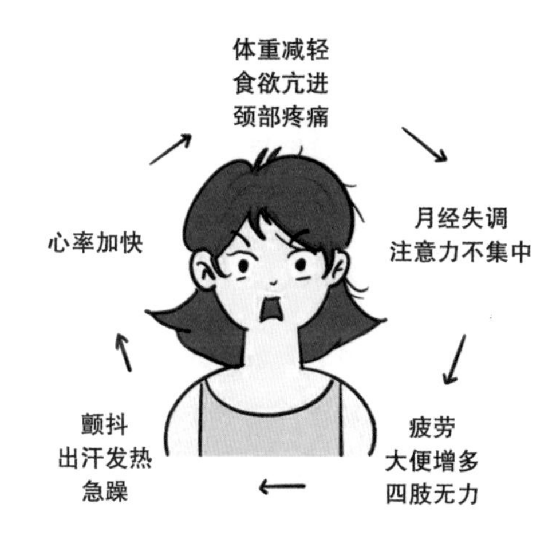


## 2.如何治疗甲亢?

甲亢患者可以考虑使用抗甲状腺药物治疗，如甲巯咪唑、丙硫氧嘧啶等药物或放射碘治疗。甲亢患者如果有明显甲状腺肿大，必要时可以在医生的建议下进行手术治疗，切除部分甲状腺，减少甲状腺素的生成来缓解症状，但术后易并发甲减。

值得注意的是，放射性碘治疗所使用的碘-131是一种放射源，会对家人造成不良影响。在做了这种治疗以后，患者最好单独居住，一周之内尽量不要与他人密切接触，避免接触婴幼儿，与正常成人接触时也要保持1～2 m的距离。一定要注意休息，多吃新鲜的蔬菜和水果；多喝水，多排尿，冲厕所时一定要多冲几次，这样可以防止尿液中的碘-131残留在马桶中，造成辐射。

## 3.得了甲亢，饮食应注意什么?

甲亢是一种高代谢疾病，一般而言，会导致身体消耗过大而引起营养缺乏，故需补充相应营养物质，同时，应尽可能少食用含碘及辛辣食物。具体的饮食原则如下：

(1)保证热量供应：应避免一次性摄入过多食物，除每日三餐外，可适当增加 2～3 餐，通常每天 5～6 餐。

(2)增加蛋白质供给：甲亢可导致蛋白质分解增加，因此需增加蛋白质供给，因动物蛋白有刺激兴奋作用，故以补充大豆等植物蛋白为主。

(3)增加维生素供给：多食用含维生素 $B_1$、维生素 $B_2$ 及维生素 C 丰富的食物（如新鲜绿叶蔬菜），适当食用动物内脏，必要时可补充维生素制剂。

(4)补充矿物质：适当增加矿物质（如钾、钙、磷等）的摄入，尤其是伴有腹泻的患者。

(5)限制膳食纤维：甲亢患者胃肠蠕动增强，常伴有排便次数增多或腹泻，所以对富含膳食纤维的食物应加以限制。

(6)低碘食物和药物：碘是合成甲状腺激素的原料，因此应减少食用含碘高的食物如紫菜、海鱼、海带、发菜、虾皮等，尽量避免使用某些含碘药物如胺碘酮等，含碘造影剂也应慎用。

(7)减少食用辛辣刺激的食物，如辣椒、姜、葱、蒜等。

## 4.甲亢出现眼睛突出时如何护理？

(1)注意眼睛的休息，避免在光线条件差的情况下阅读和长时间使用眼睛。

(2)注意保护眼睛的角膜和球结膜，白天可以戴上黑色或茶色眼镜以防止灰尘和阳光的刺激，晚上睡觉时，如果眼睛不能闭合，可涂抹一些眼膏或用无菌生理盐水纱布覆盖以防止角膜干燥，预防角膜溃疡、感染的发生。

(3)甲亢突眼复视严重的患者可以使用单侧眼罩减轻复视，每天做眼球运动以锻炼眼肌，改善眼肌功能，但是眼睛尽量避免向上凝视，以免加剧眼球突出和诱发斜视。

(4)饮食上注意清淡，限制水盐的摄入，以免加重眼球突出。

(5)睡眠时枕头垫高些。这样可缓解因静脉回流受阻造成的眶压增高，减轻眼部症状。

(6)定期做眼科角膜检查以预防角膜溃疡。

(7)严格戒烟。大量研究显示，吸烟可明显加重眼病病情。

(8)眼外肌受累时，最好遮盖一只眼，以缓解复视症状。因为此时患者会出现因视物成双造成的头痛、行动不便。

(9)甲亢突眼患者多数存在视力下降和看事物重影的情况，应预防跌倒和伤害事件的发生。

## “好癌”——甲状腺癌

在我国，甲状腺癌患者越来越多，多数患者会选择及时手术切除癌肿。研究者发现，甲状腺癌整体而言预后很好，生存率比较高，数据表明，乳头状癌、滤泡癌、髓样癌的10年生存率分别为93%、85%、76%。总体来说，甲状腺癌对人体的风险和危害比较低，所以不管是专业人士还是普通大众都将甲状腺癌称为“好癌”。

### 1.甲状腺癌的表现有哪些？

早期甲状腺癌的患者无明显症状，但随着病情发展、肿瘤增大，患者可触摸到颈部肿块，质地较硬，表面不平，一般不会感到疼痛，活动范围局限，有时为耳部疼痛。如果气管或食管受压则会引起呼吸困难或吞咽困难。当肿瘤压迫或侵犯喉返神经会发生声音嘶哑。肿瘤转移可以导致颈部局部淋巴结肿大、胸闷气短等。

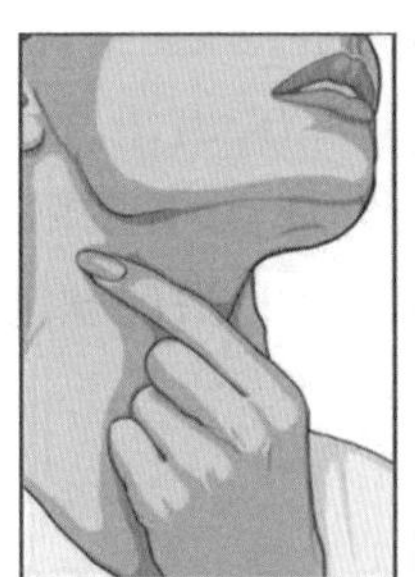

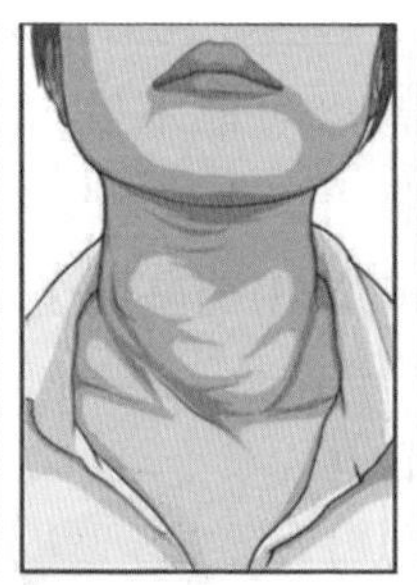

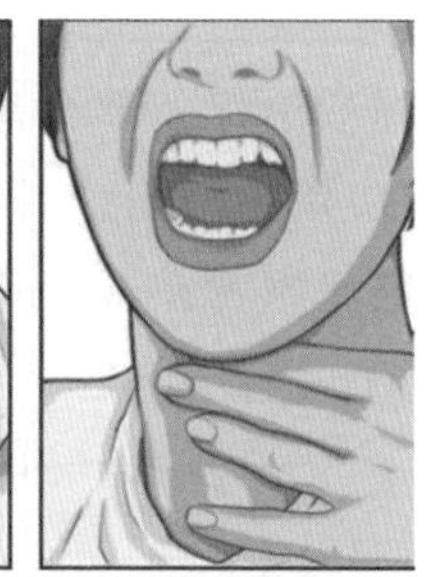

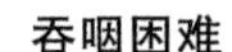

吞咽困难　　颈部肿块　　声音嘶哑

### 2.为什么会得甲状腺癌？

虽然本病病因不明确，但研究者认为，可能与碘摄入、辐射、性别、遗传、家族史有关。甲状腺滤泡状癌常见于饮食中缺碘的地区，高碘饮食可能与甲状腺乳头状癌的发生相关；而辐射暴露，尤其是儿童时期的辐射暴露，会增加风险，包括X线、CT、放射治疗；甲状腺癌在女性的发病率几乎是男性的3倍；如果家族中父母或兄弟姐妹患过甲状腺癌，本病的发生风险也会更高。

### 3.如何早期发现甲状腺癌?

甲状腺癌早期不会有明显的表现，临床经验告诉我们，定期体检及超声检查是早期发现甲状腺癌的不二法宝。当超声检查发现实性结节、结节钙化等情况时要高度怀疑甲状腺癌，应进一步行彩超引导下穿刺等细致检查，早期诊治。

### 4.甲状腺癌的治疗方法有哪些?

甲状腺癌增长速度相对缓慢，因此预后较好，有以下几种治疗方法：

(1)手术治疗：除未分化癌外，一般甲状腺癌确诊后均建议手术治疗。但是，小于 5 mm 的微小癌，且位于腺体内，同时没有颈部淋巴结转移等危险因素，此类患者如果不愿意手术也可以考虑密切动态观察；对于不能耐受麻醉、心肺功能有异常、高龄或患有其他严重疾病的患者也可暂时不做手术。

(2)放射碘治疗：碘-131 辅助治疗的目的在于破坏未被影像学证实的分化型甲状腺癌病灶，从而降低疾病特异性复发和死亡风险。因此可以根据肿瘤大小、手术彻底性、肿瘤与周围组织侵犯关系、淋巴结转移情况行碘-131 辅助治疗。

(3)内分泌治疗：因甲状腺癌术后可出现甲状腺功能低下，应及时口服补充甲状腺素。

(4)中医治疗：临床上根据甲状腺癌患者疾病情况、体质情况以及表现症状进行中药配伍加减治疗。部分患者可能术后出现无力、出汗、术后睡眠差或大便不调，这时可应用中医治疗，针对以上症状进行调理，恢复阴阳平衡。对于较为严重的甲状腺癌患者在辨证论治用药基础上，可适当搭配软坚散结药物，预防复发与转移。

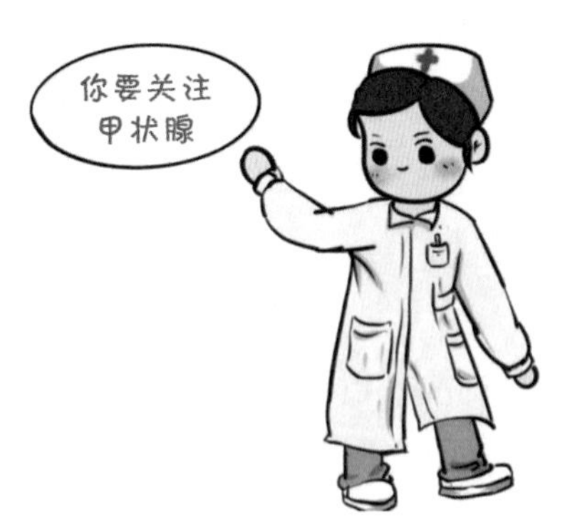


(袁越　季红　姚晨丝雨)

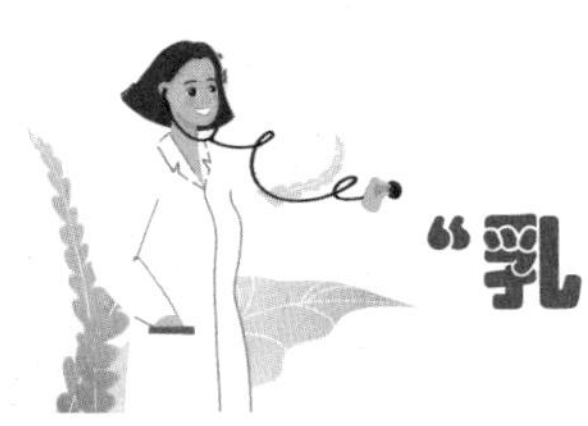

# “乳”此美丽

从天真烂漫的女孩到风姿绰约的女人，再到温柔贤惠的妻子，乳房见证着女性角色的改变，展现了女性的自信与美丽。然而到目前为止，我国许多女性的乳房正遭受着“粉红杀手”的危害，关注女性乳房健康行动迫在眉睫。

## 乳房形态各不相同

### 1.正常乳房的外部形态是怎样的?

乳房的外形因种族、遗传、年龄、运动、佩戴胸罩、营养状况、胖瘦、乳房内脂肪含量、孕育、哺乳等因素影响而有很大差异。根据乳房基底横径、乳房高度、乳房下垂程度，可将乳房外形分为6型。

A.扁平形；B.下垂形；C.鸟嘴形；D.半球形；E.水滴形；F.圆锥形。

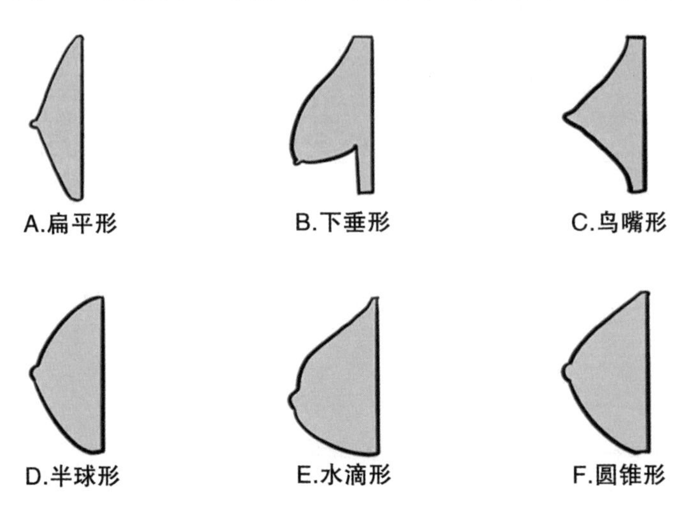

### 2.绝经后乳房形态会有什么变化?

大部分女性在绝经后乳房会变小。绝经是卵巢功能衰退的一种表现,绝经后乳房缺乏雌性激素的刺激而逐渐萎缩,腺体逐渐退化,乳房体积变小、松弛下垂、皮肤褶皱增多。但也有些肥胖的女性,乳房体积反而增大,这是因为腺体被过多的脂肪组织所代替。

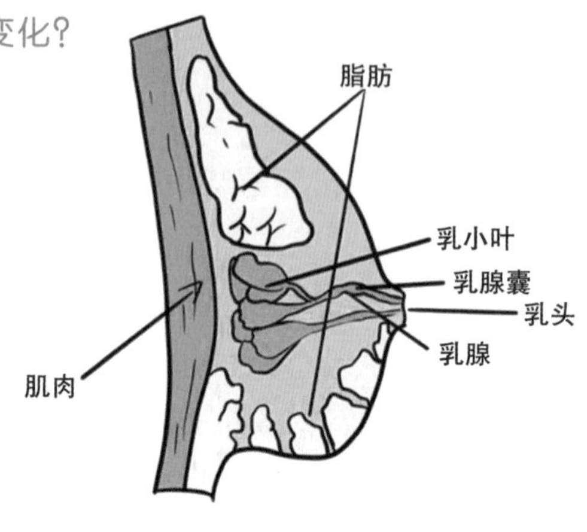


### 3.乳房哪些形态改变要密切关注?

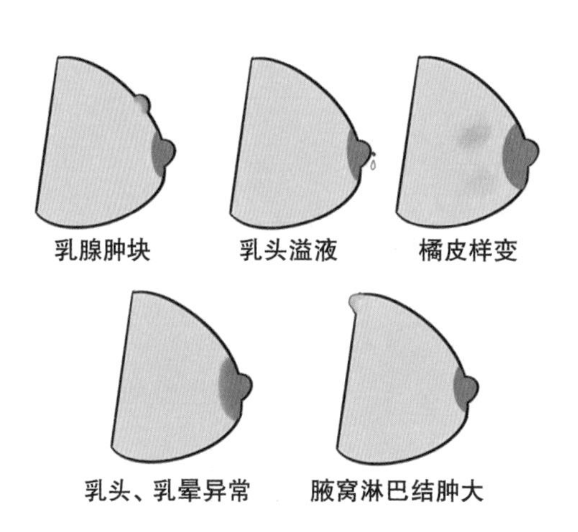


健康的乳房,应是位置对称,大小一致,乳头没有异常分泌物,没有肿块,皮肤紧绷。出现以下 12 种形态改变时,可能预示某些疾病,应尽早到医院进行检查,做到早发现、早诊断、早治疗:①发红发热;②乳头内陷;③皮肤溃烂;④肿块;⑤乳头溢液;⑥小凹点;⑦深部硬结;⑧橘皮样改变;⑨不对称;⑩静脉显现;⑪硬化;⑫局部凹陷。

## 乳房疼痛莫惊慌,找准病因很重要

### 1.什么情况下乳房会发生疼痛?

乳房疼痛可以分为周期性疼痛和非周期性疼痛。

周期性疼痛与女性的生理周期有关,多见于年轻女性或围绝经期的女性。非周期性疼痛的发生往往与月经周期无关,为锐痛、烧灼痛等,多见于绝经后的女性，常发生于一侧乳房。

### 2.为什么绝经后乳房会疼痛呢？

正常情况下，绝经后雌性激素水平降低，不应有乳房胀痛。如果出现卵巢的生殖细胞肿瘤或出现了乳腺本身的疾病，则可能出现乳腺胀痛，需要及时到正规医院进行性激素检查或B超检查，以便及时明确病因。

### 3.乳房疼痛该如何预防呢？

(1)良好的生活习惯是乳房健康的重要保证，如适当运动，睡眠充足，避免熬夜等。

(2)调整心情，舒畅的心情、乐观的情绪是防御乳腺增生最好的武器。

(3)健康饮食，避免食用三高食物(高热量、高脂肪、高咖啡因)，不服用含激素的营养品(蜂胶、蜂王浆、花粉等)。

(4)不佩戴过紧或有隆胸效果的文胸。

(5)定期检查，对于一般人群应6～12个月做一次乳腺检查；对于乳房疼痛明显、乳房发现有结节或有乳腺癌家族史的女性，应3～6个月检查一次乳腺。

## 乳腺有肿块就一定大事不好吗？

### 1.发现乳腺肿块怎么办？

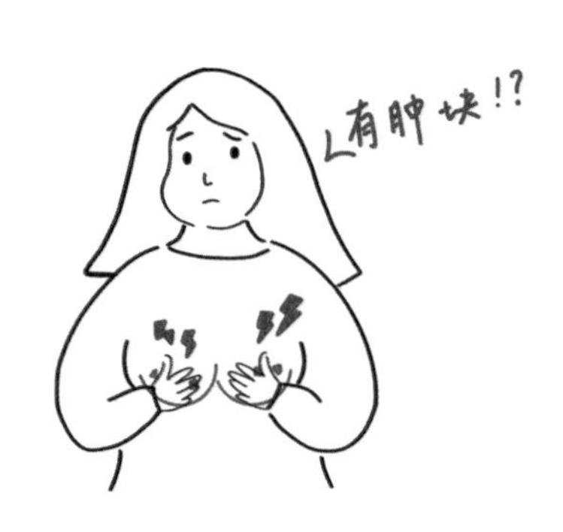


发现乳腺肿块，首先一定不要惊慌，最正确的做法就是去正规医院的乳腺科，找到专业医生，借助影像学检查进行判断。对于乳腺肿块，常用的检查方法有彩超、钼靶、增强核磁等。

### 2.乳房肿块就是乳腺癌吗？

乳腺癌最主要的临床表现就是无痛性乳房肿物，但大多数乳腺肿块为良性肿瘤，数据表明90%以上的乳腺肿物(特别是35岁以下的女性)为乳腺纤维瘤、良性结节、皮下脂肪瘤及炎性包块，因此并不是所有的乳房肿块都是乳腺癌。发现乳房肿块之后需要去找医生做相关的检查以确定肿块性质，千万不能自己瞎猜想，焦虑不安反而得不偿失。

## 乳房自检，告别癌症

### 1.老年女性乳房保健应注意什么？

（1）调节内分泌，延缓生理性衰老。可以通过合理的膳食来进行调节，多吃一些对乳房健康有益的食物。

（2）保持良好的生活习惯。少吃含高脂肪的食物，不吸烟、不酗酒，生活有规律，保持愉快的心情。加强身体锻炼，尽量避免身体发胖，保持良好的体形。

（3）把预防乳腺癌作为保健的重点。老年女性朋友的主要乳腺疾病就是乳腺癌，一旦乳房有异常症状，且暂时不能确诊时，应每月去医院复查一次，最长间隔不宜超过 3 个月，以免延误诊治。

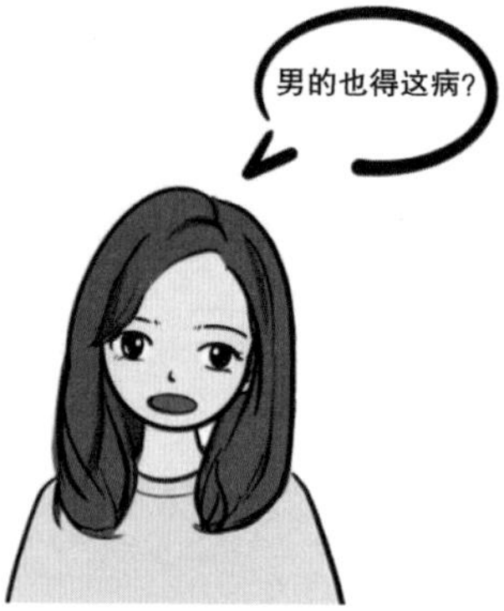

### 2.只有女人才得乳腺癌吗？

当然不是，男性也有可能得乳腺癌。男性乳腺癌可能是由于内分泌失调、接触放射性物质、饮食异常等原因引起的。

### 3.为什么老年女性容易得乳腺癌？

在我国，乳腺癌第一个发病高峰年龄段是 45～50 岁，第二个高峰是 60～65 岁。老年乳腺癌的发病原因目前尚不明确，它是个与多因素相关的疾病。可能与以下因素相关：

（1）遗传性因素：对于有家族史的患者，其亲代和子代乳腺癌的发病率也相应地提高。

（2）饮食因素：由于平时喜爱进食辛辣刺激、油炸烧烤和腌制食品，容易造成患者体内代谢发生紊乱，加上食物的刺激，激素水平发生变化，从而容易导致乳腺癌的发生。

（3）孕激素和雌激素等性激素功能水平紊乱：老年女性由于绝经，以及老年性的生殖系统的退化，可导致体内相关性激素水平发生明显改变，此时容易导致乳腺内乳管以及腺体组织发生病变，从而诱发乳腺癌。

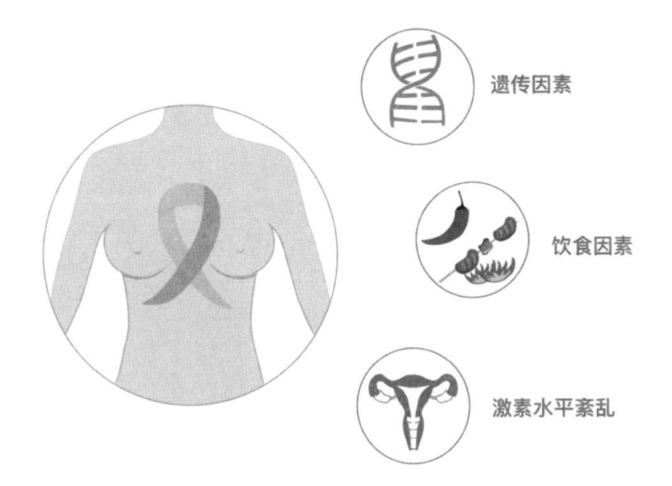


## 4.乳腺癌高危人群应注意什么？

(1)要建立良好的生活习惯，调整好生活节奏，保持心情舒畅。

(2)要坚持体育锻炼，积极参加社交活动，避免和减少精神心理紧张因素。

(3)要养成良好的饮食习惯。

(4)要积极治疗原本的乳腺疾病。

(5)不要乱用外源性雌激素，必要时，在专业医生指导下使用。

(6)要掌握乳腺自我检查的方法，养成定期自查的习惯，平时积极参加体检，参加乳腺癌的筛查，防患于未然。

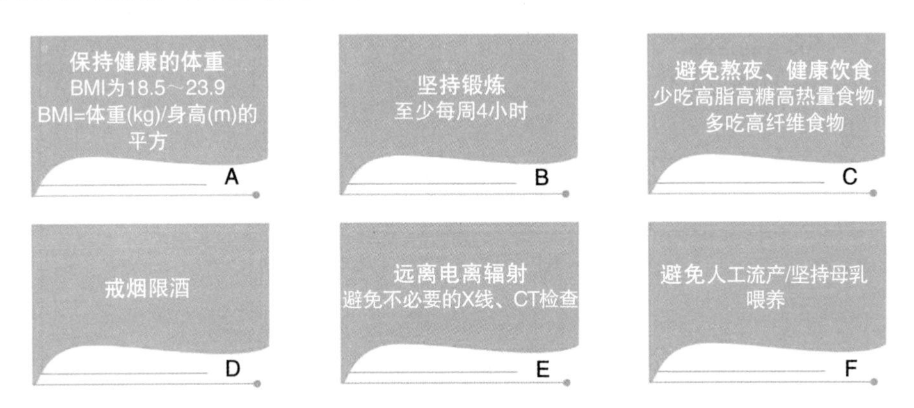


## 5.如何早期发现乳腺癌？

(1)首先学会识别乳腺癌的早期症状：乳腺癌早期症状不明显，初期常表现为患侧乳房出现单发、无痛性，并呈进行性长大的肿块，肿块常常位于乳房外上象限，而乳头、乳晕区和内上象限此时都无明显临床症状，往往是患者于洗澡、更衣时无意发现。

乳腺癌的常见症状包括下图中的几种：

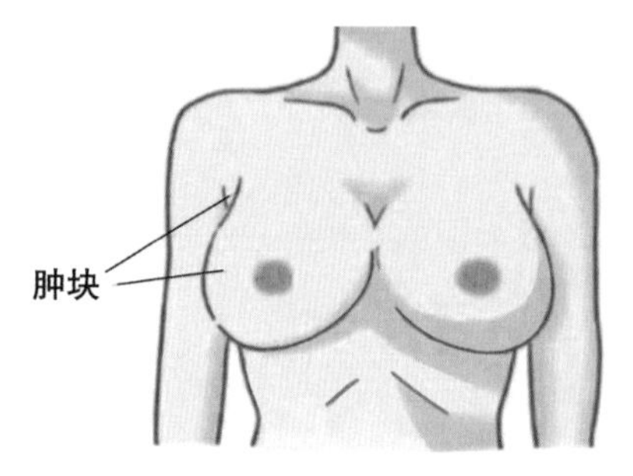


1.乳房或腋下皮肤有肿块

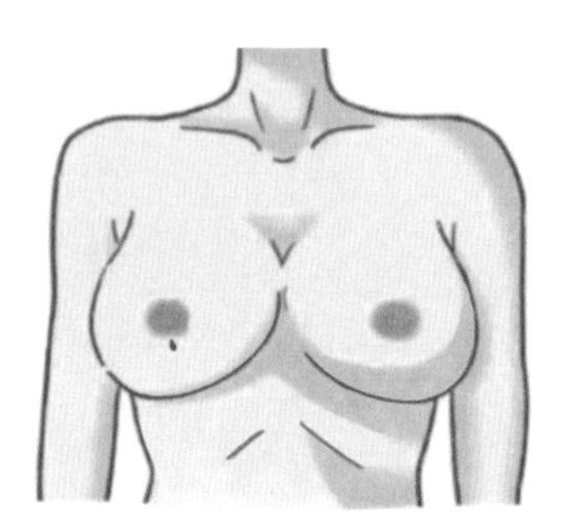

2.乳头有血性分泌物

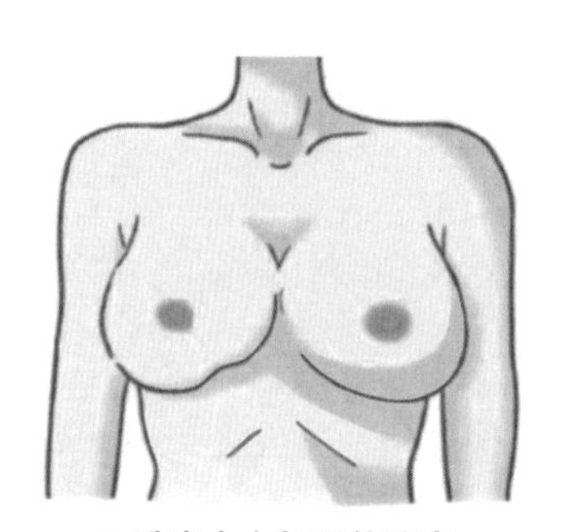

3.乳房大小与形状改变

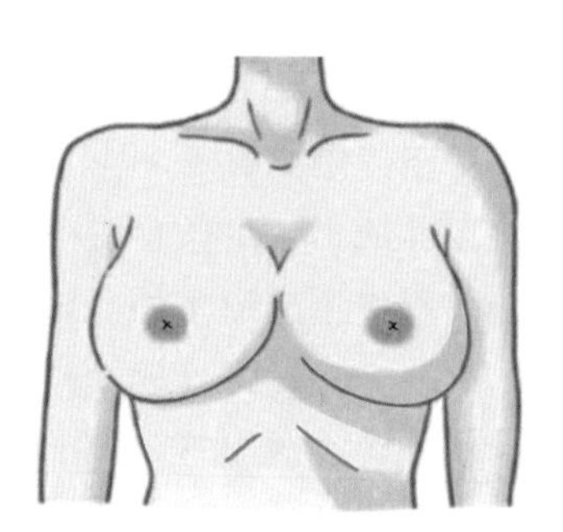

4.乳头回缩

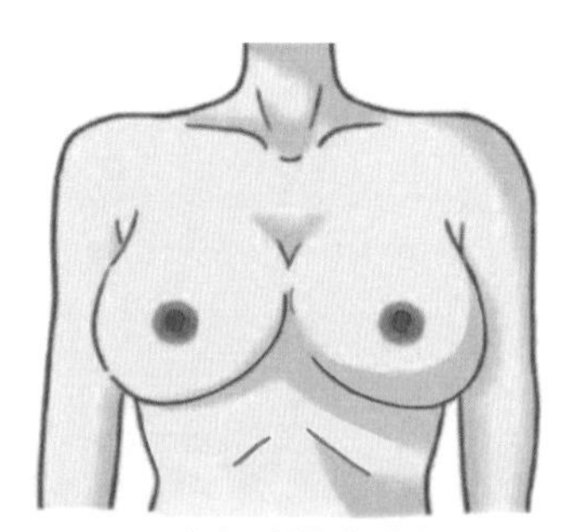

5.乳房/乳晕或乳头
皮肤颜色改变

(2)其次掌握乳房自检的方法：

一看：检查乳头是否回缩和偏移，乳房皮肤有无酒窝征(早期表现)、橘皮样外观(晚期表现)。

1.脱去上衣，在镜前观察乳房有没有异常变化及与上次检查相比有无异常之处

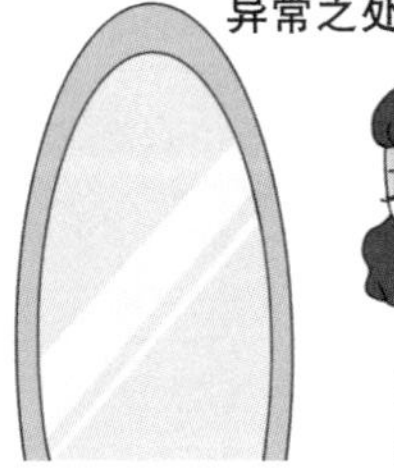

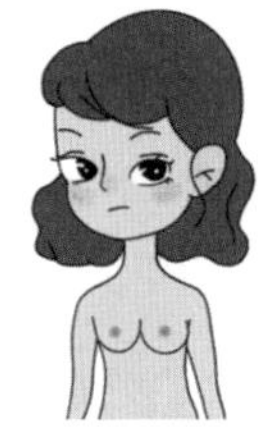

2.双手紧按髋部，令胸肌松弛，细心观察

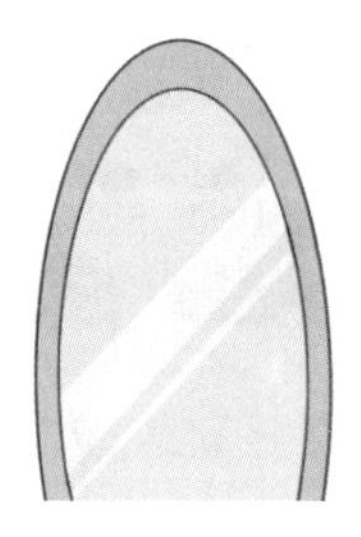

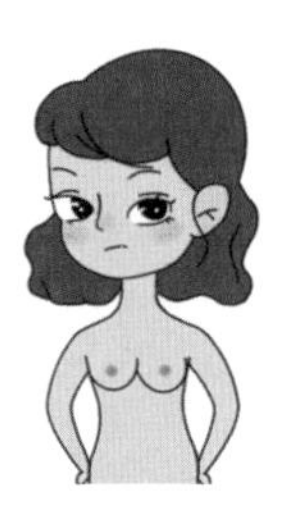

3.双臂上举，再重复观察如上

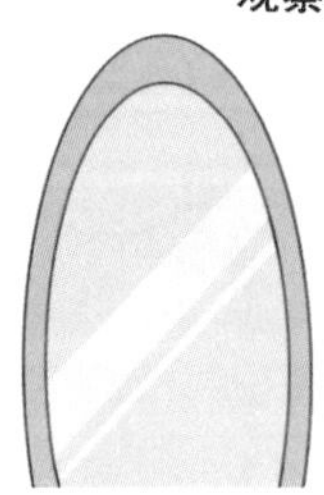

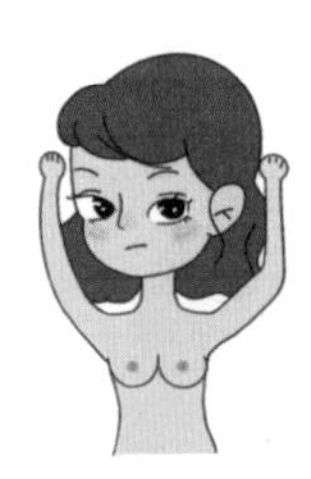

二摸：坐位或仰卧，五指并拢用手指掌面及手掌前半部分平放于乳房上触摸（不要抓捏乳房，防止把乳腺小叶误认为肿块）。检查乳房内有无肿块及压痛，以及肿块大小、形状、质地、表面状态、活动度、边界是否清楚。

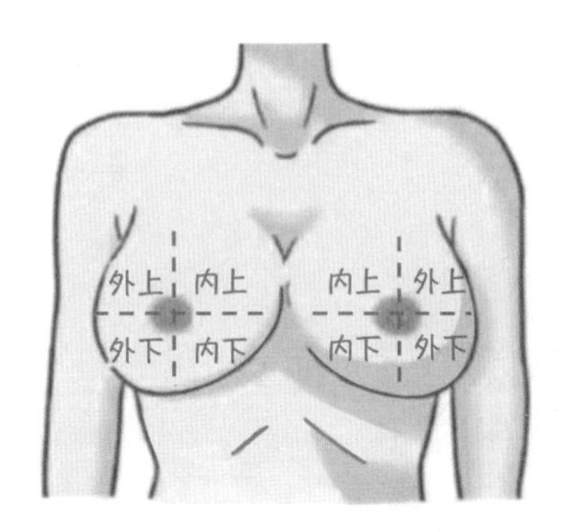


1.仰卧在较硬的床上，在想象中将乳房分为四个部分，开始用手按摩，注意是否有肿块

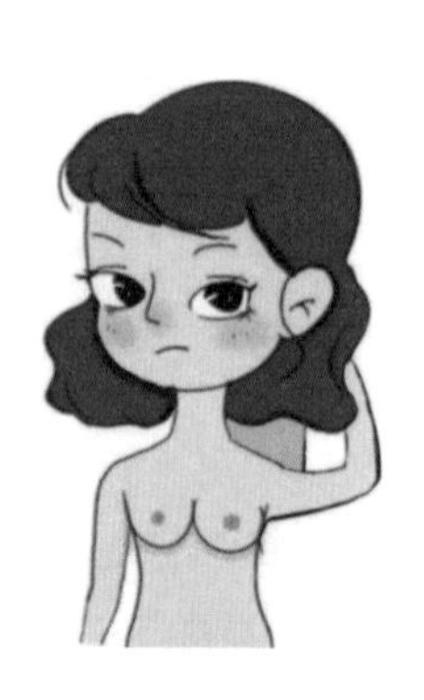
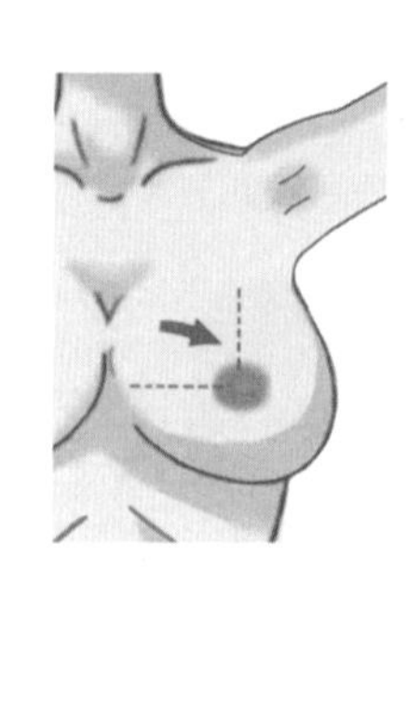

2.仰卧并在左肩下垫一个小枕，左手置于头下，右手手指靠拢伸平，在左乳的内上方做平压按摩，由胸骨向外至乳头并检查乳头四周

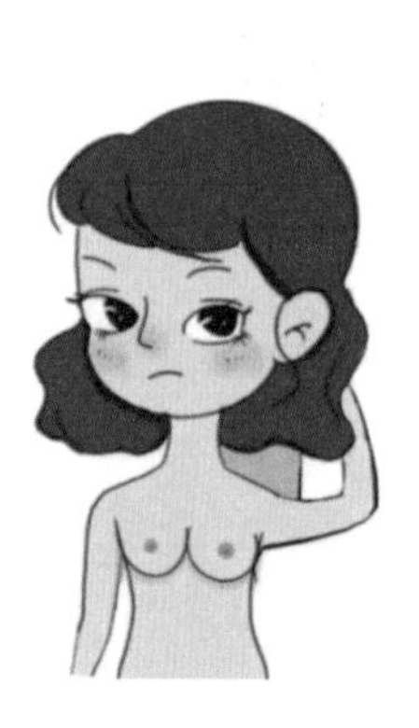
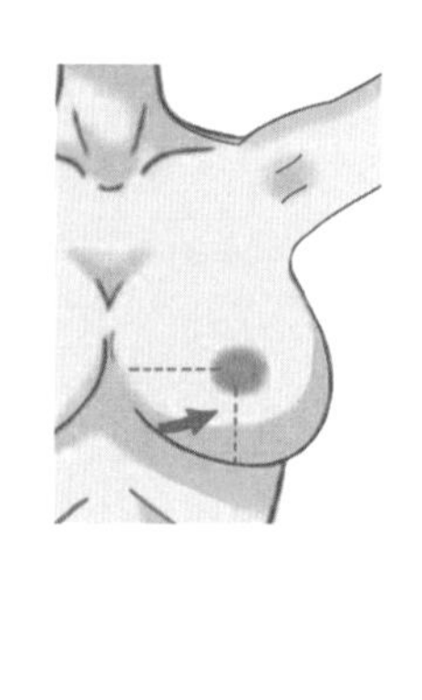

3.以同样的手法检查左乳房的内下方，在此处会偶然触摸到条状坚实的肋骨或肌肉，请勿惊慌，这是正常的

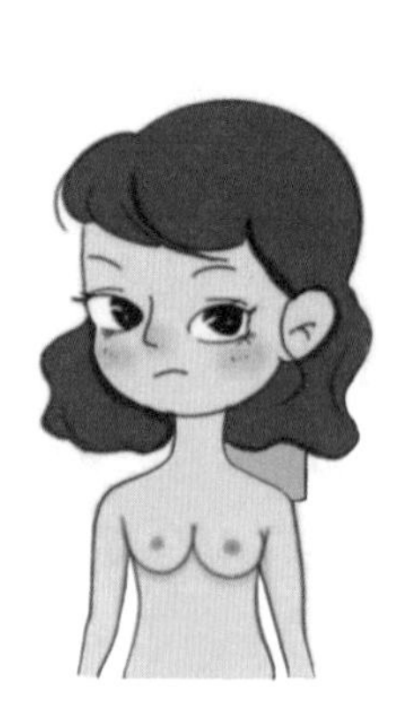
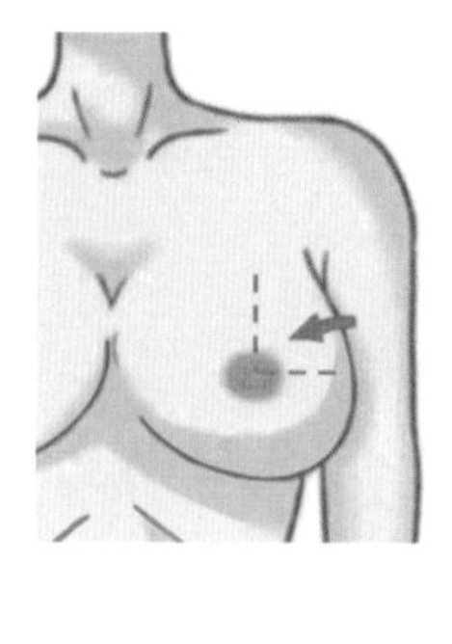

4.将左手放下，靠拢身体，用同样的方法检查左乳房的外上方，由左乳房外侧向内直至乳头

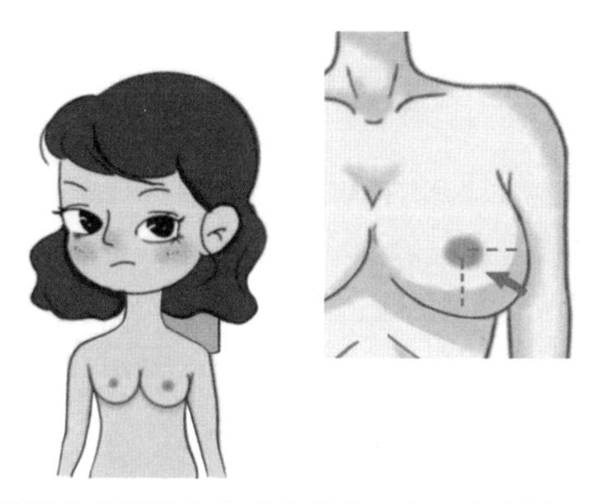

5.用同样的方法再检查左乳房的外下方，由外侧向内直至乳头

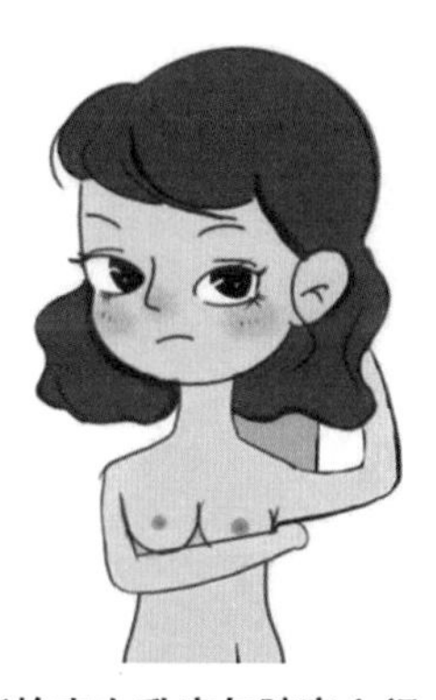

6.用伸平的手指检查左乳房与腋窝之间，最后检查左腋窝

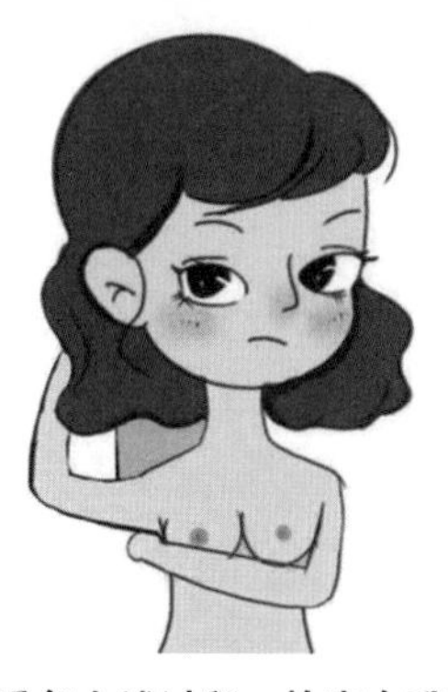

7.重复上述过程，检查右乳房

三挤：非哺乳期内，双手合拢，环握乳房，用掌根适当用力挤压，检查乳头有无液体溢出及液体的性质。

### 6.乳腺癌可以根治吗?

大部分乳腺癌可以治愈,早期乳腺癌的治愈率较高。乳腺癌治愈的关键在于早发现、早诊断、早治疗。Ⅰ期、Ⅱ期乳腺癌,通过规范化治疗,5年复发率约为5%。中晚期乳腺癌通过规范治疗可降低复发率,且大部分患者可达到较好效果。分期晚且肿块较大,侵犯皮肤、胸壁、腋窝、淋巴结或发生脑、骨、肝、肺等远处转移的乳腺癌很难达到治愈的效果,但也应积极治疗以缓解相应症状。

手术
放疗
化疗
乳腺癌的治疗
靶向治疗
内分泌治疗

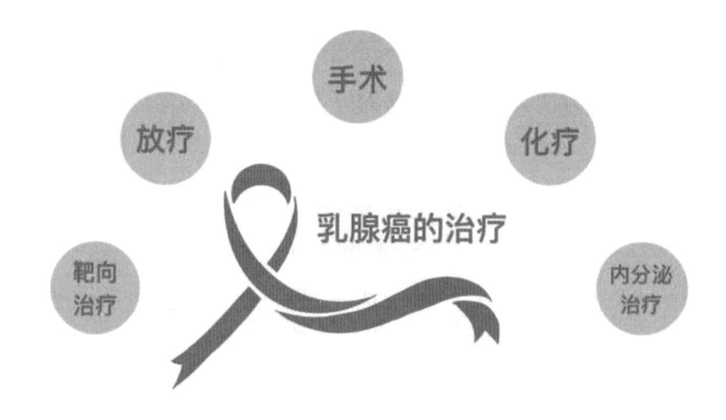

(袁越　季红　周凤娟)

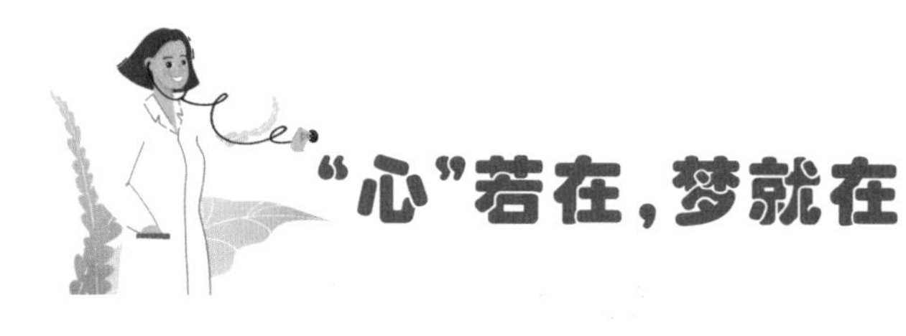

# “心”若在，梦就在

心血管疾病作为人类健康的第一杀手，正威胁着我国 3.3 亿人的生命健康，是目前临床上的常见病、多发病，尤其多见于中老年人群，但您真的了解心血管疾病吗？人体中，心脏就如同一个四居室小屋，结构复杂，房子里的每个结构出现故障，都可能导致心脏的功能出现问题，心脏健康会亮起红灯，最终导致心衰等各种心血管疾病。只有对心血管疾病有一定的了解，才能正确地做到疾病预防，下面我们具体来看看这些疾病。

## 别让身体缺“养料”——冠心病

在威胁人类的众多疾病中，冠心病由于其发病率高、死亡率高，严重危害着人们的身体健康，而被称为“人类健康的杀手”。心血管疾病正严重威胁我国人民健康已是严峻的现实，然而，与此形成强烈反差的是我国民众对心血管疾病防治知识的严重缺乏，对其极大的危害性认识不足，存在着许多错误观念和知识误区。

### 1.什么是冠心病？

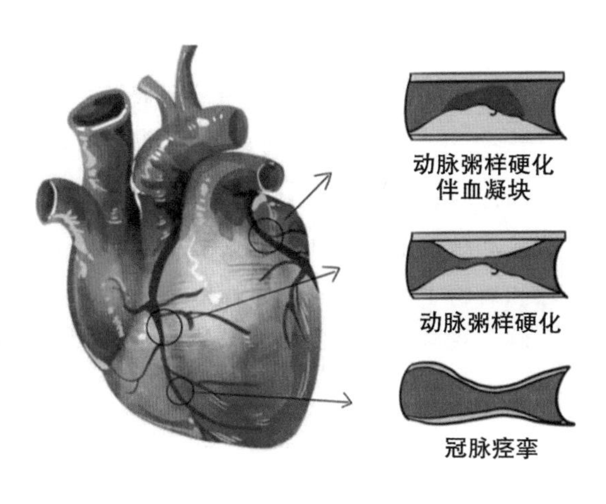

血管遍布全身各个器官，为人体运输“养料”，给心脏供应动脉血。当冠状动脉发生动脉粥样硬化，就会引起血管管腔狭窄或阻塞，造成心肌缺血、缺氧或坏死，这就叫“冠状动脉粥样硬化性心脏病”，也就是我们通常讲的“冠心病”。

## 2.这些危险因素，您占了几条？

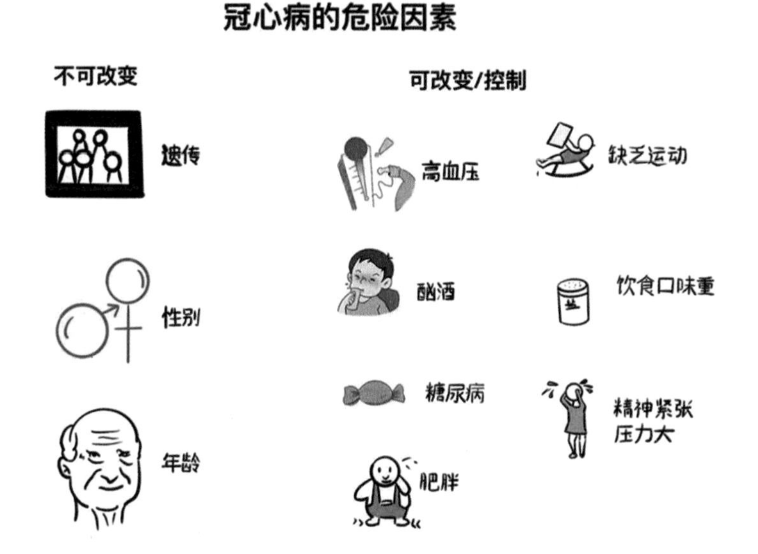


不可改变的危险因素有：性别、年龄、遗传因素。

可改变/控制的危险因素有：高血压、血脂异常、超重、肥胖、高血糖/糖尿病，不良生活方式包括吸烟、不合理膳食（高脂肪、高胆固醇、高热量等）、缺少体力活动、过量饮酒，以及社会心理因素。

## 3.冠心病的症状有哪些？

（1）胸痛（心绞痛）：短暂的冠脉狭窄阻塞引起的胸痛，患者可能会感到胸部有压迫感或紧绷感，通常发生在胸部的中间或左侧。在停止活动或平静休息几分钟后疼痛会消失，有时疼痛会同时“放射”到颈部、手臂或背部。

（2）胸部压迫：冠状动脉被完全堵塞时会引起心肌梗死，心脏病发作的典型症状包括胸部压迫性和肩膀手臂疼痛，有时伴有呼吸短促和大汗。

（3）呼吸短促：心脏无法泵出足够的血液来满足身体需求，活动时则会出现呼吸短促，易疲劳。

**以下情况时，需及时就医**

劳累、用力活动、
饱餐、寒冷、受惊吓、
用力排便时诱发胸闷痛
紧缩样疼痛
向左肩、左上臂
放射痛（牵扯感），
持续3～5分钟，
休息后症状缓解
胸骨后、心前区闷痛

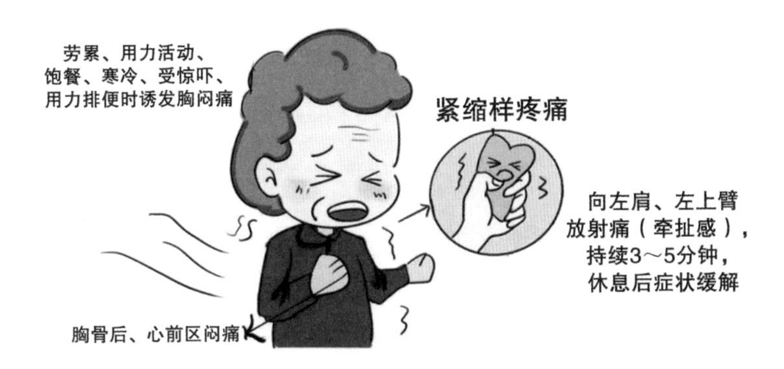

## 4.哪些人易患冠心病?

患有高血压、糖尿病、高脂血症、高尿酸血症等疾病，以及生活不规律的人容易得冠心病。有些人有冠心病的家族史，比如直系亲属曾经有过冠心病，本人有不良生活习惯，也易得冠心病。

高胆固醇血症患者
高龄
高血压患者
冠心病
吸烟者
糖尿病患者

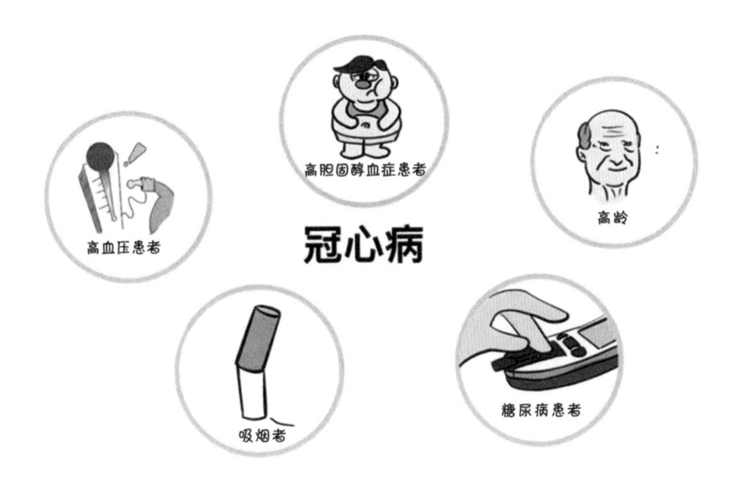

## 5.“有备无患”——家里应准备哪些急救药?

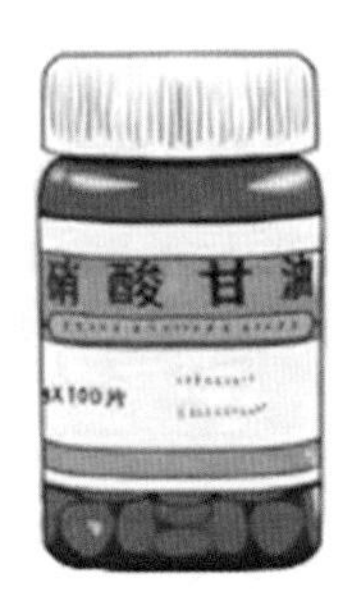


冠心病患者常备的急救药主要有三种：硝酸甘油、阿司匹林和速效救心丸。不论是居家，还是外出旅行，都需常备这三种药物。

(1)硝酸甘油舌下含服，起效迅速，主要功效是扩张冠状动脉，增加心肌供血，能迅速缓解心绞痛症状，疗效确切。

(2)阿司匹林主要用于预防冠状动脉内血栓形成,起到抑制血小板聚集的作用。

(3)速效救心丸是一类中药西制的心绞痛缓解药物,尽管没有硝酸甘油作用显著,但也常作为冠心病心肌缺血及心绞痛发作时的备用药。

### 6.身体报信号,一定要知道——冠心病发作的报警信号有哪些?

(1)胸部不适:大多数患者心脏病发作前都有心前区(心脏位于胸部的位置,大小与自己的手掌相差无几,大概位于胸骨左缘,2～5 肋骨之间)不适,有胸痛、胸闷或咽部紧缩感,持续数分钟,或者反复出现。

(2)其他部位的不适:疼痛可向左肩背部、环指、小指、颈部、下颌放射,还可能表现为胃部不适。

(3)呼吸短促、憋气:这种感觉常伴随有胸部不适,并且大多发生在胸部不适之前。

(4)其他:突然出冷汗、恶心或者头晕、头痛,甚至晕厥等。

### 7.防“冠”于未然——日常生活中怎样预防冠心病?

(1)定期到正规医院进行体检,多关注自己的心脏健康。

(2)合理膳食,提倡清淡饮食、健康饮食,少吃高脂肪高胆固醇的食物,多吃蔬菜水果等绿色食品。

(3)适当地进行体育锻炼,控制体重,保持体重指数(BMI)=体重(kg)/身高$(m)^2$ 低于 24;戒烟限酒,合理安排工作和休息,劳逸结合,保证充足睡眠。

(4)积极治疗与冠心病相关的疾病,如高血压、肥胖症、糖尿病等。

### 8.心绞痛发作时应该怎么办?“静”“服”“舒”“拨”很关键

(1)立即停止一切活动,半卧位休息,放松个人情绪,缓解呼吸困难的症状。

(2)及时服用药物。硝酸甘油可以使患者的病情得到缓解,用药后不缓解应及时就医,警惕心梗发生。

(3)舒缓情绪。在出现心绞痛的时候一定要及时舒缓不良情绪,对于部分情绪十分激动的患者可以通过深呼吸的方法缓解心绞痛。

(4)拨打“120”。及时拨打“120”,让患者尽快就医,通过科学的治疗降低伤害。

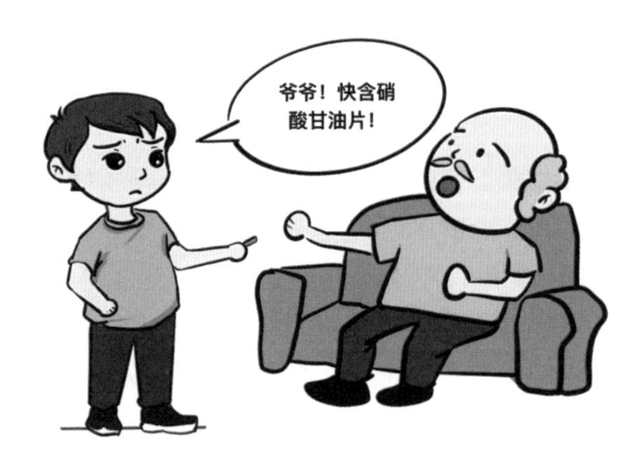


### 9.患有心绞痛，能否参加体育运动？

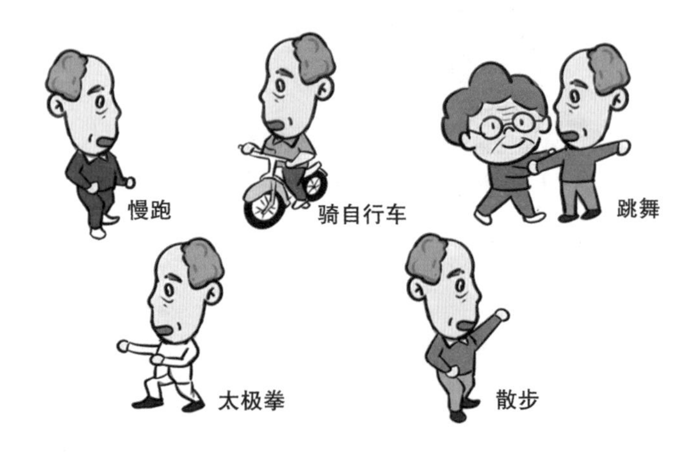


患有冠心病心绞痛的患者，只要心功能正常，可以进行适度活动或运动。所谓“适度”，是指步行、体操、太极拳等。每周可做 3～4 次或每日 1 次，每次在半小时之内。

在运动中出现心绞痛，应该立即终止运动，坐下或平卧，含服硝酸甘油片，多数情况下心绞痛可以缓解；如果不缓解，应立即到附近医院急诊就医。

### 10.冠心病患者哪些习惯是需要禁忌的呢？

(1)忌脱水：一些中老年人没有定时喝水的习惯，总是等到渴了想喝时才喝，其实这已造成程度不同的“脱水”。所以老年人平时要养成定时喝水的好习惯。

(2)忌生气、发怒：过分激动紧张，中枢神经的应激反应会使小动脉血管异常收缩，导致血压上升、心跳加快、心肌收缩增强，从而发生缺血缺氧，诱发心绞痛或心肌梗死。

(3)忌烟酒：吸烟者冠心病的发病率比不吸烟者高 3 倍；饮烈性酒，过多的乙醇摄入可使心脏耗氧量增多，加重冠心病。

(4)忌口腔不卫生：如果口腔不卫生或患有牙周炎，口腔中的革兰阳性杆菌及链球菌就可能进入血液循环，使小动脉发生痉挛或血栓，导致心肌梗死。

(5)忌过饱：冠心病患者平时宜少食多餐(即把一天的饮食分成多餐，减少每餐的食物量，增加用餐次数)，尤其是晚餐，只能吃到七八分饱。

高血脂

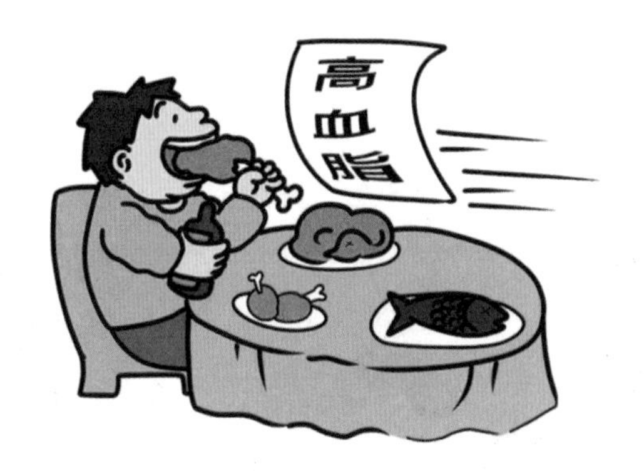

(6)忌超负荷运动：运动要量力而行，超负荷的运动量增加心脏负担，极易导致心脑血管急剧缺血、缺氧，可能造成急性心肌梗死或脑梗死。

虽然身上有几种病，也不很在意
我要来一趟说走就走的旅行
别跑!!!

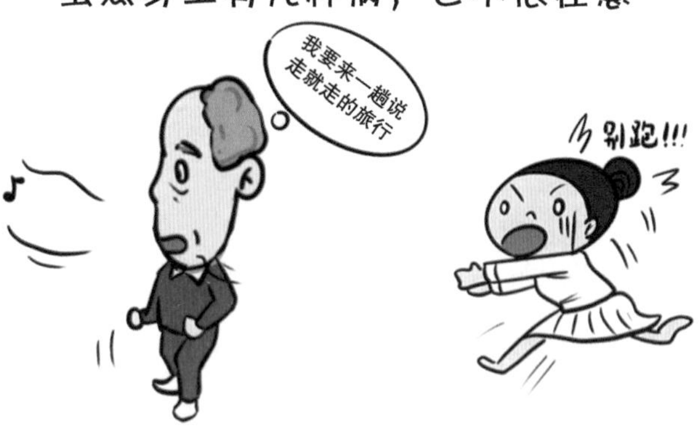

(7)忌缺氧：冠心病患者房间需经常通风换气，当出现不适感时，立刻缓慢地深吸几口气。发生心绞痛时，除服用急救药外，患者应立刻深吸气，家中备有氧气瓶的可吸氧几分钟。

(8)忌严寒：寒冬季节，冠心病患者不要忽视手部、头部、面部的保暖。比如：外出活动时最好戴口罩、手套和帽子；早上洗漱用温水；洗衣洗菜时不要将手长时间泡在凉水里。

### 11.冠心病患者便秘造成的危害是什么？

长期便秘会导致患者用力排便，冠脉供血不足，造成心肌耗氧耗血量增多，严重时会出现急性左心衰、意识障碍，甚至猝死。

对于冠心病患者来说，建议多吃新鲜蔬菜和水果，少吃油腻食物，保证每日1～2次大便，养成良好的排便习惯。

## 心肌梗死——愿您知之，敬之，远之

心肌梗死这种疾病在欧美国家比较高发，近年来，这种疾病在我国的发病率也在逐年上升，人们对这种疾病不再陌生，但是大多数人只是大概地知道这种疾病，并不真正了解它。希望接下来的知识问答，可以让我们对心肌梗死"知之，敬之，远之"。

### 1.什么是心肌梗死？

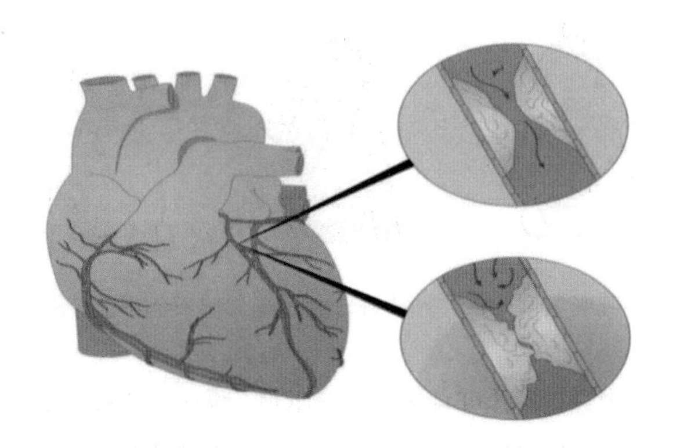

心肌梗死，简单说就是心脏的动脉血管因为血管斑块破裂，原位血栓形成，血栓堵塞血管，导致血管失去血流，从而引起心脏肌肉缺血坏死的一种心脏病。

## 2.心肌梗死“不客气”，哪些行为应注意？

（1）过度劳累：过重的体力劳动，会使心脏负担加重，心肌需氧量增加，发生急性心梗。激动、紧张、愤怒等激烈的情绪变化会增加心肌耗氧量，也会诱发冠状动脉内斑块破裂，导致急性心肌梗死。

（2）暴饮暴食：进食大量高脂肪、高热量的食物后，血脂浓度突然升高导致血黏稠度增加，形成血栓，引起急性心梗。

（3）冷热交替刺激：冬春季节向来是急性心梗发病高峰期，冷热交替刺激导致冠状动脉痉挛，诱发急性心梗。

（4）吸烟和大量饮酒：吸烟和大量饮酒可诱发冠状动脉痉挛，增加心肌耗氧量而诱发急性心梗。

（5）便秘：排便过度用力，可增加心肌耗氧量，诱发急性心梗。

## 3.心肌梗死的先兆有哪些？

胸部不适
肩臂后背不适
颈部下颌不适
呼吸困难
头昏、虚汗
胃部不适、恶心

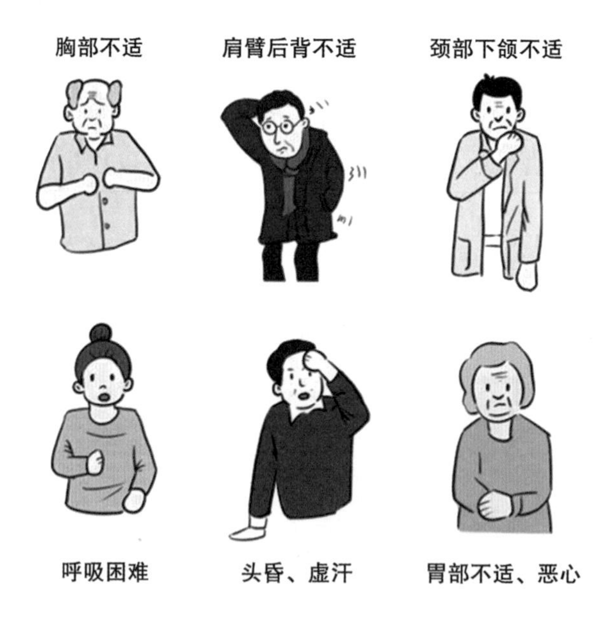

（1）胃肠道症状：胸痛时可伴有恶心、呕吐、腹胀，有想排大便的感觉。

（2）疼痛：剧烈的心前区或胸骨后疼痛，伴有左侧肩部及左上肢放射性疼痛，胸闷、大汗淋漓、烦躁不安、濒死感或窒息感，含服硝酸甘油后上述症状不能缓解。

胸痛：常为压迫性，
胸闷或烧灼感，疼痛
可延伸至颈部及手臂
胸痛程度更重：伴出
汗、头晕、恶心呕
吐，心律失常、心悸
120

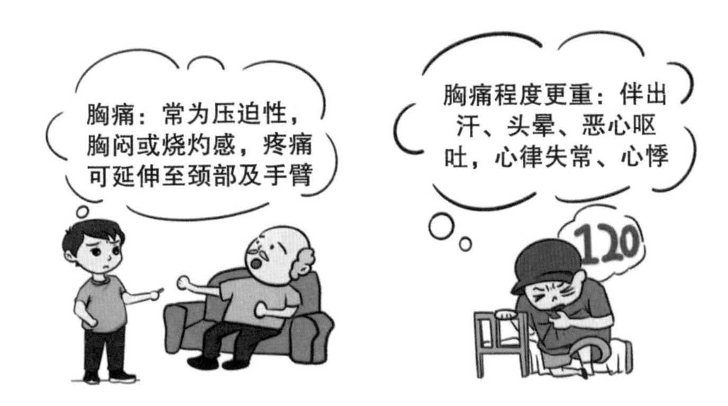

(3)前驱症状：心肌梗死发生前几天或1周内常常有胸闷、胸痛加重，表现为胸闷、胸痛持续时间长，疼痛程度较前加重，休息后或舌下含服硝酸甘油症状缓解效果不如从前。

(4)低血压和休克：表现为烦躁不安、面色苍白、皮肤湿冷、脉搏细而快、大汗淋漓、尿量减少(每小时≤20 mL)，神志迟钝，甚至昏迷。

(5)心绞痛加重：疼痛发作频繁，程度明显加重，持续时间长，含服硝酸甘油效果不佳。

## 4.心肌梗死患者的饮食应注意什么?

吃最少
油、糖、盐及加工食品
油
吃适量
肉、鱼、蛋、奶及豆类
奶
吃多些
蔬果类
吃最多
五谷类

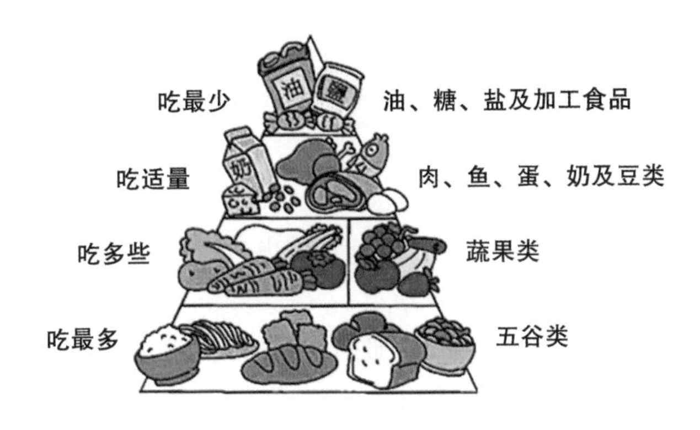

(1)清淡饮食，避免摄入含有过多油脂类物质的食物，比如动物内脏、肥肉、坚果、油炸食品等。

(2)控制钠盐的摄入，心肌梗死患者可能合并有高血压、心功能不全，需要限制钠盐的摄入。

(3)优质蛋白饮食，心肌梗死患者需要保证蛋白的摄入，优先选用鱼类、鸡肉等优质蛋白。

(4)对于合并心衰的心梗患者,需要控制液体的摄入量。

### 5.学会"靠自己"——急性心肌梗死发生时,在家里如何自救?

发生急性心肌梗死时,应立即停止活动,含服硝酸甘油或速效救心丸等药物,用药时注意血压情况,血压低时不能用药。家属立即拨打"120"电话通知急救中心派车来诊,切勿自行去医院。

## 七上八下的"心"——心律失常

心律失常是一种常见而又比较复杂的心血管疾病。由于人们对其了解较少,故一旦发生心律失常后,不少人会产生强烈的恐惧感,不知所措。其实,心律失常有很多类型,每个人一生中都可能发生过心律失常。随着年龄增长,心律失常的发生机会更多。然而,并非所有心律失常都会产生严重不良后果,也并非每一种心律失常都需要治疗。

### 1.什么是心律失常?

通俗地说心律失常就是心动过速、过慢与过乱。正常心跳(心室跳)每分钟60～100次,一般节律整齐。心动过速即心跳每分钟大于100次,心跳过慢即心跳每分钟小于60次,心跳过乱即节律不再整齐。

### 2."事出必有因"——心律失常的诱发因素有哪些?

(1)生理因素,如情绪激动、剧烈活动、焦虑、饮浓茶、饮咖啡、饮酒等会造成快速性心律失常。

(2)器质性心脏病,如冠心病、心肌病、心肌炎、心脏瓣膜病等。

(3)药物过量或者中毒,如服用洋地黄、奎尼丁等,电解质紊乱、血钾紊乱、血钙紊乱等。

(4)其他,如缺氧、缺血、酸中毒、麻醉等,也会造成心律失常。

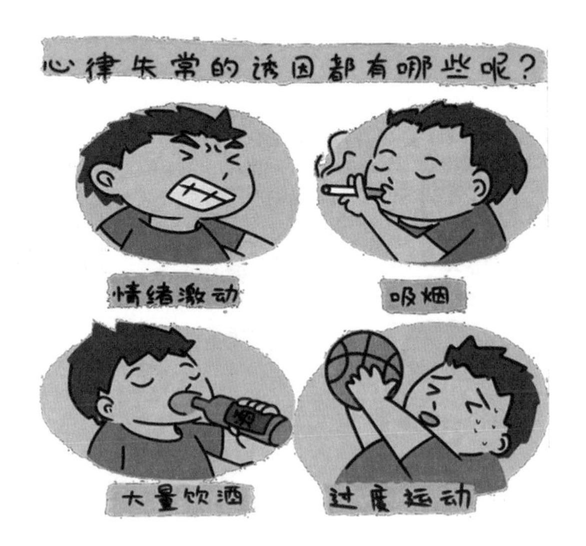


## 3.心律失常有什么不适的感觉？

(1)快速性心律失常：表现为心悸、气短、乏力。如果是早搏的患者，会感觉有漏跳的情况，如果是房颤的患者，房颤发作时会感觉心跳快且乱。

(2)缓慢性心律失常：主要表现为脏器供血不足，严重的时候会引起晕厥、脑供血不足，会有头晕、乏力、嗜睡以及健忘等症状。

## 4.心律失常日常活动中应注意什么？

(1)注意劳逸结合：生活要有规律，选择合适的体育锻炼，如散步、慢跑、保健操、太极拳、气功等。

(2)从事合适的工作：心律失常患者能不能工作取决于心律失常的严重程度。心功能良好者，可以参加力所能及的工作。

(3)有晕厥史的患者避免从事驾驶、高空作业等有危险的工作。

## 5.房颤发生心乱跳，脉搏心率全乱套，大家一起来看看，具体症状有哪些？

(1)主要疾病症状：患者常会感到心慌、胸闷。

(2)基础疾病症状：房颤症状与患者基础状态有关，既往合并心脏疾病，比如高血压、冠心病、心肌梗死或心力衰竭，发生房颤之后，由于心室率较快，会加重原有症状，引起胸闷、胸痛，诱发或加重心力衰竭，引起晕厥，属于比较严重的情况。

(3)没有症状:多数房颤患者没有症状,患者可能因中风到医院就诊后才发现是房颤。

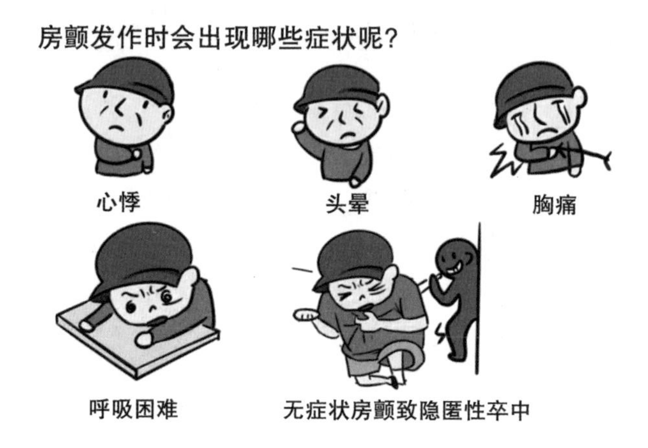


## 6.房颤患者如何自我检测脉搏?

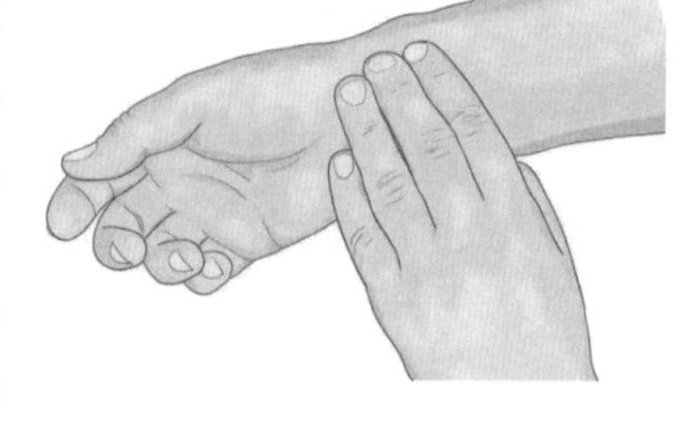

测量脉搏数一般是通过触摸桡动脉、股动脉或者是颈动脉来数 1 分钟的脉搏跳动。因为房颤患者脉搏数是小于心率数的,所以不可以用心率数来代替脉搏数。

房颤患者测量血压的时候,血压计上会显示一个脉搏跳动的次数,但是这个次数基本上也是计算的平均值,并不完全准确,所以最准确的还是手动来测量,数一数每分钟脉搏跳动。

## 7.心律失常患者的饮食如何管理?

要注意规律的饮食,避免暴饮暴食,避免吃辛辣刺激性食物。

如果心律失常患者合并有高血压,则要低盐饮食,每日食盐摄入量不应超过 6 g。如果合并有冠心病则需要低脂饮食,每日食用油摄入量不应超过 20 g。如果合并有糖尿病,则应严格遵守糖尿病饮食。

平时要注意休息,避免熬夜,减轻工作压力,养成良好的生活习惯,戒烟限酒,保持良好的心态。

# “力”不从“心”——心力衰竭

心力衰竭作为心脏病最后的战场，正在成为最重要的心血管疾病。一方面，因为它处在心血管事件链的末端，是心血管疾病的严重和终末阶段；另一方面，“最后的战场”还意味着在心衰领域还存在着很多悬而未决的问题。

## 1.什么是心力衰竭？

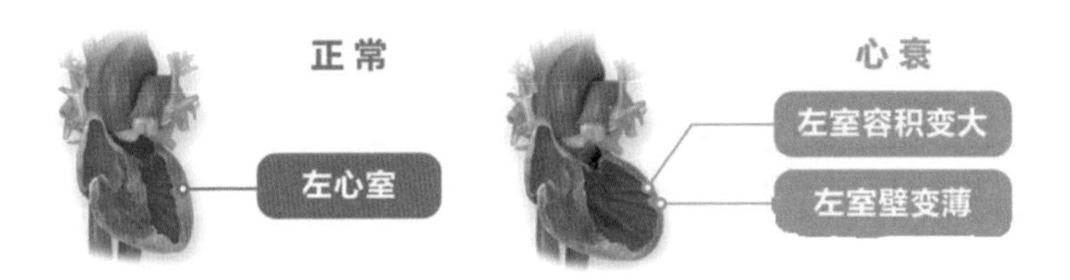


心脏是一个收集和排出血液的“泵”，像是一个发动机，推动着血液输送到全身。当心脏负荷加重或心脏肌肉损伤时，心脏就像一只弹性减退的皮球，泵血功能降低，输出的血量不能满足器官及组织的需要，同时器官及组织中的血液也不能顺利地回流到心脏，我们称这种状态为“心力衰竭”，简称“心衰”。

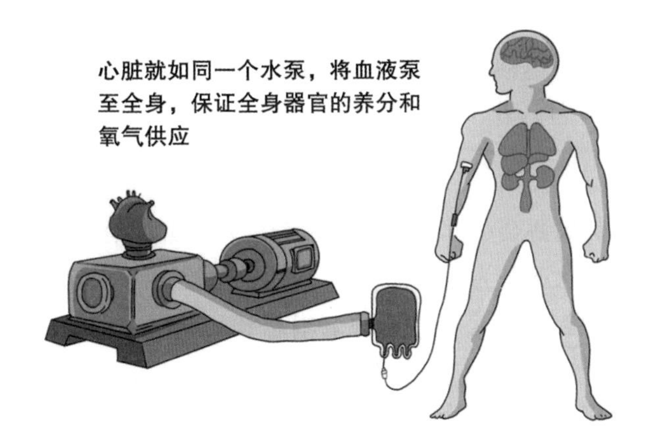


## 2.引起心力衰竭的危险因素有哪些？

(1)感染：呼吸道感染最为常见，感染可以加重肺循环淤血。

(2)心律失常：心房颤动最常见，其他各种类型的心律失常均可诱发心力衰竭。

(3)血容量增加:如摄入钠盐过多,静脉输入液体过多、过快等。

(4)过度体力劳动:劳累或情绪激动。

(5)治疗不当:如不恰当停用利尿药物或降血压药等。

(6)原有心脏病变加重或并发其他疾病:如冠状动脉粥样硬化性心脏病发生心肌梗死、风湿性心瓣膜病出现风湿活动、合并甲状腺功能亢进或贫血等。

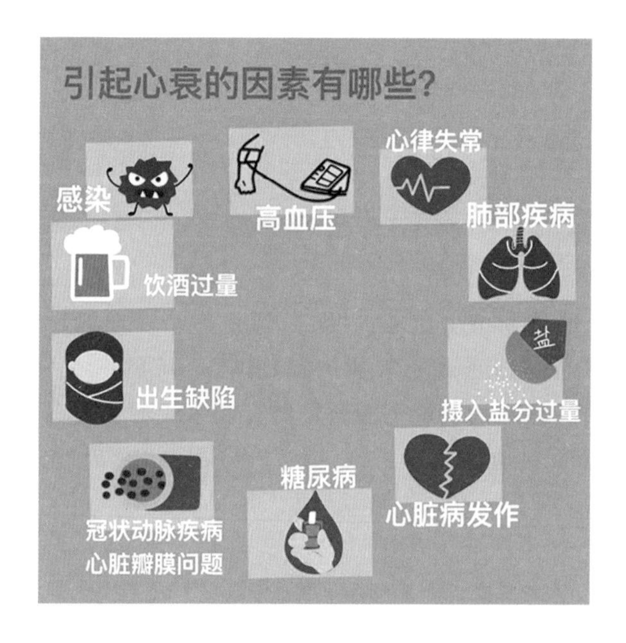


### 3.怎样自我判断心衰的程度?

美国纽约心脏病协会(NYHA)心功能分级:按诱发心力衰竭症状的活动程度将心功能的受损状况分为四级。

6分钟步行实验:是评定慢性心力衰竭患者运动耐力的良好指标。要求患者在平直走廊里尽可能快地行走,测定6分钟的步行距离。若步行距离小于150 m,表明为重度心功能不全;150～450 m为中度心功能不全;大于450 m为轻度心功能不全。

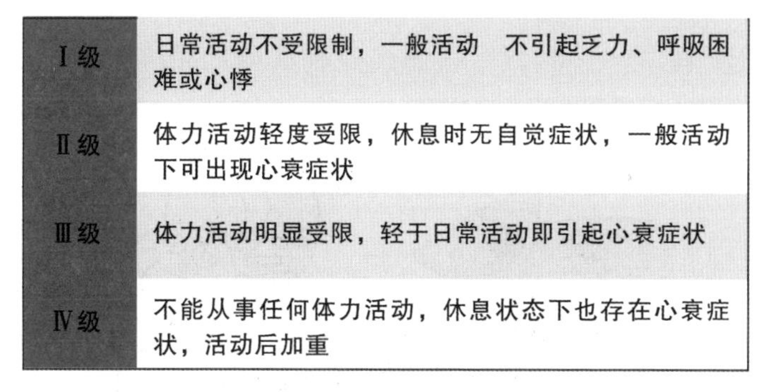

| | |
|---|---|
| Ⅰ级 | 日常活动不受限制，一般活动　不引起乏力、呼吸困难或心悸 |
| Ⅱ级 | 体力活动轻度受限，休息时无自觉症状，一般活动下可出现心衰症状 |
| Ⅲ级 | 体力活动明显受限，轻于日常活动即引起心衰症状 |
| Ⅳ级 | 不能从事任何体力活动，休息状态下也存在心衰症状，活动后加重 |

＜150 m
重度心衰
150～450 m
中度心衰
＞450 m
轻度心衰
6分钟步行距离

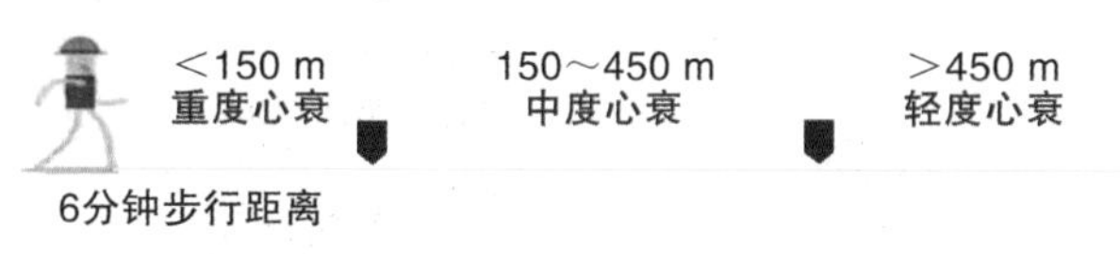

6分钟步行试验（评定运动耐力）

## 4.心衰患者的活动依据是什么?

（1）剧烈活动时出现胸闷、心悸时提示心功能Ⅰ级，就要避免参加剧烈活动。

（2）一般体力活动时，出现胸闷、心悸时提示心功能Ⅱ级，就要限制体力劳动，增加休息时间，可采用步行、慢跑、练气功、打太极拳等锻炼方式。

（3）低于一般体力劳动时，出现胸闷、心悸提示心功能Ⅲ级，就要增加卧床休息的时间。

（4）卧床时出现胸闷、心悸提示心功能Ⅳ级，就要绝对卧床休息，但并非躺在床上不动，可经常做腿部肌肉松弛及收缩动作。

## 5.心力衰竭患者活动时需注意什么?

（1）心情舒畅：情绪沉闷，精神压力过大，可增加心脏负担，影响心脏健康。

（2）动静结合：合理安排作息时间，坚持每天午休1小时左右；适当的活动，在运动时，应掌握"度"，以活动时不感到疲乏为宜。

（3）室内温度恒定：冬季最好在20 ℃左右，夏季使用电扇时应避免直接吹风，使用空调时注意室内外温度差不宜过大。

（4）室内通风：冬季室内每日至少通风2次，每次半小时，但要注意自身保暖，避免空气对流时引起感冒。

### 6.“进出”有度——心衰患者怎么控制水摄入和排出量?

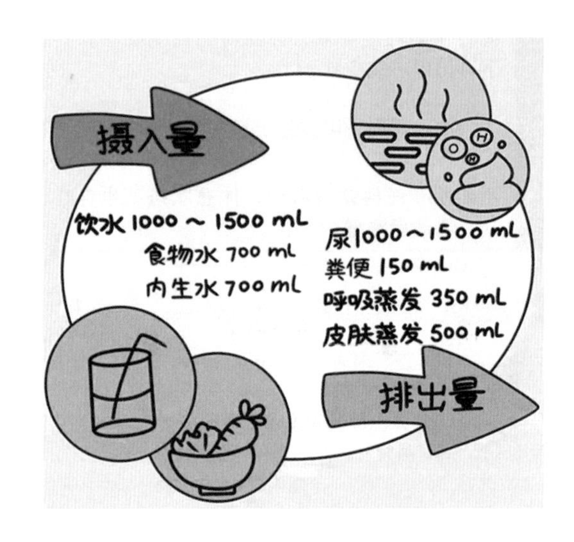


心衰患者可以准备一个有刻度的水杯和量杯,精确计量每天摄入的液体量和排出的液体量(主要是尿液)。心衰患者每天喝水一般宜少于 1500 mL(约 3 瓶矿泉水的量),喝水的时候要一口一口慢慢咽,不觉得渴了,就不要喝了。

心衰患者在治疗初期监测尿量十分重要,用量杯测量每次尿量,记下数值,计算 24 小时的总和,就是一天的液体排出量。

### 7.心衰患者出院以后可不可以停药?

心衰不能根本治愈。所以心衰患者需要长期口服药物治疗,根据病情的好转,有些药物可以减量甚至停药,但需要根据医嘱,切记不可自行停药。

上一次服药时间
下一次服药时间
忘了吃药
赶紧补上
忘了吃药
直接吃下一顿
忘了吃药
连上次的一起吃

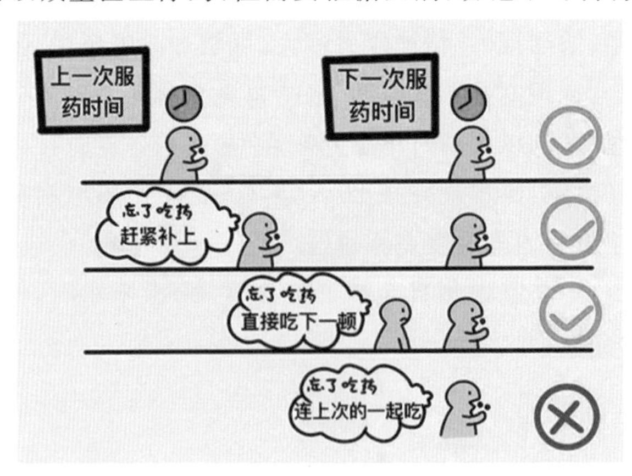

### 8.心衰患者平时生活上需要注意什么?

(1)饮食的调节:限制液体的摄入;低盐饮食,进盐过多会引起水钠潴留,加重心衰;低脂饮食,控制脂肪的摄入量,避免热量过高;戒烟戒酒;少食多餐,尤其是晚餐不要吃得过饱,以免增加心脏负担。

(2)注意自身的监测:心衰患者平时需要注意观察自己心率、血压、尿量、体重的变化。最好每天同一时间称体重,观察下肢是否肿胀,夜间睡眠有没有憋醒。当出现不适,应及时就医。

(3)定期随访:心衰的治疗是一个长期的过程,应根据医嘱定期复查,根据情况调整用药。

## 心脏瓣膜病

心脏瓣膜病是我国一种常见的心脏病,其中以风湿热导致的瓣膜损害最为常见。人体有四个瓣膜分别称为"二尖瓣""三尖瓣""主动脉瓣"和"肺动脉瓣"。瓣膜出了问题,我们应该如何"修理",平时又应该如何防护,希望下面的问答可以帮到您。

### 1.出了问题的"门"——什么是心脏瓣膜病?

我们的心脏就像一个两室两厅的房子,即左右心房和左右心室。房间与房间之间有门,这些门在专业术语中就叫作"瓣膜"。如果这些门(瓣膜)出现了问题(病变),就成了我们所说的心脏瓣膜病。

### 2.心脏瓣膜病有哪些类型?

我们的这几扇门都不普通,有的是两扇对开的门,有的是三扇门组成的,它们都只能单向活动。如果这门开不大,就叫"瓣膜狭窄",可能是门框与门之间的铰链不活络,门开到一半就卡住了;也可能是两扇对开的门互相顶着了,绊住了,门打开的空间就变小了。如果这门关不紧,漏风,就叫"关闭不全或反流",可能是一开始这门就安小了,尺寸不匹配;也可能是这门质量不好,坏了,本来单向开合的门变成了双向开合;还可能是使用的时间久了,门就老化了。

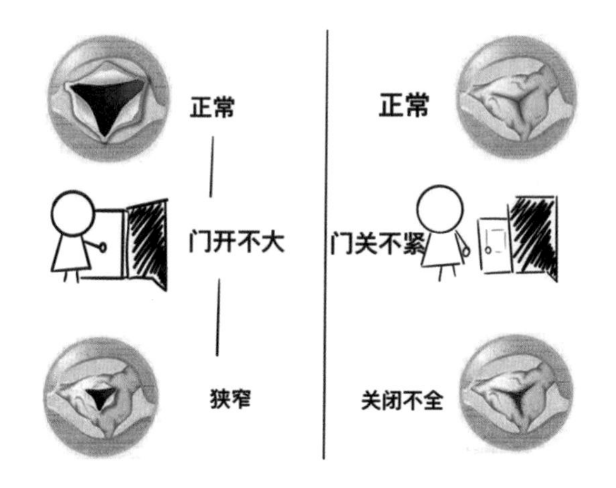


### 3.患有心脏瓣膜病有哪些症状?

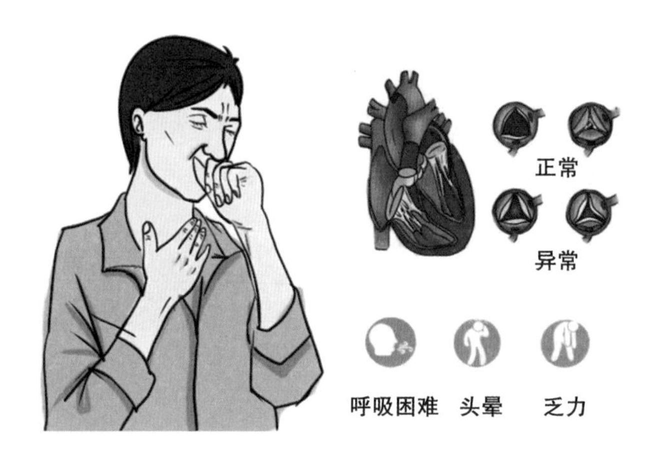


心脏瓣膜病的常见症状主要有乏力、胸闷憋气、心慌。患者往往在早期时症状比较轻,可无任何不适或仅有比较轻微的乏力、胸闷、憋气等,休息以后很快会缓解。病情较严重的患者,常会出现不同程度的呼吸困难,初期是患者活动量较大时出现呼吸困难,部分患者随着病情加重,在不活动时也会出现比较明显的呼吸困难。

### 4.心脏瓣膜病患者饮食方面需要注意什么?

心脏瓣膜病患者的饮食应注意少食多餐,一次进食不要吃得太饱,要吃容易消化的食物。每日盐的摄入量应低于 3 g,要注意咸菜、酱油里也含有盐,所含的盐量也在 3 g 之内。少吃油腻的食物，吃肉可以吃瘦肉，不要吃动物油脂、肥肉、蛋黄、鱼子等。适当多吃一些含粗纤维比较多的蔬菜和水果。注意荤素搭配，保持营养均衡。

### 5."动"无定法，贵在得法——心脏瓣膜病患者如何选择适宜的运动方式，需要注意什么？

心脏瓣膜病患者在平时需要适当锻炼身体，增强体质，避免过度劳累以及剧烈运动。

伴有心功能不全的心脏瓣膜病患者应该多卧床休息。

注意防寒、防潮，预防感冒。不能进行剧烈运动，不宜参加重体力劳动。进行室内活动时，不宜进行局部肌肉活动，如使用哑铃、拉力器、单双杠等进行锻炼；可以进行一些轻松愉快的全身性活动，如慢跑、跳交谊舞、做广播体操等全身性运动。

运动时间不能过久，以半小时左右为宜。在进行运动的时候，建议最好身边有人看护。如果在运动的时候，发现自己出现了胸闷或者心脏突然跳得非常快，那么这个时候就要注意，是身体出现了一些警报，一定要立刻停下来，不要勉强支撑。

### 6."修"还是"换"——如何治疗心脏瓣膜病？

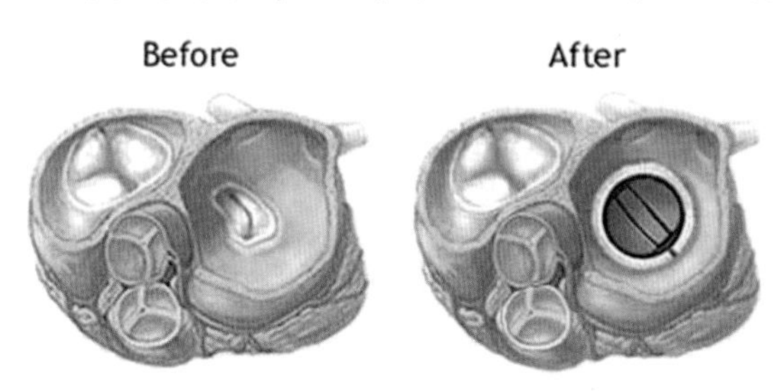


目前，在临床上发现的心脏瓣膜病都是进展到一定程度、瓣膜受损比较严重的。"门"坏了，要修吗？要换吗？如果出现轻度的瓣膜关闭不全，无须过度担心；如出现中重度的瓣膜关闭不全，则需给予重视。目前的瓣膜手术主要有两种：一种是瓣膜的修补术，即使用自身的材料和阀门，这个创伤相对较小，可以叫作"修门"；另一种就是心脏瓣膜置换术，在体外循环的情况下开胸，把人体自身的瓣膜切除，换上新的人工瓣膜，也叫“换门”。

### 7.在抗凝治疗过程中，出现哪些情况时应及时就诊？

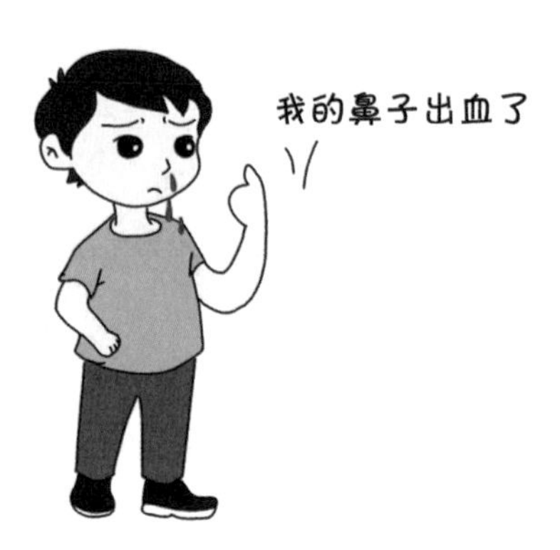


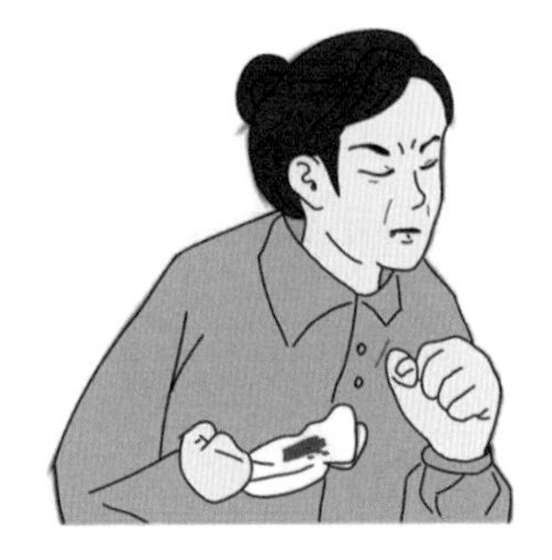


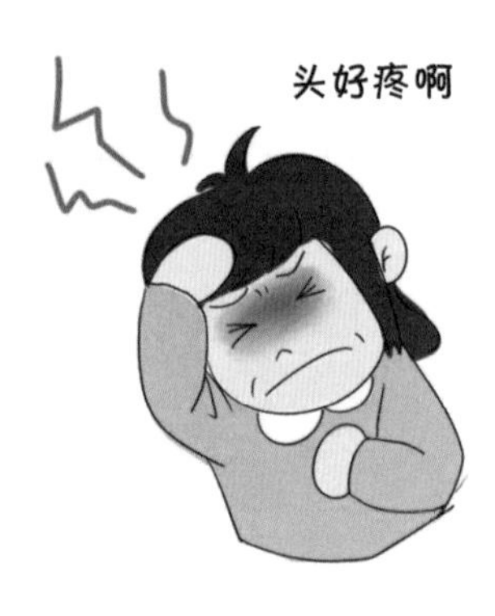


如出现牙龈出血、鼻出血、咯血、血尿、黑便、皮下瘀斑或散状出血点、月经过多等，或突感明显头晕、头痛、突发性胸闷、偏瘫、失语时应尽快到医院就诊。

### 8.哪些食物会影响华法林的药物作用呢？

华法林是瓣膜置换术后患者的常用药物，许多食物和营养品会影响华法林的抗凝作用，应保持饮食结构平衡，不要盲目添加营养品。富含维生素 K 的食物可以减弱华法林的抗凝作用，常见的有椰菜、卷心菜、黄瓜、莴苣叶、荷兰豆、开心果、菠菜、洋葱、蛋黄、猪肝、绿茶、黄豆、海藻、水芹等，而大蒜、生姜、番木瓜、葡萄柚、鱼油、芒果等具有增强华法林抗凝的作用。

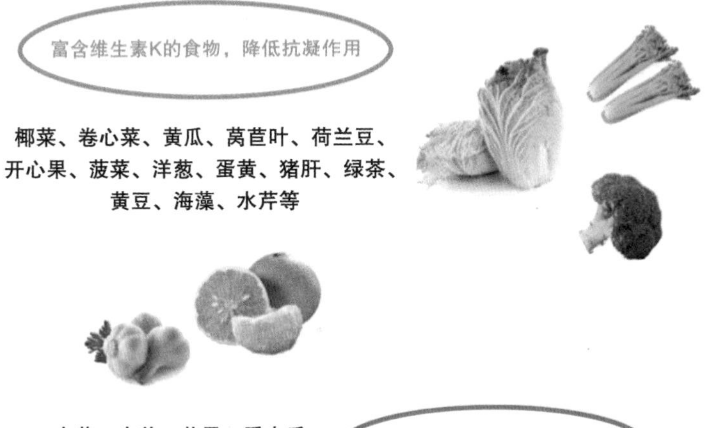


### 9.哪些药物会影响华法林的药物作用呢？

能增强华法林抗凝作用的药物有阿司匹林、水杨酸钠、吲哚美辛、保泰松、奎宁、红霉素、甲硝唑、氯霉素、部分氨基糖苷类抗生素、头孢菌素类、西咪替丁、对乙酰氨基酚等；能降低华法林抗凝作用的药物有苯妥英钠、巴比妥类、利福平、口服避孕药、维生素 K 类、螺内酯、皮质激素等。不能与华法林合用的药物有盐酸肾上腺素、阿米卡星、维生素 $B_{12}$、间羟胺、盐酸氯丙嗪、盐酸万古霉素等。一些中药如丹参、人参、当归、银杏等也可增强或减弱华法林的抗凝作用。可以将此信息制作成卡片以便查询。

（魏荣　闫帅　董静　张佳怡）

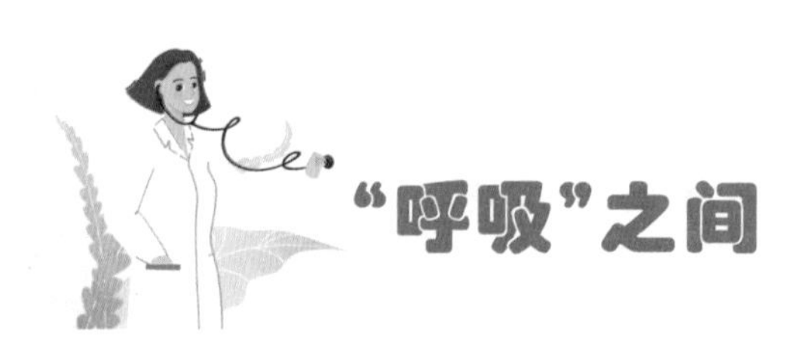

# “呼吸”之间

呼吸系统是机体和外界进行气体交换的器官总称，是直接与外环境进行物质交换表面积最大的系统。肺不容异物，不耐寒热，故易外感六淫之邪，呼吸系统最易遭遇外环境侵袭。

相关研究表明，20%的老年人呼吸系统会发生严重的退行性改变，出现肺活量降低、残气量增加、最大通气量下降。长期卧床的老年人因活动量减少，还会诱发呼吸道感染而危及生命。因此，了解呼吸系统变化，老年人群才能更好地预防呼吸疾病的发生。

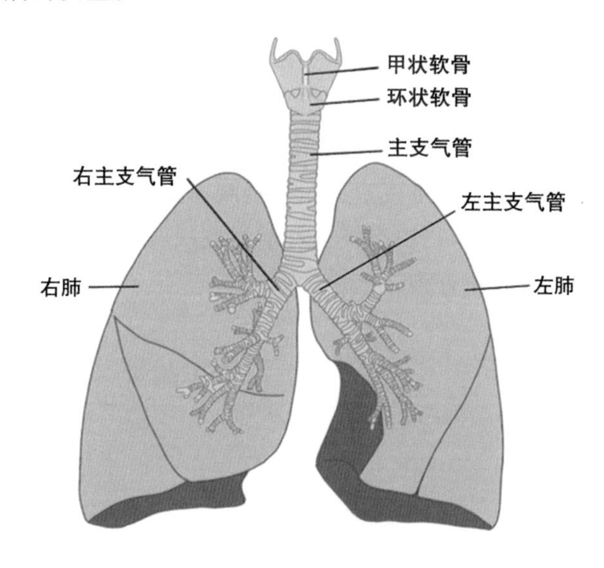


## 恼人的“老慢支”

慢性支气管炎被老百姓们称为“老慢支”，它的主要症状为咳嗽、咳痰或伴有喘息，每年发病持续3个月，并连续两年或以上；或者有咳、痰、喘症状并连续两年或以上，但每年发病持续不足3个月的患者，如有明确的客观检查依据，如X线、肺功能检查等也可诊断。您有"老慢支"吗？通过下文来了解"老慢支"的相关知识吧！

### 1.慢性支气管炎能治愈吗？

慢性支气管炎如果发现得早，经过及时、规律的治疗，还是能够达到"治愈"的。这个"治愈"是临床治愈，也就是通过有效的干预，包括戒烟、远离污染、及时用药或者调理，将患者气道的炎症控制在很低的水平，临床症状保持在长期稳定的状态，对患者的影响尽量降到最低。但是要根治的话，是不可能的。

### 2.预防慢性支气管炎需要注意什么？

首先要戒烟并且避免被动吸烟。因为烟中的化学物质如焦油、尼古丁、氰氢酸等会引起支气管的痉挛，增加呼吸阻力；另外，还会损伤支气管黏膜上皮细胞及其纤毛，使支气管黏膜分泌物增多，降低肺的净化功能，易引起病原菌在肺及支气管内的繁殖，导致慢性支气管炎的发生。

其次，患者要注意保暖，避免受凉、感冒。在疾病的缓解期还要做适当的体育锻炼，以提高机体的免疫能力和心、肺的储备能力。同时也要避免接触烟雾、粉尘和刺激性气体，以免诱发慢性支气管炎。

## 难缠的支气管扩张

支气管扩张，顾名思义就是支气管变形及持久地扩张。主要致病因素为支气管感染、阻塞和牵拉。典型症状有慢性咳嗽、咳大量脓痰和反复咯血。患者多有麻疹、百日咳、支气管肺炎或肺结核等病史。部分患者有先天遗传因素。

### 1.支气管扩张还有哪些具体症状？

(1)慢性咳嗽伴大量脓痰，痰呈黄色或者绿色，伴厌氧菌感染时痰液有臭味。痰液静置后可有分层现象，上层为泡沫、中层为黏液、下层为黄绿脓块，甚至是痰中带血或咯血痰、血块。常与体位改变有关，患者早晨起床时和晚上睡觉时咳嗽、咯痰明显加重，会感觉呼吸困难、乏力。

(2)反复咯血，部分患者以咯血为唯一症状，临床上称为"干性支气管扩张症"。

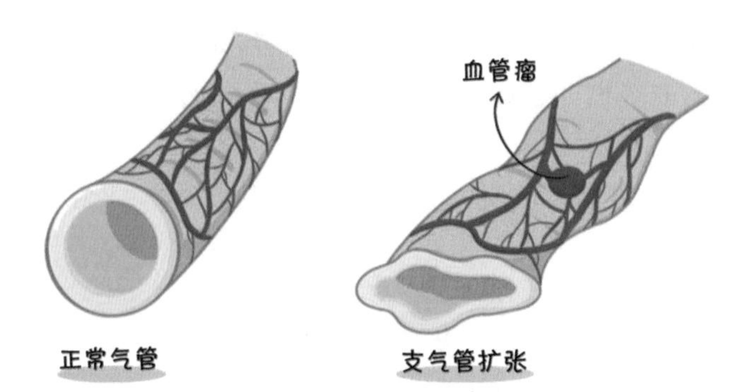


(3)反复肺部感染，如果肺部出现慢性感染及反复恶化，患者则表现为高热、胸痛、食欲减退、消瘦等症状。

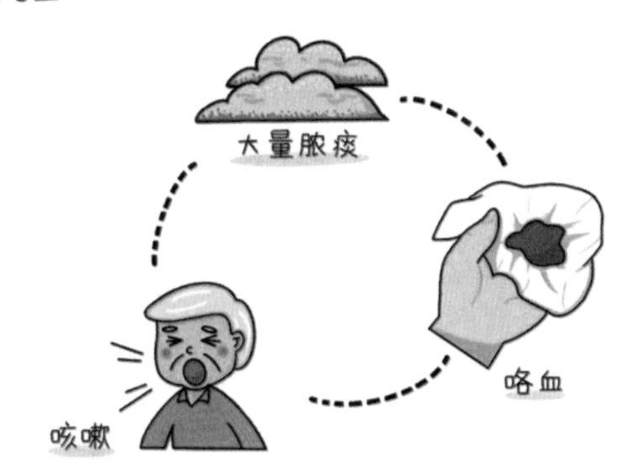


## 2.如何处理咯血？

第一次出现咯血，无论是痰中带血丝还是血痰，都建议尽快就医，千万不要忽视。因为任何小量咯血都有发展成大咯血的可能。

当出现大咯血时，应保持镇静以及呼吸道的通畅，立即平卧，头偏向一侧，必要时找人帮忙用手轻柔地去除口中的血块，并轻拍背部促进气道内血液排出。另外，最重要的是立即拨打“120”！

## 3.如何治疗支气管扩张？

目前支气管扩张的治疗方法包括内科治疗、介入治疗和外科治疗。内科治疗包括体位引流、纤维支气管镜引流排痰以及使用祛痰剂、支气管扩张药、抗菌药物等。具体治疗方法还要听从专业医生的建议！

# 不可小觑的肺炎

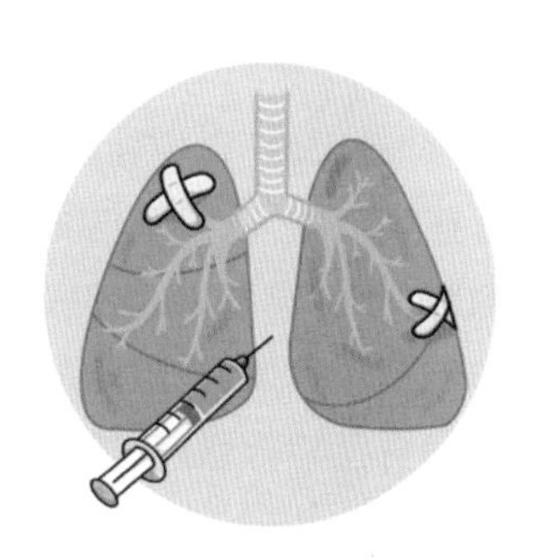

肺炎是肺部因病菌感染而引发的肺实质发炎反应，是一种常见的呼吸系统疾病，发病以冬季和初春多见，呼吸道细菌和病毒感染通常同时合并存在。常表现为发烧、咳嗽、咳痰、胸痛等。一般的感染性肺炎都能治好，但也有较重的肺炎会危及生命，老年朋友尤其要重视肺炎这个疾病。

## 1.为什么会得肺炎?

不同类型的肺炎由不同的原因引起：

(1)感染性肺炎：各种病原体(病毒、细菌、真菌、支原体、衣原体、寄生虫等)可以通过呼吸道或血液进入支气管和肺部，如果机体免疫力较低或者致病菌的毒力较强，就可能引发肺炎。

(2)吸入性肺炎：是由于误吸导致的肺部炎症，常见的容易发生误吸的情况有醉酒、癫痫发作、麻醉、中风、胃食管反流、异物吸入等。

(3)放射性肺炎：是由于恶性肿瘤放射治疗(放疗)后，造成肺组织损伤引起的肺炎。常见的容易引起放射性肺炎的癌症有肺癌、乳腺癌、食管癌等。

(4)其他：自身免疫性疾病也可以导致肺部炎症，与免疫系统紊乱有关；使用某些药物(如胺碘酮)可导致间质性肺炎；长期吸入石棉粉尘，可导致慢性肺炎，表现为肺间质纤维化。

## 2.肺炎患者要如何调整饮食?

(1)补充流质饮食：建议每天至少要喝 1.7 L 的流质食物或果汁，但应分多次、少量喝，食物最好选择清淡而富有营养的。

(2)选择低脂、高蛋白、易消化的食物：如鲜鱼、瘦肉、牛羊肉、蛋类等。鱼和蛋富含维生素 A，对保持气管膜的健康非常重要。

(3)多食含维生素、矿物质的蔬菜、水果：新鲜水果和蔬菜可提供维生素 C，能帮助身体抵抗疾病。

(4)忌食辛辣油腻食物：不要吃过于油腻的食物，刺激性强的也要避免，如辣椒、胡椒、芥末、川椒等调味品都不宜在饮食中加入。

# 呼吸杀手——慢阻肺

“慢阻肺”是慢性阻塞性肺疾病的简称，是一种常见的慢性病，根据一项流行病学调查，慢阻肺已成为城市第一、农村第四的致死性疾病。它会引起患者的肺损伤，导致患者呼吸困难，全身缺氧，还会随着病情发展引起一系列的心、肺疾病。然而，慢阻肺的危害性在中国尚未得到充分认识，很多患者根本意识不到自己是否患病，这也导致慢阻肺的病死率日益增加。

总患病人数约1亿，
相当于每14人里就有一个慢阻肺患者

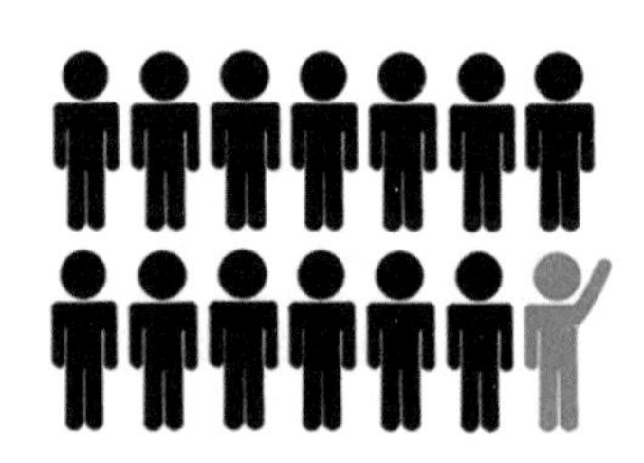

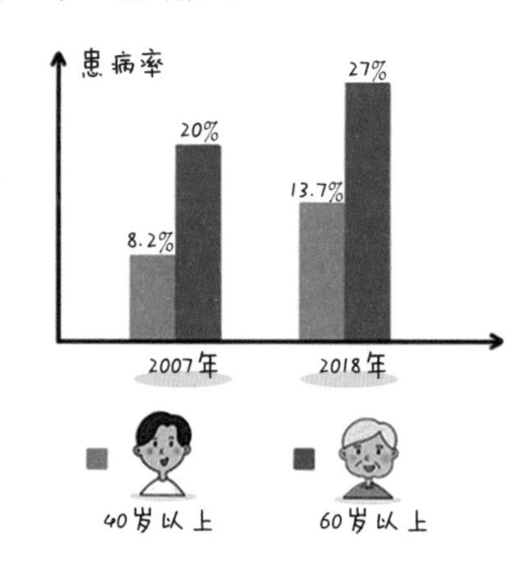


## 1.慢阻肺都有哪些症状?

(1)慢性咳嗽:早晨比较明显。随着病情发展，可能会终身咳嗽。

(2)咳痰:早晨多见，咳嗽后通常咳出少量白色黏痰，若伴感染时可为脓痰，咳嗽剧烈时痰中可有血丝。

(3)气促或呼吸困难:有的患者会在咳嗽、咳痰的基础上出现逐渐加重的呼吸困难。最初仅在劳动、上楼时感觉气不够用，随着病情发展，在平地活动时，甚至在休息时也会感觉气不够用;当慢性阻塞性肺疾病急性发作时，气短会加重，严重时可出现呼吸衰竭。

(4)喘息和胸闷:喘息通常在病情加重或急性发作时出现，胸闷通常在劳动后出现。

(5)全身症状:疾病晚期，患者会出现全身症状，如食欲减退、体重下降等。

### 2.慢阻肺是吸烟导致的吗?

吸烟的人得慢阻肺的风险特别高,吸入二手烟也存在风险。

除吸烟以外,吸入柴草、煤炭和动物粪便等燃料燃烧产生的烟雾,空气污染物中的颗粒物质(PM)和有害气体(二氧化硫、二氧化氮、臭氧和一氧化碳等),职业性粉尘(二氧化硅、煤尘、棉尘和蔗尘等),或在空气污染环境生活和工作的人患慢阻肺的风险也较高。

### 3.慢阻肺能治好吗?

慢阻肺是不可逆的,目前无法治愈,只能控制病情。患者一旦不注意,疾病就会急性发作,导致症状加重。此时可通过住院进行吸氧、抗感染、促进痰液排出等治疗来改善症状。同时,慢阻肺患者的居家疗养也同样重要,包括进行家庭氧疗、参加锻炼等。

### 4.怎样预防慢阻肺急性发作?

(1)加强个人防护。戴口罩、勤洗手、少出门、少聚集、多通风、不接触,科学防控疫情,保证患者的健康。

(2)按时用药,认真监测病情。慢阻肺不可逆转,只能缓解病情进展。患者应遵医嘱按时、规范用药,认真评估和监测病情发展,如发现病情变化要及时就医!

(3)注意保暖,预防呼吸道感染。冬春季节,天气起伏不定,患者应注意保暖,防止受凉,避免感冒,以免病情加重。如果出现感冒,不可耽搁,应及时去医院治疗。

(4)合理膳食,增强体质。慢阻肺患者抵抗力较低,患者应注意合理膳食,提高机体免疫力。

(5)规律作息,适当运动。坚持早睡早起、劳逸结合,保证充足的睡眠,保持良好的心态。

此外,吸烟是慢阻肺发生的主要原因,患者及家属都应戒烟。

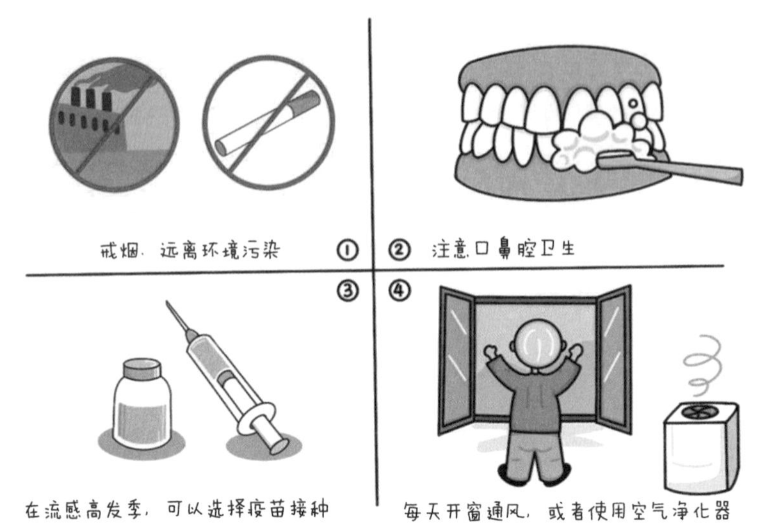


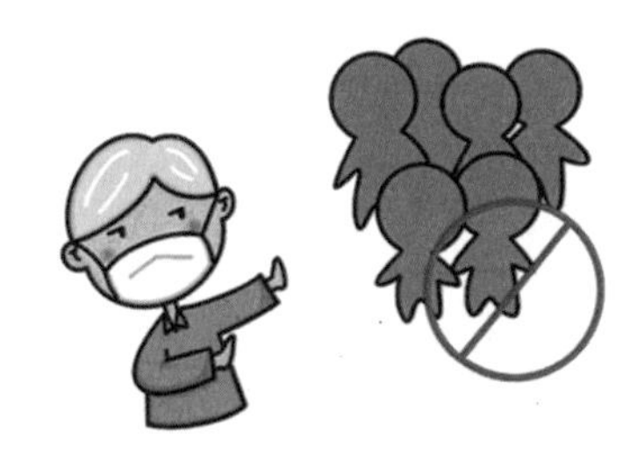


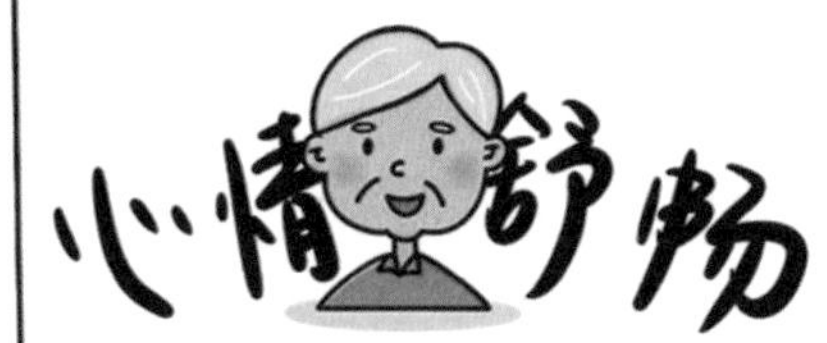


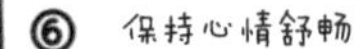


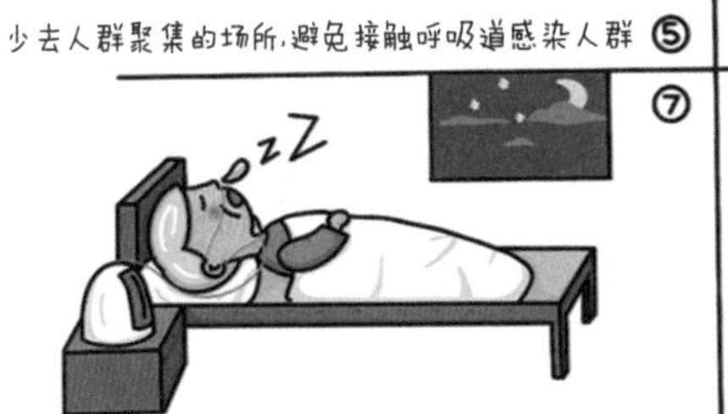


## 5.为什么慢阻肺患者需要家庭氧疗?

家庭氧疗是指需要长期吸氧的患者在家庭中“长时间、低流量”吸氧，一般经鼻导管吸氧，氧流量每分钟1～2 L，每天＞15 小时，通过提高现有通气中氧气的含量解决通气障碍造成的缺氧症状。但是，此疗法只能

单纯地缓解症状，无法根治慢阻肺，必须和传统药物治疗联合使用。

### 6.吸氧吸多了会有依赖吗？睡觉也需要吸氧吗？

我们的肺每时每刻都在吸着空气中的氧气，所以根本不存在氧气依赖。吸氧，改善低氧血症，可以延缓肺心病的发生发展，并且可以保护重要脏器。在睡觉的时候，肺的工作是受抑制的，所以睡觉的时候更需要氧气。

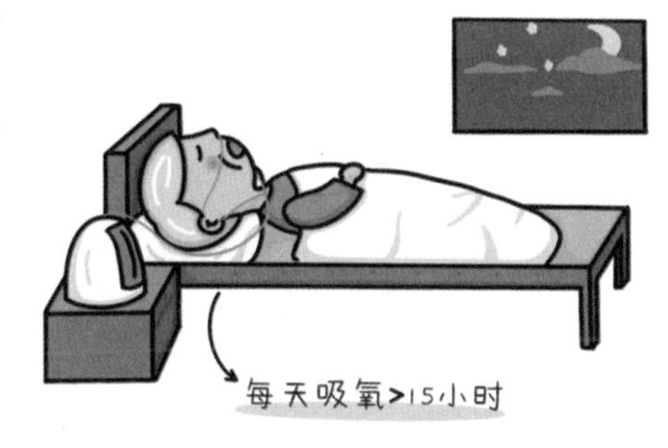


### 7.慢阻肺需要长期用药吗？

对于已确诊的慢阻肺患者，要坚持长期、规范治疗。治疗慢阻肺的目标是缓解症状、减少急性加重、提高生活质量。即使症状缓解了，也不意味着没有急性加重的风险，更不意味着病已痊愈，所以切记不可擅自停药。

### 8.得了慢阻肺应该进行哪些训练？

(1)呼吸训练

1)缩嘴呼气法(吹笛样呼气法)：取舒适放松体位，将嘴闭紧，用鼻缓慢吸气，稍停顿片刻。把嘴唇缩成吹奏笛子时的口型，轻松地将气从口中徐徐呼出。注意：避免腹肌收缩，可将双手置于腹肌上以判断腹肌有否收缩。

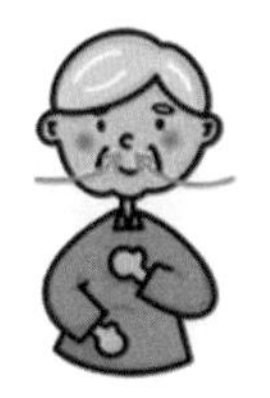

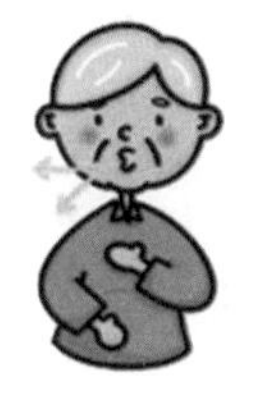

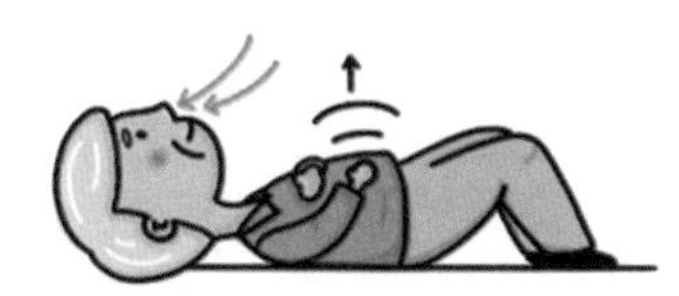

吸气时，两手分别放在腹部和胸部，用鼻子吸气，使腹部隆起

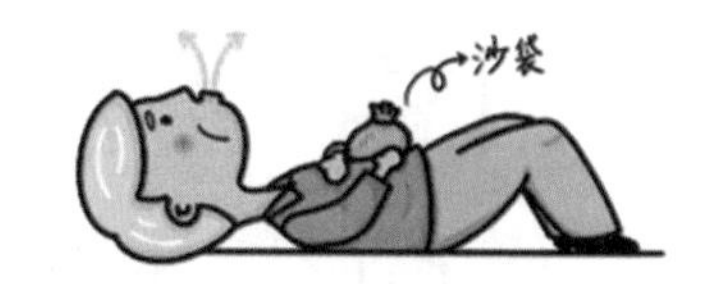


呼气时，腹部收缩呈下凹状态，借助沙袋或用手稍微用力下压，使膈肌向上抬起

2)腹式呼吸:取仰卧位,用软垫将身体垫高,使头低于身体 15°～20°,双膝保持弯曲,放松腹肌。左手放在腹部脐上,右手放于胸部以限制胸部活动。将嘴闭紧,用鼻吸气,同时腹部外凸,稍停片刻。用缩嘴呼气法呼气,腹部同时向内凹。

(2)运动训练方法:很多人不愿意运动,而运动量的减少又会让慢阻肺患者的心血管功能进一步减弱,对于慢阻肺患者来说,锻炼是康复中必不可少的。

1)散步:刚开始可以试着每天多走上 30 m 或 50 m,即使慢慢走也是有益健康的。

2)骑自行车:最好是在专业教练或医生的指导下开展,从健身房或康复中心的固定式自行车开始练起。有进步后,就可以试着在室外骑传统自行车兜风了。

有氧运动
(每周3～5次)
散步
骑自行车

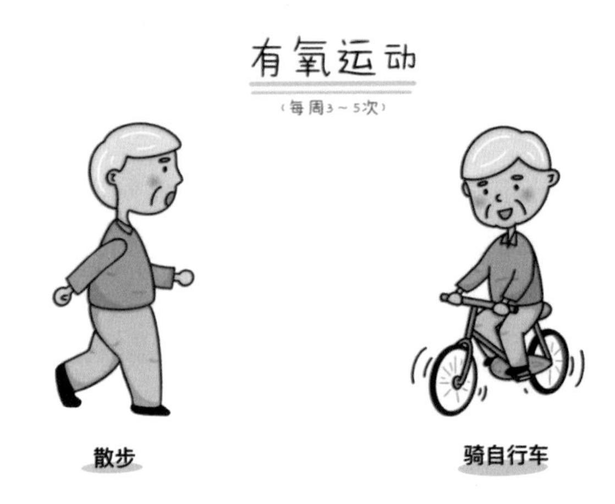

3)打太极拳:打太极拳对心肺负荷小,有助于锻炼肌肉,还能舒缓压力,帮助放松,特别适合焦虑、性子急的慢阻肺患者。但是一定要注意避免过度劳累。

左右开弓似射雕
八段锦第二式
左右手如同拉弓射箭
消除肩背部的酸痛不适
并增加肺活量
抒发胸气 消除胸闷
梳理肝气 治疗肋痛

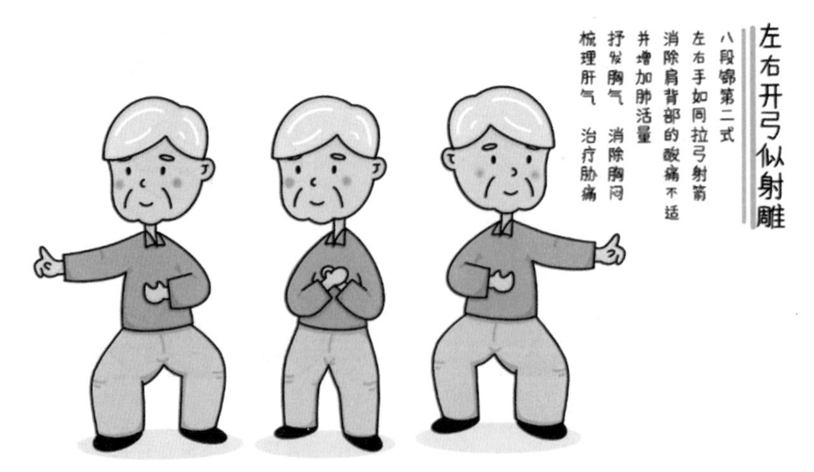

# 慢性肺源性心脏病

慢性肺源性心脏病简称“肺心病”，指患者原有的肺部疾病(包括气管疾病)不断进展，导致肺动脉血液进入肺部受阻时，肺动脉压力将会增高，右心室负担会增加，久而久之会产生右心室肥厚、扩大甚至右心功能衰竭。

## 1.肺心病与哪些因素有关？

肺心病在我国是常见病、多发病，平均患病率为0.48%，与吸烟密切相关，此外粉尘刺激、油烟刺激、空气污染等也是肺心病易感因素。

## 2.肺心病有哪些症状？

患者一般都有慢性咳嗽、咳痰、哮喘的病史，肺心病急性发作期会出现严重的缺氧表现，多见于近期有上呼吸道感染、肺部感染的老慢支人群，可能会有口唇发紫、心悸、胸闷的表现，严重者可出现神经精神症状。此外，患者还会出现下肢水肿、颜面水肿的慢性表现，这是累及心脏，导致右侧心脏功能衰竭的表现。

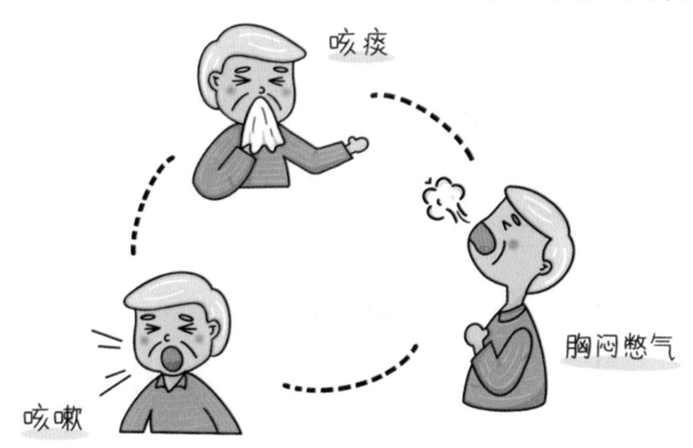


## 3.肺心病患者一般预后会怎样？

本病常年存在，但在冬季由于呼吸道感染而导致的呼吸衰竭和心力衰竭多发且症状严重，故每年冬季肺心病的病死率均较高。但只要我们做好积极的预防，如控制感染、戒烟、避免吸入污染性气体，并在急性发病阶段早期积极地干预，通过适当的治疗，很多患者的心肺功能均能在一定程度上得到较好的恢复。

### 4.肺心病患者的饮食要注意什么?

(1)肺心病和其他心脏病一样,应限制钠盐的摄入,从而减轻心脏负荷,预防水肿。

(2)食用高蛋白、高热量、富含维生素的食物,以提高身体免疫力,同时忌辛辣刺激性食物。

(3)戒烟酒,出汗多时可食用含钾丰富的食物及水果,不能进食者可补液治疗,速度不宜过快,防止加重心脏负担。

## 肺癌

### 1.肺癌发病率有多高?

据世界卫生组织最新数据显示,我国肺癌的发病率超过 40/100000,也就是说每 10 万人中,就有超过 40 人患有肺癌,且以 40 岁以上的男性居多。

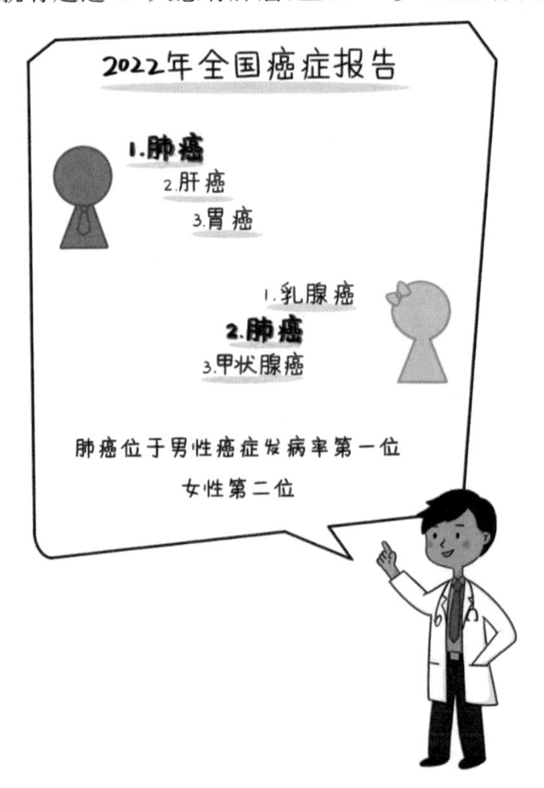

## 2.肺癌发生的高危因素有哪些?

(1)吸烟:吸烟是目前医学界可明确导致肺癌的最主要的原因之一。

(2)被动吸入的二手、三手烟:研究表明,如果夫妻有一方吸烟,另一方得肺癌的概率是普通人群的200%以上。二手烟吸入即有害。而且,香烟点燃后外冒的烟与吸入的烟相比,一些致癌物质的含量更高,因此被动吸烟吸进的有害物质比主动吸烟更多。

(3)被忽略的厨房油烟:油烟中往往含有大量的可吸入颗粒和有毒有害物质。油烟中的主要成分为丙烯醛,它会使人感到食欲缺乏、喉咙发干、眼发胀、头晕、胸闷等,医学上称为“油烟综合征”。对于忙碌于厨房的女性或者从事厨师这个职业的人来说,其气管炎、肺炎、肺气肿的发病率更高,患肺癌的危险性也比其他人要高。

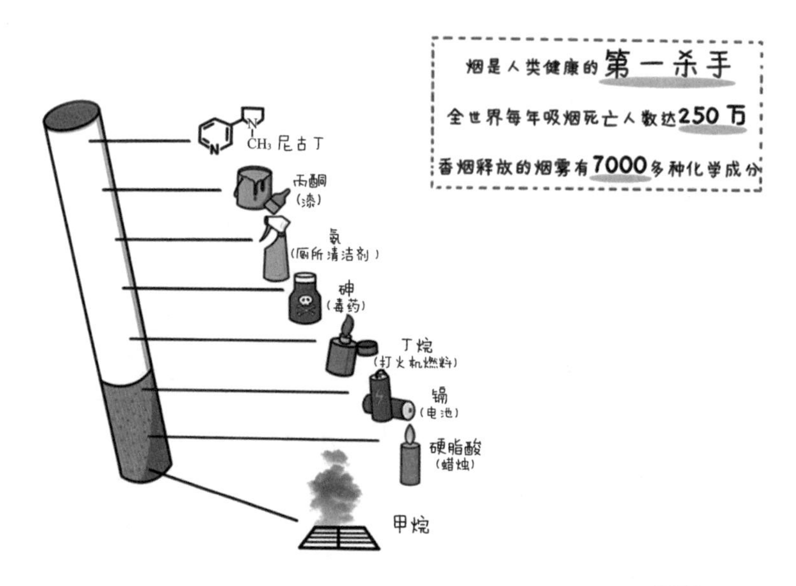


(4)被污染的空气:被污染的空气不仅包括雾霾,还有室内装修带来的甲醛等有害物质。长期暴露在空气质量差的环境下,肺癌发病率高于其他普通人。

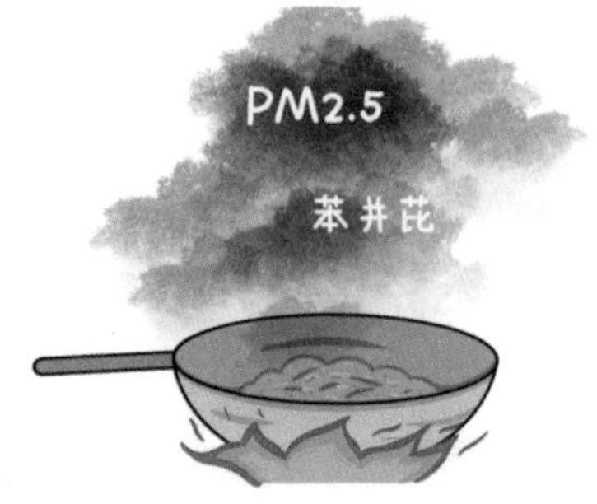


(5)特殊职业:一些特殊职业人群会长期接触石棉、砷、铬、镍、铀、镭、电离辐射和微波辐射等,这些物质也可使肺癌的发生率增加。

(6)遗传:肺癌患者中存在家族聚集现象,遗传因素可能也起到一定的作用。

### 3.哪些症状的出现需要警惕肺癌的发生?

(1)不明干咳:干咳是肺癌的早期症状之一,也是肺癌比较明显的症状。一般来说若是出现长时间的干咳,并且药物治疗效果不明显,则一定要引起足够的关注,没准这就是肺癌的前兆。

(2)痰中带血:若是在咳嗽的时候有血丝,哪怕是轻微的血丝也要引起重视,有可能是肺结核,也有可能是肺癌的先兆,一定要去正规的医院做相关的检查。

(3)呼吸困难:肿瘤逐渐增大时,往往会对呼吸道等部位产生压迫,严重时会使呼吸道发生堵塞,这种情况下患者会有明显的呼吸困难症状。

(4)周边早期症状:患者也会出现胸闷、体重下降明显、声音沙哑等症状,也有的患者会出现吞咽困难的情况。这些症状一般在早期并不明显,患者往往会忽视。所以大家要多关注自己的健康,如果发现异常,应及时就诊。

(5)肩膀疼:提起肩膀疼,更多的人会想到肩周炎,但实际它也可能是肺癌先兆。一方面,如果肿瘤长的位置比较靠上,牵拉到胸膜就会引起肩膀痛;另一方面可能是癌细胞转移到锁骨、颈部,压迫到神经导致的肩膀痛。

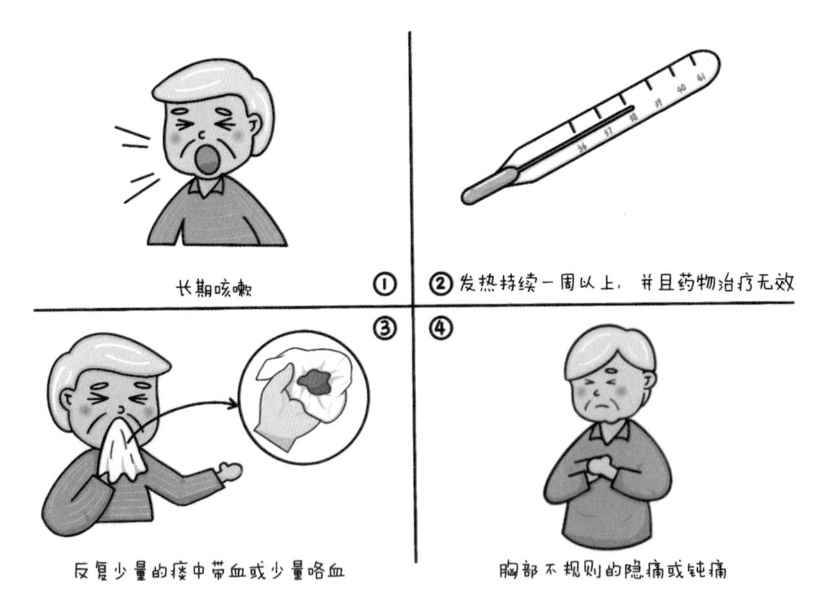

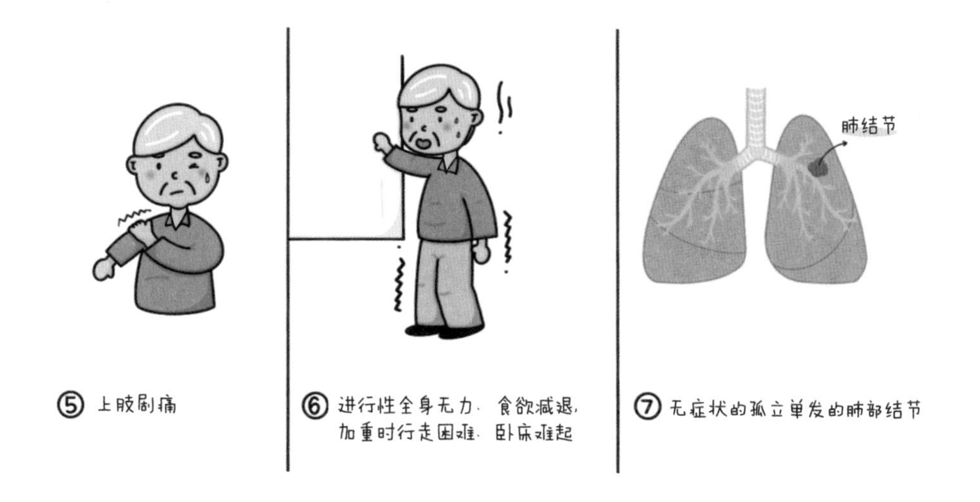


## 4.怎样预防肺癌放、化疗后的口腔黏膜炎？

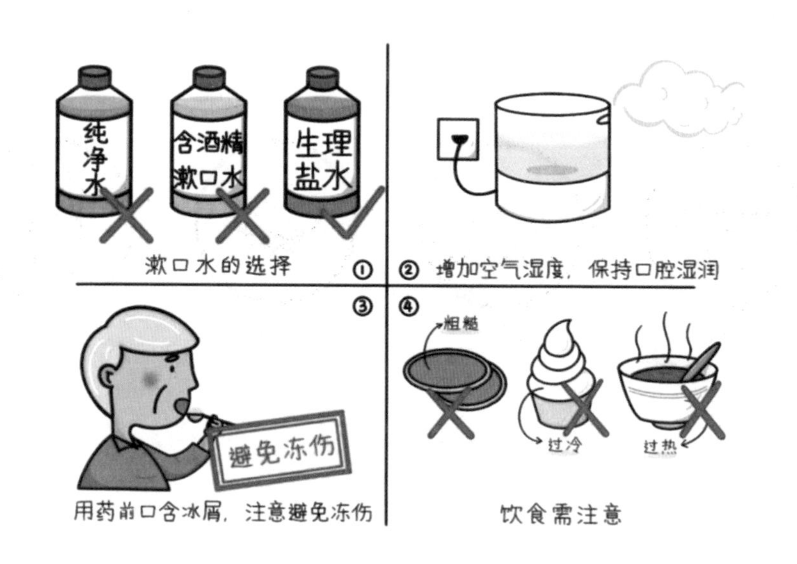


(1)选择用生理盐水或碳酸氢钠水漱口；避免使用含有酒精的漱口液，以免刺激口腔黏膜；每日多次漱口，且进食结束后要立即漱口。

(2)保持口腔湿润，可在室内使用加湿器，增加空气湿度到 60%左右。

(3)使用化疗药物前 5 分钟起，可口含冰屑 30 分钟，但要注意避免冻伤口腔黏膜。

(4)要避免进食过冷或过热、粗糙、尖锐、辛辣、酸性的食物，以免刺激和损伤口腔黏膜，加重炎症。

### 5.肺癌放、化疗期间怎么吃？

（1）专家建议放化疗期间，饮食应注意“三高一多”，即高蛋白、高热量、高维生素、补充足够多水分。放化疗前1～2周需要增加营养，使机体有一定的营养储备。应多进食瘦肉、鸡、鸭、蛋、奶、水产品（鱼）、大豆制品、米、面、杂粮、新鲜蔬菜和水果等高蛋白（增加50％）、高热量（增加20％，肥胖者不增加）、高维生素食物。

（2）放化疗期间患者可能出现恶心、呕吐、吞咽困难、腹泻或便秘等情况，很容易导致脱水及食欲降低，应遵循“少食多餐”的膳食原则。最好以蒸、煮、炖等为主要烹调方式。应特别增加粥、菜汤、豆浆、果蔬汁等食物，以补充足量水分。除食物中的水分外，每日需额外补水2000 mL以上，可选白开水、茶等。

（3）若患者体重指数降低明显，可口服高能量营养剂；若无法达到患者日常营养需求，可选用富含矿物质或微量元素的特定营养剂。对于已存在营养不良的患者，建议在营养师指导下，辅助补充一些特殊医学用途配方食品（肠内营养制剂），如全营养素、匀浆膳等，有利于较快改善营养状况。

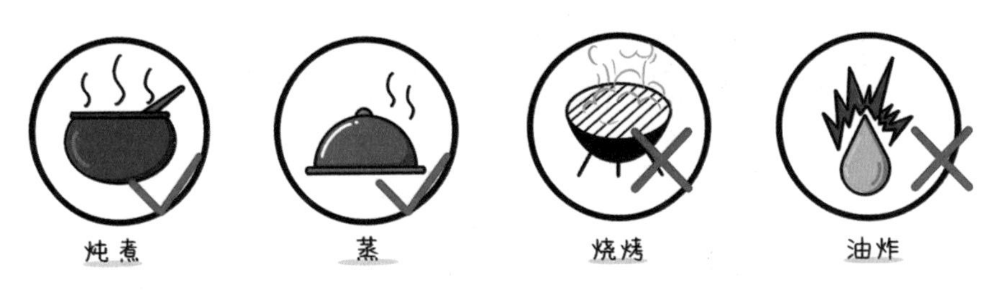


## 肺结节

### 1.肺结节是怎么回事儿？

人们进行胸部X线或CT扫描时发现密度高于周围正常肺组织的“斑点”，其直径小于或等于3 cm，类圆形或不规则形，可单发或多发，医学上称之为“肺结节”。

目前肺结节的成因还不清楚，吸烟、大气污染、油烟、甲醛都可能是肺结节生成的重要原因。研究表明，有肿瘤家族史者、有结核病史者、年龄大于40岁且有吸烟及吸二手烟或长期接触有害化学物质者、精神压力大长期心情不佳者都比其他人员更易发生肺结节。

从结节大小来看，直径为0.5～1.0 cm的称为“肺小结节”，1.0～3.0 cm的称为“肺结节”，大于3 cm的称为“肺部肿物”。从肺结节的密度来看，可分为纯磨玻璃样结节、混合磨玻璃样结节和实性结节。

### 2.查出肺结节怎么办？

肺结节并不等于是肺癌，大部分肺部小结节是良性病变，如肺部的腺瘤、脂肪瘤、炎性假瘤、结核纤维化瘢痕等，只有一小部分肺部小结节是早期肺癌或癌前病变。纯磨玻璃样结节是指在薄层CT扫描上像磨砂玻璃一样云雾状表现的结节，其大多数是良性。当它逐渐长大，实性成分增加，密度增高，就成为混合性磨玻璃结节，其恶性率大大升高，尤其是结节内出现分叶、毛刺、中间有空泡、胸膜凹陷、血管聚集等征象时则表示恶性程度更大。实性结节是密度较高的结节，一般为良性结节。研究表明，肺结节恶变率为20%。吸烟男性发现肺结节后如果不戒烟，结节发生恶变的概率为不吸烟的20倍。因此，有磨玻璃样结节或混合性结节的患者一定要引起重视，要定期复查及早干预。

（朱永洁　季红　何静）

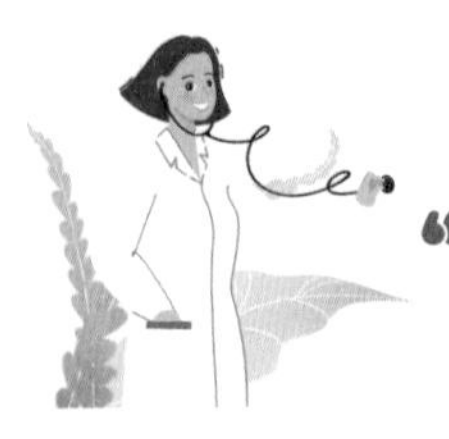

# “胃”，你还好吗？

老百姓们常说“粗茶淡饭是个宝，吃出健康身体好”。狼吞虎咽，暴饮暴食，偏爱生冷辛辣食物，不规律进食等，这些饮食习惯说的是您吗？胃疼、烧胃、慢性胃炎、胃溃疡等，这些疾病找上您了吗？您的“胃”还好吗？

## 感觉“反酸”是怎么回事？——胃食管反流病

美美地大吃大喝完后却有反酸的感觉，还有点胃灼热（俗称“烧心”），这是得了啥病？很多人认为这只是胃部不舒服，其实这很可能是“胃食管反流病”发出了信号。

### 1.胃食管反流病到底是一种什么病？

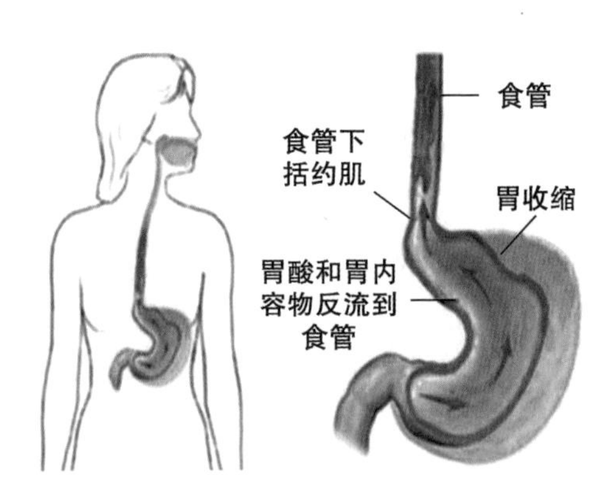


胃食管反流病是一种食管疾病，是指胃、十二指肠内容物反流至食管，引起相应的食管症状和（或）并发症的一种疾病。

其典型症状是烧心、反流和胸痛，也可有反食、吞咽困难、吞咽痛。反流就是我们常说的“反酸”，是指胃内容物向咽部或口腔方向流动的现象。不典型的症状有上腹痛、嗳气、腹胀、上腹不适、咽部异物感等。反流可造成食管损伤，表现为糜烂性食管炎(即反流性食管炎),还可引起咽喉、气道等食管以外的组织损伤。

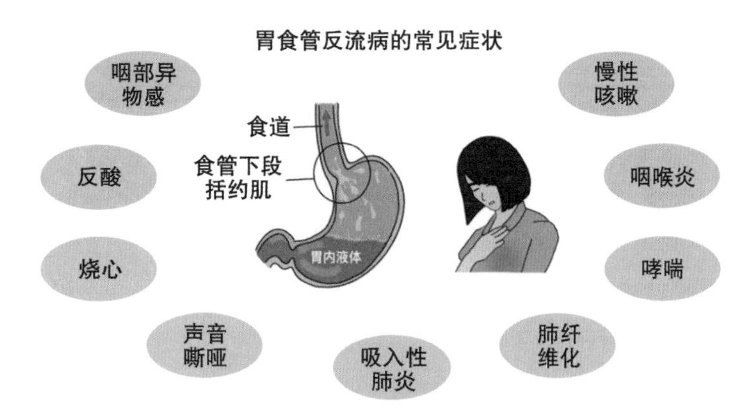


### 2.哪些人容易得胃食管反流病?

(1)中老年人:目前普遍认为,胃食管反流病的发病随年龄的增长而增加,40～60 岁为发病高峰年龄,60 岁以上的老年人要尤为注意。

(2)男性:男性患者显著多于女性。调查显示其男女发病率之比为 2.4∶1。

(3)肥胖:肥胖是反流性食管炎发生的中度危险因素,超重是胃食管反流病患者中普遍存在的现象。

(4)吸烟:经常吸烟是胃食管反流病的危险因素。

(5)饮酒:很多研究发现,饮酒与胃食管反流病显著相关。调查发现,每周饮酒 7 次以上及大量饮酒都与此病相关。

(6)精神因素:研究显示,劳累、精神紧张、生气都与症状性胃食管反流病有较大的关系,并提示心理压力可能会是其危险因素。

### 3.胃食管反流病怎样治疗?

胃食管反流病是一种慢性难治性疾病,关键是患者要坚持长期治疗。

胃食管反流病目前仍以药物治疗为主,一般认为患者服用药物的最短疗程为 8 周,病情缓解后由医生判断是否需要维持治疗,以防止复发。如果反流症状已完全控制或消失,而且通过胃镜复查发现食管黏膜炎症改变也已修复,则患者可通过改变饮食习惯、控制烟酒、减肥、睡觉时抬高床头等生活调整方式来防治本病。此后如症状复发,患者应重新开始服用药物或间断性服用药物,采用按需治疗的方法治疗本病。

胃食管反流病除药物治疗外,必要时还可行手术治疗。

### 4.得了胃食管反流病,生活中应该注意什么呢?

此病为慢性反复性疾病,需要通过培养良好的生活习惯加之规律的治疗,病情才能得到改善。

(1)少食多餐,低脂肪、清淡饮食,避免进食加重其症状的食物和饮料(如辛辣食物、薄荷、巧克力、洋葱、柑橘汁和碳酸饮料)。

(2)不宜吃得过饱,特别是晚餐。

(3)睡前 3 小时不再吃东西。

(4)减轻体重,忌烟、酒和咖啡。

(5)餐后不要立即躺平,睡眠时应把床头抬高 10～15 cm(注意不是抬高枕头),以减少胃酸反流的机会。

(6)应避免精神刺激。

(7)不穿过于紧身的衣服,腰带不要扎得太紧。

许多患者通过消除日常生活中诱发反流的因素使症状得到大幅度改善,当然,生活方式改变通常还需与药物治疗相结合。

### 5.胃食管反流病患者长期用药需要注意哪些问题?

(1)胃食管反流病患者长期服用抑酸剂,应警惕不良反应,如降低钙吸收,引起骨质疏松和脆性骨折,维生素 $B_{12}$ 和维生素 C 吸收障碍等。

(2)多潘立酮(吗丁啉)可能引起心脏相关风险,建议限制使用。老年患者出现恶心呕吐可先选择其他促动力药物。

(3)食管反流外表现,如夜间哮喘可进行晚间抑酸剂治疗,观察疗效;慢性咽炎则需要至少抑酸治疗 3～6 个月方能见效,要充分考虑长期抑酸剂治疗的不良反应。

## 胃发炎了?——胃炎

### 1.胃炎是怎么一回事呢?

胃炎是最常见的消化系统疾病之一,是多种病因引起的胃黏膜急性和慢性炎症。

急性胃炎多与饮酒、药物、机体应激状态等引起的急性胃黏膜损伤有关，少数抵抗力很低的人可能会因细菌感染而引发。

慢性胃炎主要与幽门螺杆菌(Hp)感染有关。

## 2.得了胃炎，在日常生活中会有哪些表现呢？

胃炎主要表现为上腹部饱胀、疼痛不适、恶心、呕吐、反酸、嗳气、食欲缺乏等。少数患者会出现长期少量出血，可引起缺铁性贫血，患者会出现皮肤黏膜苍白、记忆力下降、乏力、头痛、眼花、心率增快、毛发干枯等症状。部分患者也可无明显不适。

## 3.容易引起胃炎的药物有哪些？

(1)解热镇痛药(阿司匹林、吲哚美辛、吡罗昔康、布洛芬等)可引起上腹痛不适，重者可引起上消化道出血。

(2)抗生素(四环素、红霉素、甲硝唑、呋喃类等)可引起恶心、呕吐、腹痛、食欲下降甚至胃肠出血。

(3)抗肿瘤药(氨甲蝶呤、5-氟尿嘧啶等)会不同程度刺激胃肠黏膜产生弥漫性炎症，会出现恶心、呕吐。

(4)肾上腺皮质激素类(促肾上腺皮质激素、各种糖皮质激素，如地塞米松、泼尼松等)。

如必须使用上述药物时，建议给医生提供详细病史，严格按医嘱服用，尽量避免多种药物同时服用，适当选用安全剂型，也可以加用胃黏膜保护剂。

## 4.得了胃炎怎么办？

其实胃炎跟感冒是一样的，不是治不好，而是在饮食、生活习惯、气候等原因下发病或复发了。首先应去除病因，停止一切对胃有刺激的饮食、戒烟酒和药物，暂时禁食或流质饮食，多饮水；同时结合药物治疗，对严重原发病者可预防性使用抑酸药或胃黏膜保护剂；如果合并了幽门螺杆菌感染需要联合用药彻底根除幽门螺杆菌。

经常有患者这样问，“医生，我得的是胃炎，您为什么不给我开消炎药呢？”这里需要和大家讲的是，胃内是一个特殊的环境——酸性环境，只有胃酸不断分泌，才能帮助食物消化，也正因为酸的环境，所以除了幽门螺杆菌外，其他的细菌很难生存下来，所以，胃炎不是普通细菌引起的，就没有必要一定要吃消炎药。

### 5.患了慢性胃炎饮食应注意什么呢?

饮食宜规律，进食易消化食物，戒烟、限酒，避免过于粗糙、辛辣刺激和过热的食物，少吃盐渍、烟熏和不新鲜食物，多吃新鲜水果、蔬菜等。

### 6.胃炎会癌变吗?

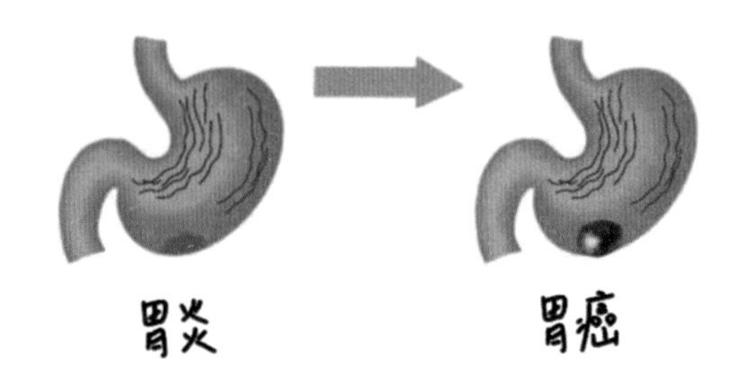


患有慢性萎缩性胃炎是具有一定的癌变风险的。胃黏膜萎缩被认为是癌变的基础。慢性萎缩性胃炎是由于长期的炎症反复刺激胃黏膜，表面的上皮、腺体出现明显的萎缩，固有层的纤维黏膜逐渐变薄。国内多年随访资料分析，慢性萎缩性胃炎绝大多数预后良好，一般认为其5～10 年癌变率为 3%～5%，10 年以上 10%；轻度异型增生 10 年癌变率为 2.5%～11%；中度异型增生 10 年癌变率为 4%～35%；重度异型增生 10 年癌变率为 10%～83%。

## 胃、十二指肠也会长“溃疡”?

一提到“溃疡”，大部分人的第一反应是“口腔溃疡”，其实就跟口腔溃疡差不多，我们的胃与十二指肠也会出现溃疡。胃十二指肠溃疡是指发生于胃、十二指肠的局限性圆形或椭圆形的全层黏膜缺损，又称“消化性溃疡”。溃疡可反复发作并修复，导致边缘增厚，形成瘢痕，一般壁较硬。

### 1.胃十二指肠溃疡是什么原因引起的呢?

其发病与多种因素有关，包括胃酸分泌过多、幽门螺旋杆菌感染和黏膜防御机制减弱。此外，遗传、吸烟、心理压力和咖啡因等因素也与胃十二指肠溃疡的发生有关。

### 2.胃十二指肠溃疡会有何表现? 怎样知道是胃溃疡还是十二指肠溃疡呢?

胃溃疡发病年龄高峰在 40～60 岁，癌变概率高。十二指肠溃疡多见于青壮年，发病高峰在 20～40 岁，很少癌变。

**胃溃疡与十二指肠溃疡鉴别要点**

| 鉴别点 | 胃溃疡 | 十二指肠溃疡 |
| --- | --- | --- |
| 疼痛时间 | 餐后0.5～1小时出现,至下次餐前自行消失 | 餐后3～4小时出现至下次进餐后缓解,常有夜间痛 |
| 疼痛部位 | 剑突下正中或偏左 | 上腹正中或稍偏右 |
| 疼痛性质 | 烧灼、痉挛感 | 饥饿感、烧灼感 |
| 一般规律 | 进餐—疼痛—缓解 | 疼痛—进餐—缓解 |

## 3.胃十二指肠溃疡应该如何治疗?

胃十二指肠溃疡一般均采取内科治疗,使用根除幽门螺旋杆菌、抑制胃酸分泌及保护胃黏膜等的药物;日常生活中我们要养成规律的饮食作息习惯,劳逸结合,避免精神高度紧张等。如果发生了严重并发症如急性胃十二指肠溃疡穿孔、胃十二指肠溃疡大出血、胃十二指肠溃疡瘢痕性幽门梗阻等情况就需要外科手术治疗了。

## 4.在治疗胃十二指肠溃疡的过程中,我们应该注意什么呢?

首先要注意制酸药带来的不良反应,长期和大量应用制酸药时,不良反应较大。含钙、铝的制酸剂可致便秘;镁制剂可致腹泻;含钠的制酸药可引起水、钠潴留而致水肿,加重高血压或促进和加重心力衰竭;部分制酸药如氢氧化铝可妨碍洋地黄、四环素、异烟肼、铁剂等药物的吸收。制酸药还可引起其他不良反应,如"反跳"性胃酸过多,磷缺乏,甚至造成肾损害等。

其次我们应注意日常饮食:

(1)有规律地定时进食,以维持正常消化活动的节律。

(2)细嚼慢咽,避免急食。

(3)饮食不过饱,以防止胃窦部的过度扩张而增加胃泌素的分泌。

(4)餐间避免零食,睡前不宜进食。

(5)宜注意营养,但无须规定特殊食谱。

(6)在急性活动期(也就是症状明显的那段时间),以少吃多餐为宜,每天进餐4～5次即可,但一旦症状得到控制,应鼓励较快恢复到平时的一日3餐。

(7)在急性活动期同时应注意戒烟酒,并避免咖啡、浓茶、浓肉汤、辣椒和醋等刺激性调味品或辛辣的饮料,以及损伤胃黏膜的药物。

### 5.胃十二指肠溃疡治愈后会复发吗?

消化性溃疡是一种慢性病,目前虽有强有力的抗消化性溃疡药物,能很快使溃疡症状消失,减少溃疡的并发症,但当患者停用抗消化性溃疡药物后,又会出现临床症状。相关资料表明,十二指肠溃疡愈合后每年复发率高达50%~80%,胃溃疡的复发情况大致与十二指肠溃疡相似,大约有一半至2/3的胃溃疡患者在愈合后的2年内有复发。所以,胃十二指肠溃疡患者不要掉以轻心哦!

## 胃癌早筛查,“胃”健康而来

胃癌作为最常见的消化道肿瘤之一,严重威胁着人类生命。目前在我国,胃癌呈现出发病率高、死亡率高、转移率高、早诊断率低等特点。由于胃癌一经发现常为中晚期,患者超过五年的存活率低,所以,大家一定要重视胃癌早期筛查,“胃”健康而来!

### 1.哪些人群需要引起注意,要进行胃癌筛查?

根据我国胃癌流行病学特点,符合以下第(1)条和第(2)~(6)条中任意一条者均应列为高危人群,建议作为筛查对象:

(1)年龄>40岁,男女不限。

(2)胃癌高发地区人群。

(3)幽门螺旋杆菌感染者。

(4)既往患有慢性萎缩性胃炎、胃溃疡、胃息肉、手术后残胃、肥厚性胃炎、恶性贫血等胃癌前疾病。

(5)胃癌患者一级亲属,即胃癌患者的父母、子女以及兄弟姐妹(同父母)。

(6)存在胃癌其他高危因素(高盐、腌制、熏制饮食,吸烟、重度饮酒等)。

### 2.胃癌都有什么表现?

在早期,患者可能会出现以下症状:消化不良和胃部不适,进食后有饱胀感,轻度恶心,食欲缺乏,胃部灼热感等。早期患者多无明显体征,上腹部深压痛可能是唯一值得注意的体征。随着病情进展,患者可能会出现以下症状:便血,呕吐,非特异性的体重减轻,持续性上腹闷痛,黄疸,巩膜和皮肤变黄,腹水,腹腔积液,靠近食管的胃癌可出现吞咽困难或反流等。胃癌也可能会出现腹部肿块、胃型和胃部振水音等体征。一旦发生远处转移,不同器官转移会出现不同的临床表现。

### 3.胃癌如何治疗?

胃癌的治疗策略是以外科手术为主要方式的综合治疗。部分早期胃癌可在内镜下切除,进展期胃癌强调足够的胃切除和淋巴结清扫术。化学治疗适用于不可切除或术后复发的患者,也可用于胃癌根治术后的辅助治疗。胃癌对放疗的敏感度较低,较少采用,可用于缓解癌肿引起的局部疼痛症状。此外,还有免疫治疗、靶向治疗、中药治疗等方法。

### 4.预防胃癌,日常生活应注意哪些事项呢?

(1)积极治疗幽门螺旋杆菌感染和胃癌的癌前病变,少食腌制、熏、烤食品,戒烟戒酒。

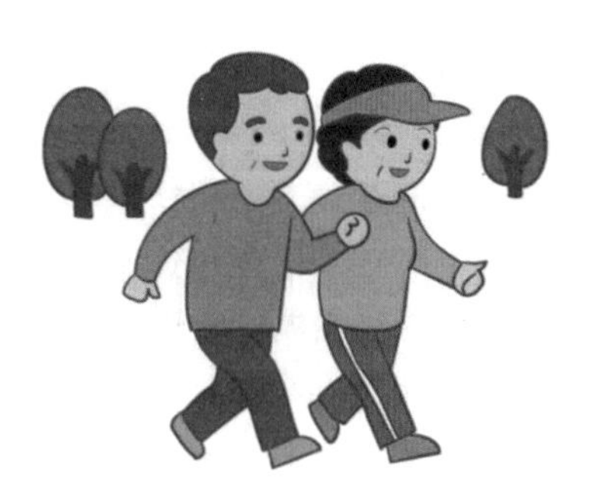

(2)生活要有规律,按时进餐,勿暴饮、暴食。

(3)定期门诊复查,若出现腹部不适,应及时就诊,定期化疗。

(4)参加一定的活动和锻炼,注意劳逸结合,避免过度劳累。

## “吃”出来的食管癌

食管是连接咽喉与胃部的一段管状器官,在这里生长的恶性肿瘤就是食管癌。在恶性肿瘤死亡原因中,食管癌高居第四位。很多人都说食管癌是“吃”出来的,让我们一起看看是怎么回事吧。

### 1.为什么会患食管癌?

遗传基因是先天因素,这决定一个人是否是食管癌的易感人群,而亚硝酸盐类物质的摄入,致癌真菌、微量元素失衡都是后天重要的致癌因素。其中亚硝胺类物质是比较常见的致癌物,其广泛存在于食物和生活用品中,如烟草、啤酒、腌制食品内均含有不同程度的亚硝胺类物质。致癌真菌主要是黄曲霉,它产生的黄曲霉毒素已被世界卫生组织癌症研究机构划定为一类天然存在的致癌物,多存在于变质的高淀粉食物和发霉的木质餐具中。还有铁、碘、锌、硒等70多种微量元素过多或过少均会降低人体对癌症等疾病的抵抗能力。

## 2.食管癌的症状有哪些?

食管癌的症状较为隐秘,在早期通常表现为吞咽时偶尔会有哽咽感,食物通过缓慢,有停滞感或感觉有异物附着,在胸骨后剑突下有灼伤、针刺或牵拉摩擦的感觉。这些症状时轻时重,有时甚至在饮食后消失,但随着病情的加重吞咽会越来越困难,最后连水和唾液都不能咽下,患者逐渐消瘦、脱水、乏力。若出现胸痛或背痛,即是晚期症状,而后根据癌细胞侵犯的部位会产生不同的临床症状,如侵犯喉返神经会出现声音嘶哑。

## 3.如何早期发现食管癌?

最新的《中国早期食管癌及癌前病变筛查专家共识意见》推荐 40 岁为食管癌筛查的起始年龄,一直到 75 岁或预期寿命小于 5 年终止筛查。对于符合筛查年龄,推荐合并下列任一项危险因素者为筛查目标人群:

(1)出生或长期居住于食管癌高发地区。

(2)一级亲属有食管癌病史。

(3)本人患有食管癌前疾病或癌前病变。

(4)本人有头颈部肿瘤病史。

(5)合并其他食管癌高危因素:热烫饮食、饮酒(≥15 g/d)、吸烟、进食过快、室内空气污染、牙齿缺失等。

食管癌极高发地区,对于筛查目标人群推荐每 5 年一次内镜普查。对于其他地区,推荐对目标人群进行食管癌风险分层初筛,对高危个体每 5 年进行一次内镜筛查。对筛查发现的低级别上皮内瘤变(轻、中度异型增生),病变直径大于 1 cm 或合并多重食管癌危险因素者建议每年进行一次内镜随访。其余患者可 2～3 年进行一次内镜随访。

## 4.预防食管癌的方法有哪些?

目前对于食管癌有多种治疗方案可以提高患者生存率,但预防仍是最好的治疗方法。警惕含亚硝胺类物质的食物,远离霉变食物,不过快饮食,不食用滚烫食物,增加新鲜蔬果摄入量,保持营养均衡,养成良好的作息规律,提升免疫力,均可以有效预防食管癌。

(石秀菊　耿莉　朱永洁　陈毓卓)

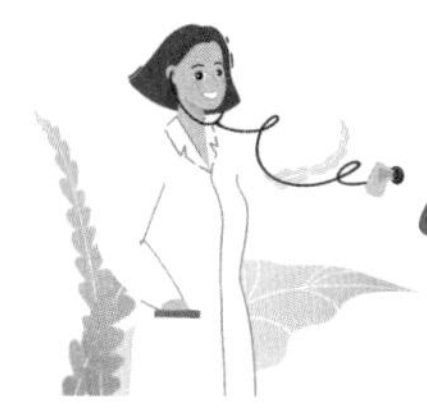

# “肝胆”相照，“胰”路同行

说起消化系统，人们对胃、小肠、大肠再熟悉不过了，殊不知肝、胆、胰也是人体消化大家族的重要成员，更是人体三大连锁“化工厂”。它们三个虽然比较沉默，却对人体的正常运转至关重要。肝、胆、胰这几个脏器不仅在腹腔内相依相邻，它们的功能和健康状况也相互依存，休戚与共。它们出了问题，会对我们身体造成不容忽视的影响。让我们“肝胆”相照，“胰”路相伴，共同守护它们的健康吧！

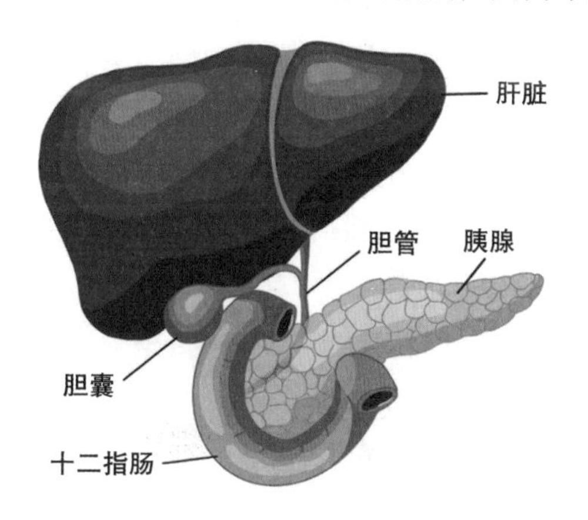


## 令人“闻风丧胆”的乙型肝炎，您了解多少？

如果您是乙肝病毒携带者，并且最近常感到身体乏力，容易疲劳，食欲缺乏还厌油腻，右上腹隐隐作痛，皮肤、眼球发黄，甚至腹部出现水肿等情况，就一定要加以重视了，那可能是乙肝病毒正在您体内“疯狂”复制，导致了慢性肝炎的发作。面对乙肝病毒，请不要恐惧、惊慌，目前有很多药物可以控制、延缓疾病的进展。如果治疗及时，乙肝病毒携带者也可能终生不发病，与正常人无异。我们通过下文一起来了解乙肝吧！

### 1.乙肝病毒对人体有哪些危害?

乙型病毒性肝炎(乙肝)是乙型肝炎病毒感染引起的,是一种可能危及生命的重大传染病。乙肝病毒慢性感染会造成肝脏损害,继而发展为肝硬化和肝癌。随着科技的发展,乙肝现在已经是一个可防、可治的传染病了。

### 2.乙肝病毒(HBV)是怎样感染人类的呢?

(1)经血传播(如不安全注射等)。

(2)母婴传播,主要发生在围生期,大多是在分娩时接触 HBV 阳性母亲的血液和体液。

(3)性接触传播,与 HBV 阳性者发生无防护的性接触,特别是有多个性伴侣者。

(4)经破损皮肤或黏膜传播,主要是由于使用未经严格消毒的医疗器械、侵入性诊疗操作等,如修足、文身、打耳洞、医务人员工作中的意外暴露,共用剃须刀和牙刷等也可传播。

特别注意:乙肝不经呼吸道和消化道传播,因此日常学习、工作或生活接触,如共用办公用品、握手、拥抱、住同一宿舍、在同一餐厅用餐、共用厕所等无血液暴露的接触是不会传染的。

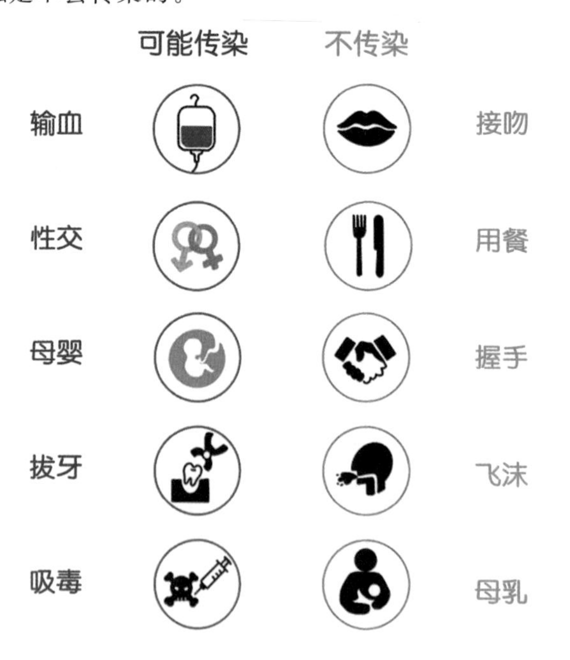

### 3.乙肝的预防措施有哪些?

(1)接种乙肝疫苗是预防乙肝最经济、最有效的措施:乙肝疫苗是“出生第 1 针”,在出生 24 小时内接种。我国已将乙肝疫苗纳入国家儿童免疫程序,按“0,1,6”免疫程序接种,“0”代表接种当时,“1”代表 1 个月后再次接种,“6”代表 6 个月后接种第三针。

(2)养成良好的个人卫生习惯:日常生活中不与他人共用剃须刀、牙刷等个人用品,进行文身、修足、打耳洞等会造成创伤的操作时一定要去卫生过关的专业门店,远离毒品、洁身自好,去正规医疗机构就诊。

(3)早诊、早治、早防:建议有疑似肝炎症状者、乙肝高危人群及高危行为者主动去医院做个“二对半”检测,以便早期发现、早期诊断、规范治疗,改善预后。

### 4.感染乙肝病毒后是否都会转为慢性乙肝?

在成年期感染乙型肝炎导致慢性肝炎的病例不到 5%,而围生(产)期和婴幼儿时期感染导致慢性肝炎的病例分别高达 90%和 25%～30%。

### 5.乙肝能治好吗?

就目前的医疗水平来说,尚无能进入细胞核的抗病毒药物,所以乙肝还不能得到根治。但通过积极有效的治疗可达到临床治愈,通俗讲就是和正常人的生活没有什么区别,生活质量及生命周期都和健康人一样,但一定要遵医嘱,达到抗病毒标准后及时治疗,及早控制。

### 6.目前慢性乙肝的治疗药物有哪些?效果如何?

目前有口服抗病毒药物和干扰素这两类药物可用于治疗慢性乙肝。根据最新的国内外乙肝防治指南推荐,一线的抗病毒药物主要有恩替卡韦或丙酚替诺福韦,通过抗病毒治疗可以有效抑制乙型肝炎病毒复制,延缓肝硬化发生,降低肝癌发病率,延长存活时间。对多数人而言,需要长期服药治疗,并定期找专科医生进行复诊和随访。

### 7.抗乙肝病毒药物可以随意停用吗?

答案是不可以!需要在专科医师指导下长期规范服用抗病毒药物,如有特殊情况(停药或换药)请咨询专科医师。

### 8.为什么说乙肝是非常难治的慢性疾病?

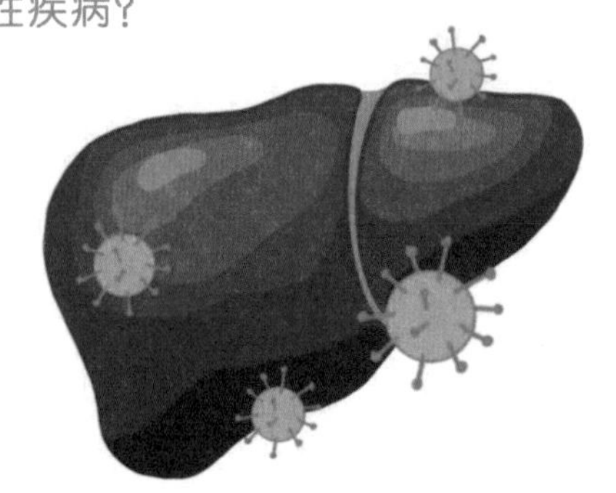

现有的抗乙肝病毒药物不能彻底清除患者体内的病毒,只能抑制病毒的复制。所以,停药后复发率也比较高。最根本原因就是患者体内还存在乙肝病毒的“残渣余孽”,停药后,它们便会东山再起,引起疾病复发。乙肝治疗疗程很长,至少需3～5年,甚至需要终身治疗。

### 9.慢性乙肝的监测该如何进行呢?

当您被确诊为慢性乙肝,医学监测就是终身的事情。监测要由专科医生进行,其次是自己,再次是家属或亲朋好友。

医院监测:监测项目包括HBV DNA、“二对半”、肝功能、肾功能、血常规、肝癌标志物、B超、CT、肝纤维化程度等,具体监测哪些项目要由医生来决定。

自己监测:及时向医生反馈自己的感受,有何不适,有哪些症状,自己身体有何异常等,多和医生沟通。

亲友监测:因为经常和患者生活在一起,观察到患者可能有某种好的或不好的变化,包括吃、喝、拉、撒、睡及心理、精神方面,都应客观地向医生报告。

终身监测:从治疗用药开始到停止,从医院到家庭,从病情严重到康复,从住院到出院之后,都要监测,要将监测进行到底。初期每个月监测一次,以后每3～6个月监测一次,这也要听医生安排。

### 10.养肝小知识有哪些?

(1)早睡觉,晚上11点之前睡,睡眠是最好的护肝药。

(2)多吃绿色食物,可以起到养肝护肝的作用。

(3)保持良好的情绪。

(4)不要长时间看电脑、电视屏幕,要适时换个姿势,按摩眼睛。

# “变硬”的肝脏

由于肝脏强大的代偿功能，导致肝病往往不能被及时、早期发现。临床中大部分患者诊断出肝脏疾病时就已经进展为肝硬化了，当肝脏长期受到损害时，便会发展到无法正常工作的状态。

## 1.肝硬化的日常表现有哪些？

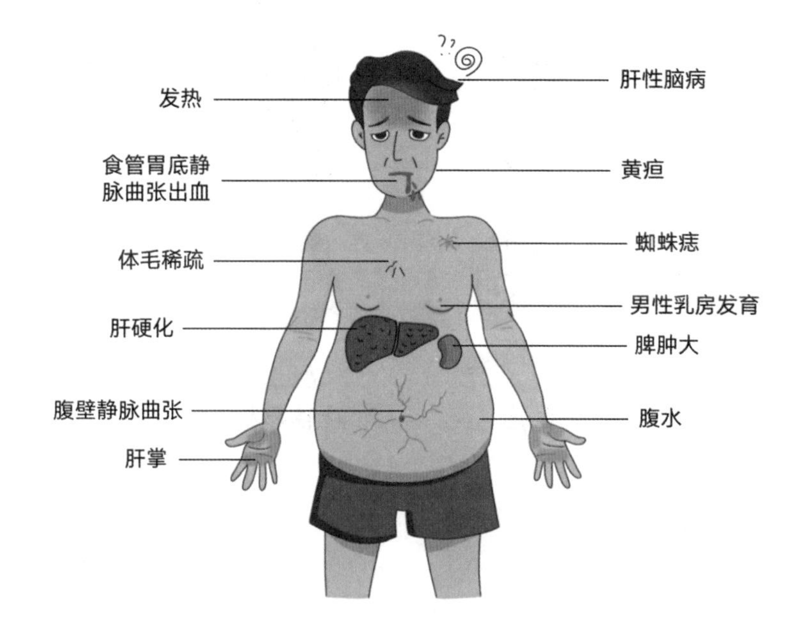


通常肝硬化病程发展缓慢，病情轻微者在潜伏期达 3～5 年甚至 10 年以上，临床上根据是否出现腹水、消化道出血等并发症分为代偿期和失代偿期。

代偿期：肝硬化的发展过程非常缓慢，早期往往没有明显的症状，这个阶段就是代偿期肝硬化。但也可有肝炎的临床表现，包括轻度乏力、腹胀、肝脾轻度肿大、轻度黄疸、肝掌、蜘蛛痣。

失代偿期：代偿期的肝硬化若未得到及时治疗，就会发展为失代偿期肝硬化，并可能出现严重的并发症，包括：

(1)门脉高压：肝硬化阻碍肝脏内血液的流动，导致通向肝脏的血管——门静脉压力升高，即门脉高压。门脉高压又会导致食管或消化道出血，危及生命。

(2)腹水：肝硬化造成的腹腔内“积水”，会让肚子胀大，影响呼吸，最可怕的是会引发腹腔感染。

(3)黄疸:肝硬化损害肝脏功能,无法代谢胆红素(黄色色素),导致胆红素在血液内堆积,引起皮肤、眼球发黄。全身症状也会引起乏力、消瘦、面色晦暗及下肢水肿等。

(4)肝性脑病:严重的肝硬化会减慢肝脏的排毒速度,毒素累积会影响大脑正常工作,造成意识缺失、嗜睡、昏迷等症状。

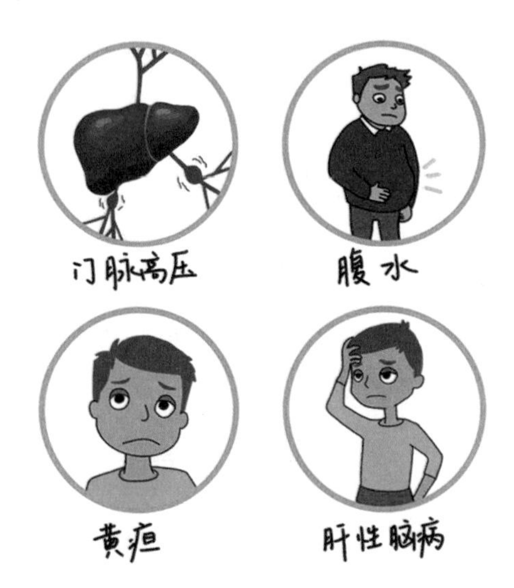


## 2.哪些是肝硬化高发人群?

(1)慢性胆汁淤积患者。

(2)长期服药和接触化学毒物者。

(3)血吸虫等寄生虫感染者。

(4)代谢紊乱人群。血友病等遗传代谢缺陷均可导致肝硬化。

(5)肝炎病毒感染者。最常见的是乙型肝炎病毒、丙型肝炎病毒及丁型肝炎病毒的感染,这些肝炎转化为慢性肝炎后,就极易发展为肝硬化。

(6)长期酗酒者。长期大量饮酒导致肝细胞损害,发生脂肪变性、坏死、纤维化,并发展到肝硬化。

(7)隐源性肝硬化:发病原因不能明确的肝硬化,占5%~10%。

## 3.如何早期发现肝硬化?

(1)观察面色:肝硬化患者皮肤表现为面部皮肤色泽逐渐变暗,黝黑没有光泽，弹性差，皮肤干燥、粗糙，甚至出现“古铜色”面容；有的患者眼圈周围灰暗尤其明显，有点像“熊猫眼”；有的患者颜面部或鼻尖部出现细小的毛细血管扩张，好像纤细的网络。这种皮肤改变往往在长期病程后形成，一般称为“肝病面容”。

（2）检测腹痛：腹痛是肝硬化患者的一个症状表现，如果出现腹部胀痛，尤其是持续不能缓解时，要及时就医。

（3）检测发热：肝硬化患者机体免疫力低下，易发生感染，而发热往往提示患者发生了细菌感染。肝硬化患者在家中应常备体温计，并定期测量体温，在出现长时间发热时应及时就医。

（4）观察大便次数及颜色：正常人每天排便一次，大便性状不硬不稀，肝硬化患者出现大便次数明显增加、质稀；同时警惕是否出现腹水、腹腔感染、肠道菌群失调或感染性腹泻的情况。如果出现大便发黑的情况，应考虑上消化道出血。

### 4.肝硬化患者需重视的危险信号有哪些？

当患者出现呕血、排柏油样的黑色大便、短期内腹水迅速增加、腹部剧烈疼痛，又或者原本清醒的患者出现计算能力下降、性格改变、行为异常，均需马上送往医院及时救治。

### 5.肝硬化患者的生活护理要点有哪些？

（1）合理饮食：规律饮食，少量多餐，以糖类为主，宜高热量、高蛋白质、高糖、高维生素、低盐、低脂、少渣饮食。门静脉高压患者宜进无渣饮食，避免粗糙、坚硬、多刺、油炸、辛辣食物，以防硬物划破曲张的静脉，引起消化道出血，一旦出血立即禁食禁饮。有腹水者则需采用低盐饮食。

（2）良好的生活习惯

1）注意劳逸结合，避免过度劳累。若处于肝功能失代偿期，要卧床休息，可根据自己的承受能力进行一些床上肢体锻炼及床边活动。活动过程中注意循序渐进，避免过度劳累，一旦出现头晕、心慌、出汗等症状，应立即卧床休息。

2）保持稳定的情绪和开朗乐观的心态，避免过度紧张、焦虑、抑郁。

3）戒烟、戒酒。

4）不穿过紧的衣服，使用软毛牙刷，避免用力排便、打喷嚏、抬重物。

5)尽量避开工农业生产中各种化学物质慢性中毒带来的肝损害。

6)病毒性肝炎后肝硬化患者应注意不与他人共用餐具、洗漱用品、剃须刀等,以防在肝炎活动期将病毒传染给他人。

(3)合理用药:在医生的指导下用药,切勿乱用护肝药,以免加重肝脏负担。

(4)自我防护:学会一般肝病自查方法,利于自我监测。若有腹水及双下肢水肿,则要尽量卧床并学会正确记录出入液体量及测量腹围的方法,以便更好地监测病情变化。

(5)定期门诊随访:定期复查肝功能及各项指标。

### 6.肝硬化患者如何进行饮食护理?

(1)肝硬化患者经常出现食欲缺乏,应给予易消化吸收的食物,做工要细,避免坚硬粗糙的食品,少量多餐,肉类食品必须充分煮烂,蔬菜、水果榨汁,进食必须细嚼慢咽,切勿狼吞虎咽。尤其是患有食管或胃基底部静脉曲张的患者更应注意。

(2)补充全面而丰富的维生素。B族维生素对促进消化、保护肝脏和预防脂肪肝有重要生理作用。维生素C可促进新陈代谢并具有解毒功能。脂溶性维生素A、D、E对肝都有不同程度的保护作用。

(3)合理食用蛋白质。患者需要合理安排蛋白质的摄入,防止摄入过多导致肝性脑病的发生。可以选择多种来源的蛋白质食物,如动物来源的鸡、鱼、瘦肉、鸡蛋等和植物来源的豆腐、豆浆、腐竹等。

(4)有水肿或轻度腹水的患者应给予低盐饮食,每日摄入的盐量不超过3 g;严重水肿时宜用无盐饮食,钠应限制在500 mg左右。禁食含钠较多的食物,例如蒸馒头时不要用碱,可改用鲜酵母发面,或吃无盐面包。挂面中含钠较多,不宜食用。少食或不食咸菜腌菜,并注意烹调方法,待菜炒熟后再放调味品及食盐。每日进水量应限制在1000~1500 mL。

(5)多吃含锌、镁丰富的食物。严禁饮酒,适当食用瘦猪肉、牛肉、蛋类、鱼类等含锌量较多的食物。为了防止镁离子的缺乏,应多食用绿叶蔬菜、豌豆、乳制品和谷类等食物。

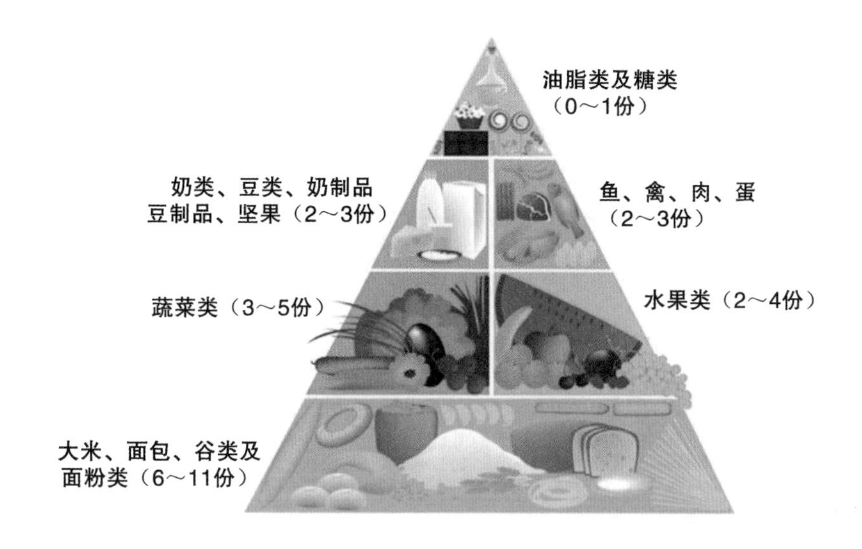


## 跟肝癌说"不"

老王,50岁,平时是个工作狂,经常喝酒应酬。最近老王刚接手的一项工作强度很大,自己觉得压力很重,时常为了能完成任务加班熬夜,吃饭也不规律。最近他开始觉得肚子疼,还以为是吃饭不规律引起的胃病,就没在意;面色也逐渐蜡黄,也以为是熬夜没休息好。直到有一天发了高烧,去医院做了全面检查,才发现自己得了肝癌。

### 1.肝癌有哪些症状?

(1)肝区疼痛:绝大多数中晚期肝癌患者以肝区疼痛为首发症状,发生率超过50%。

(2)消化道症状:食欲下降、饭后上腹饱胀、嗳气、消化不良、恶心等都是肝癌常见的消化道症状,其中以食欲下降和腹胀最为常见。腹泻也是肝癌较为常见的消化道症状。

(3)腹部肿块和黄疸:肝癌是生长迅速的恶性肿瘤,肝癌的生长使肝脏体积增大,患者可以摸到自己上腹部的肿块。黄疸是中晚期肝癌的常见体征,患者皮肤黏膜、巩膜出现黄染,尿液颜色加深。出现黄疸不一定是肝癌,但在肝癌晚期,20%的人会发生黄疸。

(4)发热、消瘦、乏力:相当一部分的肝癌患者会发热,多数为中低度发热,少数患者可为高热，在 39 ℃以上，一般不伴有寒战。肝癌患者常较其他肿瘤患者更感乏力，这与慢性肝炎患者相似。瘦也是肝癌患者的常见症状，随着病情的发展，消瘦程度可进行性加重，严重时出现恶病质。

(5)出血倾向：肝癌患者常有牙龈出血、皮下瘀斑等出血倾向，主要是由于肝脏功能受损、凝血功能异常所致，在肝癌合并肝硬化的患者中尤为多见。

### 2.哪些人需要进行肝癌筛查？

(1)5 年以上的乙肝、丙肝患者及相应病毒携带者。

(2)患有肝病、年龄在 40 岁以上、有肝癌家族史的人群。

(3)慢性肝炎患者、长期喝酒、长期食用霉变食物，饮用重金属含量超标水的人群。

(4)肝区出现不适、疼痛等症状，曾经检测甲胎蛋白有过异常，但未证实是肝癌的人群。

如果是乙肝患者，建议每 3 个月做一次肝脏检查，并积极治疗，持续观察治疗过程及疗效。如果已经是肝硬化患者，治疗的关键在于防治肝癌。

### 3.日常生活中如何预防肝癌？

预防肝癌请记住这四点：

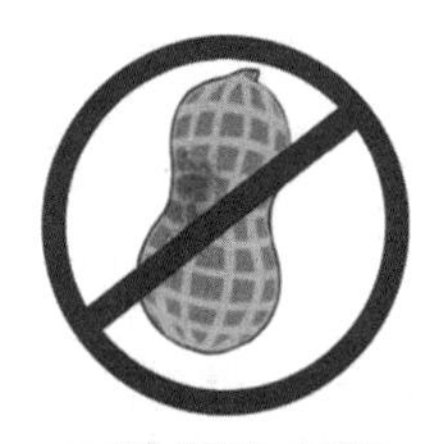

不吃霉变食物

节制饮酒

定期体检

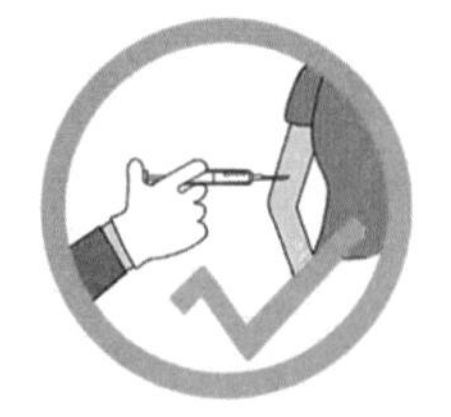

接种肝炎疫苗

### 4.乙肝患者定期复查可减少肝癌的发生吗？

乙肝患者需要每 6 个月去医院进行一次检查，检查项目包括乙肝二对半、肝功能、乙肝病毒 DNA 定量、甲胎蛋白、肝脏彩超等。必要时，患者需要进行肝穿刺取出肝组织进行活检。有抗病毒指征的患者，应严格遵医嘱抗病毒治疗，定期检测病毒定量，千万不要随意停药。进行抗病毒规范治疗 5 年后，乙肝患者的肝癌发生风险可下降 50%左右。

### 5.肝癌会遗传吗？

肝癌不会遗传，但有一定家族聚集倾向。主要是由于乙型肝炎在我国是肝癌最主要的病因，而乙肝病毒的垂直传播（母婴间）和水平传播（家庭成员间）较为常见，从而使肝癌有一定的家庭聚集倾向。家人有患肝癌的，建议尽早做筛查。

### 6.筷子不及时清洗会引发肝癌吗？

有一定风险。霉变食物的霉菌中会产生一种有毒代谢产物——黄曲霉毒素，它是导致肝癌的重要原因之一。如果未清洗的筷子上的食物残渣发生霉变，长期使用这样的筷子有可能成为诱发肿瘤的原因。

## 长在胆囊里的“石头”

### 1.胆汁是胆囊分泌的吗？

许多人会以为胆汁是胆囊分泌的，其实，胆汁是肝脏分泌的，它的作用主要是协助脂肪的消化，胆囊只是它的储存容器。胆囊就像一个仓库，会将胆汁储存起来备用，一旦这些胆汁的比例不对、过度淤积，或者仓库本身出现了问题，胆汁就容易在此形成胆结石。

### 2.胆囊上怎么会“长”石头？

人们把胆囊或胆管内发生结石的疾病叫作“胆石症”，是外科的常见病、多发病。按照成分来说，胆结石又可分为胆固醇型、胆色素型以及混合型三种类型，临床上胆固醇结石最多见。结石并不是凭空“长”在胆囊上的，本质上，胆囊胆固醇结石是一种代谢性疾病，通俗来说就是营养过剩，胆固醇排泄量超过了胆汁的承载能力，因而形成胆固醇晶体析出，最终导致胆固醇结石形成。

### 3.导致胆结石的危险因素有哪些？

从目前的研究来看，导致胆结石的危险因素主要有：

（1）基因：胆结石的发生，具有一定的遗传倾向，如果家族中有人得过胆结石，那么其后代得胆结石的风险也会高很多。

（2）年龄：目前的流行病学调查显示，年龄越大，胆结石的风险越大。

(3)体重：体重过高或者体重急剧降低，都会增加胆结石的风险。

(4)饮食：研究发现，经常吃高热量的食物，尤其是高糖、低膳食纤维的饮食模式容易引发胆结石。

### 4.胆结石有哪些症状？

胆结石没有阻塞到通道的时候，基本上没有症状，但若阻塞到了通道，就会出现非常剧烈的腹绞痛，感觉很像拿着石头在刺胆囊；疼痛的位置除了在右上侧腹部之外，也会蔓延到右肩或是右后背，同时伴随恶心呕吐的症状。

另外，也有人会出现黄疸的症状，皮肤跟眼睛会呈现黄色。

### 5.结石小是否可以不做手术？

胆囊结石大小不是决定是否手术的指标。首先，胆囊小结石容易卡在胆囊颈部，胆汁无法排出，胆囊强烈收缩，就会引起剧痛，需紧急行胆囊切除术。其次，胆囊小结石由于胆囊强烈收缩易排入胆总管，形成继发性胆总管结石，从而引起梗阻性黄疸、急性化脓性胆管炎、急性胰腺炎等危及生命的急症。

### 6.哪些情况下的胆结石需要治疗？

部分胆结石可长期无症状或终身无症状，这种胆结石对人体的危害不大，只要定期随访即可。但是胆结石一旦“卡住了”，就会产生上腹疼痛并放射到肩和背部，并伴有发热、黄疸的典型胆绞痛症状，此时一定要就医治疗。

是否切除胆囊需要有明确的手术指征。只有出现症状且反复发作、充满型结石、结石呈淤泥状、结石较大超过 2 cm、胆囊功能已受损等情况时，应考虑胆囊切除。无症状的胆结石，需经专业人士评估来做出是保守治疗随访，还是行胆囊切除术的判断。

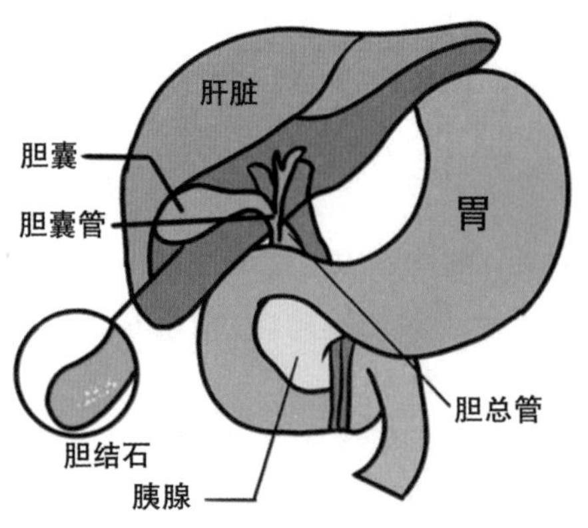


无症状胆结石需经专业评估;有以下情况则应考虑切胆:

症状反复发作
充满型结石
结石呈淤泥状
结石超过2 cm
胆囊萎缩

### 7.切除胆囊会影响身体功能吗？

如上文所说，胆汁并不是胆囊分泌的，术后定时吃饭、不大量摄入高脂饮食，切除胆囊后通常不会影响正常生活。

### 8.怎样预防胆结石？

(1)控制饮食：避免食用过多油腻、富含胆固醇的食物，如肥肉、动物内脏、蛋黄等；提倡食用植物油，有利胆的作用；多吃菠菜、南瓜、番茄以及胡萝卜等富含维生素 A 的食物；多食新鲜蔬菜水果，增加维生素的摄入，维生素有防止结石形成的作用，还可畅通大便，有利于胆囊、胆道的收缩和胆汁的排出，特别是橙子，对减少胆囊结石形成有明显作用。

(2)规律进食，重视早餐：胆结石与胆汁的分泌、排泄不畅有关，规律进食，尤其是按时吃早餐，可刺激储存在胆囊里的胆汁及时排出，避免结石发生。

(3)避免过饱，不要食用酒类等刺激性食物，过饱会刺激奥狄氏括约肌的运动，加重胆道系统及胰腺的负担，诱发胰腺炎和结石的发生。

(4)规律锻炼，控制体重。

(5)多饮水，少喝含糖饮料。

## 胆囊还保得住吗？——胆囊癌

### 1.什么是胆囊癌？

胆囊癌是指原发于胆囊黏膜上皮组织的一种恶性肿瘤，多数与胆囊结石有关，是胆道最常见的恶性病变，90%患者发病年龄超过 50 岁，女性多于男性。

### 2.胆囊癌有哪些表现呢？

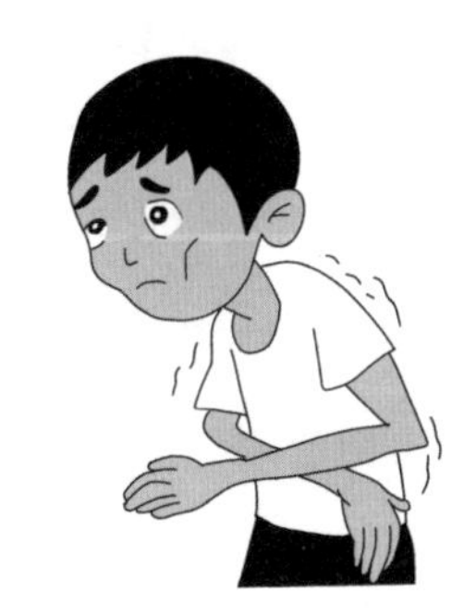

早期没有特殊的症状，只是会出现原有的慢性胆囊炎或胆囊结石引起的腹痛、恶心呕吐、腹部压痛等，部分患者因胆囊切除标本病理检查意外发现胆囊癌。

晚期，常伴有腹胀、食欲差、体重减轻或消瘦、贫血、肝大，甚至出现黄疸、腹水、全身衰竭。

### 3.胆囊癌怎么治疗?

胆囊癌首选手术切除,手术切除的范围依据分期确定。

### 4.胆囊癌怎么预防?

总体上,胆囊癌重在预防。对有症状的胆囊结石患者,特别是结石直径>3 cm者;胆囊息肉单发、直径>1 cm 或基底宽广者;腺瘤样息肉以及“瓷化”胆囊者,应积极行胆囊切除。

## 胆管癌,事儿可真不小

### 1.胆管癌的早期症状有哪些?

(1)黄疸:为最常见的症状,是胆道阻塞的结果,特点是进行性加重加深,且多属无痛性,少数患者黄疸呈波动性。

(2)腹痛:上腹部疼痛。

(3)发热:多为梗阻胆管内炎症所致。

(4)其他不适症状:食欲缺乏,厌油,乏力,体重减轻,还可能有全身皮肤瘙痒、恶心呕吐等伴随症状。

(5)肝大、胆囊增大、腹水。

### 2.胆管癌的高危因素有哪些?

目前胆管癌的致病因素尚不明确,但大量研究表明,胆管癌的发生与以下因素有关:胆管结石的患者,结石长期刺激诱发胆管癌变;先天性胆道发育异常,比如胆管扩张症;原发性硬化性胆管炎;胆管空肠吻合术后及胆道寄生虫患者;既往有胆管癌家族史。乙型肝炎病毒(HBV)和丙型肝炎病毒(HCV)可能是诱发胆管癌的原因之一。

### 3.胆管癌能预防吗?

胆管癌可以预防,改变不良生活习惯是预防的关键。

(1)调整膳食结构:不吃烧焦和烤糊的食品,少吃高脂、高油、多盐的食物,多食谷类、豆类、新鲜蔬菜和水果,控制肉类等动物性食物和油脂的摄入,及时补充维生素、必需的矿物质,拒绝暴饮暴食,适量饮酒,不吸烟,不熬夜,生活作息规律。

(2)避开危险因素:接种乙肝、丙肝疫苗,降低风险。

(3)患有肝硬化、胆囊炎等疾病的患者,需要积极治疗原发疾病,定期复查,一旦出现乏力、黄疸、腹痛、发热等症状,要高度警惕,及时就医。

(4)对于男性及超过50岁以上的人群,首先应避开常见的危险因素,并定期体检,如发现异常情况,需要及时与医生沟通。

## 不知不觉,殊不知是胰腺癌

### 1.什么是胰腺癌?

胰腺主要由外分泌细胞组成,这些细胞形成外分泌腺体和导管。当胰腺细胞生长失去控制时,就可能导致胰腺癌。

### 2.胰腺癌有哪些临床表现?

多数胰腺癌患者都有腹痛、体重下降和(或)黄疸的症状。

(1)腹痛:是最常见的症状,通常为上腹部钝痛,并放射至背部。有特点的疼痛是夜间持续性腰背痛且程度剧烈,患者常彻夜取坐位或弓背侧卧位方能缓解些许疼痛。

(2)黄疸:患者出现皮肤、巩膜和小便变黄,大便颜色变浅呈灰陶土色,而不是正常的棕色。

(3)胃痛:由于疼痛定位不清,胰腺癌也可以表现为胃痛,也可伴有食欲下降、乏力、消化不良等症状。

(4)食欲缺乏。

(5)体重下降。

### 3.胰腺癌为什么如此隐匿,难发现?

(1)胰腺癌早期没有明显的症状与体征,出现症状时又与普通的消化道疾病相似,容易被忽略,一般做CT、彩超等检查时才被发现。

(2)胰腺癌的发病原因尚不清楚,可能与多种因素相关:遗传、吸烟、酗酒、慢性胰腺炎、糖尿病等。

### 4.胰腺癌早期有哪些蛛丝马迹?

在胰腺癌初期，患者常会出现不明原因的皮肤发黄、尿黄；无法解释的厌食及消瘦，体重下降超过10%；上腹或腰背部疼痛；消化不良而钡餐检查消化道正常；近期突发糖尿病而又没有使之发病的因素；突发无法解释的腹泻(脂肪泻)；自发性的胰腺炎发作(如果是嗜烟者应加倍注意)和不明原因的下肢血栓性静脉炎等表现。

### 5.胰腺癌该如何治疗呢?

胰腺癌的治疗仍以争取手术切除为主，对不能手术者常做姑息性短路手术、化疗和放射治疗。

### 6.远离胰腺癌，护理上有哪些建议?

(1)避免高脂肪与高热量饮食：高脂肪、高热量饮食会增加消化系统负担，诱发癌症发生。平时应多以谷类、豆类、甘薯等粗粮为膳食主体，多吃新鲜蔬菜与水果，忌食烧焦和烤煳的食品，建议经常吃些松子、杏仁、腰果等坚果，能辅助保护胰腺。

(2)养成良好生活习惯：规律作息，不吸烟，少饮酒，不暴饮暴食。

(3)坚持锻炼，保持良好心态：锻炼不仅仅有利于预防胰腺癌，也是预防其他肿瘤的重要措施。

(4)少接触萘胺和苯胺等有害化学物质：研究显示，长期接触这些化学物质者，患胰腺癌的风险较常人高约5倍。

(石秀菊　耿莉　季红　张立瑶)

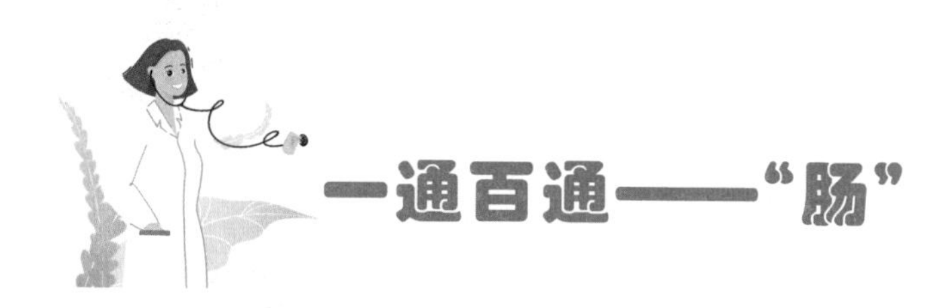

# 一通百通——“肠”

最近有一句网络流行语“人生无常，大肠包小肠”，让人不禁哑然失笑。您自己或您身边的朋友一定有喝冰水、吃辛辣刺激食物后拉肚子的经历吧，但肠子能有什么“坏心思”呢？无非是我们自身对于肠道健康不够重视罢了。关于这些“肠”识，您又了解多少呢？

## 人体的“加油站”和“清洁工”——肠道

肠道主要包括小肠和大肠。小肠又可以分为十二指肠、空肠和回肠，成人全长一般为 3～5 m，但个体差异也会比较明显。小肠是消化管中最长的一段，是消化吸收的主要场所，也是重要的内分泌器官，还具有重要的屏障功能。大肠可分为盲肠、结肠、直肠和肛管四部分，在盲肠的末端有一个我们熟悉的器官——阑尾。大肠具有吸收功能，可以储存和转运粪便，同时还具有排便、分泌等功能。

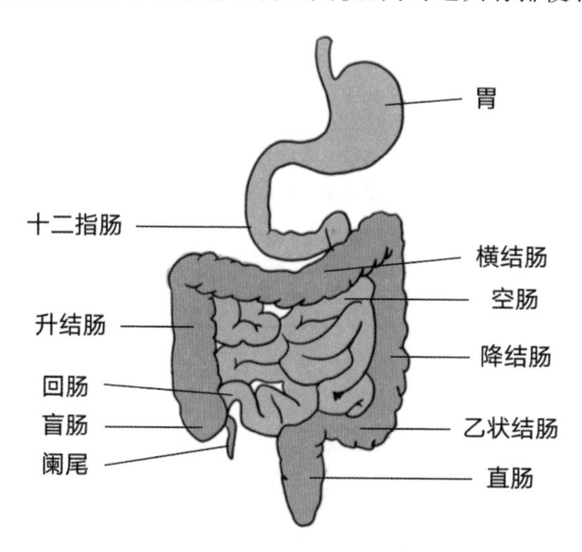

## 腹泻那些事儿

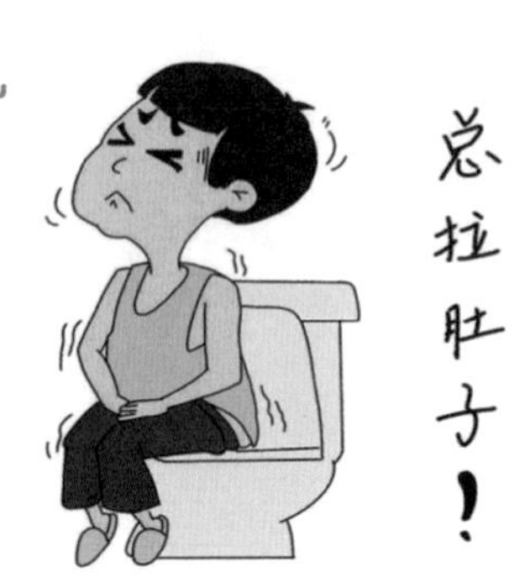


腹泻是一种常见症状，俗称“拉肚子”，是指排便次数明显超过平日习惯的频率，粪质稀薄，水分增加，每日排便量超过200 g，或含未消化食物、脓血或黏液。患者常伴有排便急迫感、肛门不适、失禁等症状。

### 1.腹泻的原因有哪些?

按发病机制可将腹泻分为四类。

(1)渗出性腹泻：由于各种炎症引起肠道吸收能力下降所致，可分为感染性腹泻和非感染性腹泻。感染性腹泻包括细菌性痢疾、病毒性肠炎、伤寒等；非感染性腹泻包括炎症性肠病、胃肠肿瘤等，多表现为慢性腹泻。

(2)分泌性腹泻：因肠黏膜受到刺激而致水、电解质分泌过多引起。霍乱就是典型的分泌性腹泻。

(3)渗透性腹泻：由于对食物的消化和分解不完全致肠腔内渗透压过高所引起，也就是我们常说的消化不良。如慢性胰腺炎、肝病、服用某些高渗性减肥药等都可能引起渗透性腹泻。

(4)肠运动功能异常性腹泻：由于肠蠕动过快，致使肠内食糜停留时间缩短，没有被肠道充分吸收所致。常见于胃肠功能紊乱及甲状腺功能亢进等。

### 2.腹泻，我该怎么办?

腹泻了，应该在医生指导下规范服药，通常有如下几类药物：

(1)补充体液类：口服补液盐Ⅲ。

(2)快速止泻类：蒙脱石散。

(3)腹泻期调理类：益生菌。

(4)抗菌类：盐酸小檗碱、抗生素。

### 3.腹泻需完善哪些化验检查?

(1)粪便常规：提示是否有细菌感染。

(2)血常规：判断是否有细菌感染、血液浓缩。

(3)尿常规:判断脱水程度。

(4)肾功能检查及电解质检测:判断是否存在电解质紊乱,评价脱水程度。

(5)粪便培养:明确感染的具体细菌。

(6)霍乱弧菌的筛查及培养。

### 4.如何预防急性腹泻?

(1)渗出性腹泻和分泌性腹泻,预防重点是防止“病从口入”,注意饮食卫生,不饮生水;生、熟食物分开;吃剩的食物及时放入冰箱内,且储存时间不宜过长,食用前要加热;食用甲壳类、贝类等水产品时要煮熟,生吃、酒泡、醋泡或盐腌后直接食用的方法不可取。此外,还应养成良好的卫生习惯,饭前、便后洗手;清洁环境,灭蝇、灭蟑;减少与腹泻患者的接触,不要共用餐饮用具。

(2)渗透性腹泻和肠运动功能异常性腹泻,多与胃肠道刺激有关,其预防措施包括以下几项:避免吃生冷、辛辣及刺激性食物;重视心理卫生,主动适应社会及环境;参加体育锻炼;生活规律,少熬夜,不过分消耗体力、精力。

### 5.一吃辣就拉肚子是咋回事?有哪些饮食小妙招呢?

一吃辣就拉肚子在医学上称为“肠易激综合征”,其发病原因很多,但基本共性为:①对高热量膳食或高脂膳食敏感;②如果食物中含有不易消化的糖类,则更容易诱发症状;③对胃肠道的刺激敏感,如着凉可能会诱发或加重症状;④情绪(紧张、焦虑、抑郁和恐惧)也会诱发或加重症状。

对付肠易激综合征,饮食有小妙招:

(1)低脂膳食。

(2)少食多餐。

(3)避免摄入富含人工甜味剂山梨糖醇的食物。

(4)对于非腹泻反倒便秘的患者,可通过适当补充膳食纤维缓解症状,如果膳食纤维增加了腹胀症状,可以服用甲基纤维素(常用的食品添加剂)缓解。

(5)不断尝试生活中常见的食物,看哪些食物会引发症状,将之拉入黑名单。但吃火锅时,因为同时摄入多种食物,往往无法确切知道哪种是敏感食物,所以肠易激综合征的患者应少吃火锅。

# 香蕉、酸奶齐上阵——便秘

## 1.什么是便秘？有哪些表现？

便秘是指排便困难和(或)排便次数减少、粪便干硬。排便困难包括排便费力、排出困难、排便不尽感、肛门直肠堵塞感、排便费时和需辅助排便。排便次数减少指每周排便少于3次。慢性便秘的病程至少为6个月。

## 2.便秘的常见原因有哪些？

引起便秘的原因不外乎这几种：

(1)肠道蠕动缓慢：尤其是老年人的肠道蠕动频率低，肛肠肌肉过度收缩致使很难产生便意。

(2)精神体质欠佳，一些老人因患有心脑血管疾病，需要长期服用药物，而这些抗高血压药物都可引起便秘。

(3)体内缺水，饮食中若是缺少纤维素含量高的食物例如粗粮和水果，也会引起便秘。

## 3.长期便秘有哪些危害？

长期便秘可诱发肛肠疾病的发生，如结肠憩室、肠梗阻、胃肠神经功能紊乱及直肠炎、肛裂、痔等，还可形成粪性溃疡，严重者可引起肠穿孔，还可使肠黏膜上皮细胞异型增生，诱发癌变。

便秘还可引起肠道外的并发症，主要是因用力排便使腹压增加、屏气等造成的心脑血管疾病发作，如诱发心绞痛、心肌梗死、脑卒中等。

## 4.如何预防便秘？

(1)多饮水：每天的水摄入量应达到2000～3000 mL。尤其每天清晨饮一杯温开水或盐开水可较好地刺激胃结肠反射而达到缓解便秘的作用。

(2)主食不要过于精细：要适当吃些粗粮，多进食纤维素丰富的食物，促进肠蠕动，从而改变排便性状，缓解、预防便秘。如香蕉、芹菜、韭菜、白菜、麦片、玉米、茄子、海带等。

(3)养成良好的排便习惯：在早晨起床后或者早餐后如厕，无论有无便意，或者能不能达到满意的排便效果，到时都应坚持蹲厕所。排便时应集中注意力，不要看报或小说，不要忍便。

(4)坚持运动：散步、跑步、深呼吸、练气功、打太极拳、转腰抬腿等运动以及适当的体力劳动可使胃肠活动加强，食欲增加，提高排便动力，预防便秘。

(5)腹部环形按摩：用双手从剑突处开始先向左下方按揉10下，然后横向，由左至右按揉10下，再向下开始一边按一边推(由右向左，至左侧后再向下由左至右)，这样反复沿大肠的走向直至小腹部的中点为止，达到帮助大肠蠕动的目的。

(6)良好的生活方式：保持心情愉悦，减轻压力，按时吃早餐。

(7)避免滥用导致便秘的药物以及滥用导泻药物。

## 5.便秘如何进行药物治疗?

治疗便秘最好的方法是调整生活方式并辅以药物治疗。由于个体差异大，用药不存在绝对的最好、最快、最有效，除常用非处方药外，应在医生指导下充分结合个人情况选择最合适的药物。

一般人群便秘的药物治疗：

(1)泻药

1)容积性泻药：该类药品一般为处方药，安全性高，不良反应较少，常为首选治疗药物，常见药物包括硫酸镁、聚卡波非钙、小麦纤维素等。

2)渗透性泻药：适用于轻、中度便秘的患者。该类药物一般为处方药，常见的药物包括聚乙二醇、乳果糖、盐类泻药如硫酸镁等。

3)刺激性泻药：长期使用会产生依赖，且造成结肠变黑。常见的药物包括比沙可啶、番泻叶、蒽醌类、蓖麻油等。

4)润滑性泻药：能润滑肠壁，软化粪便，适用于老年合并慢性病的患者。常见的药物包括开塞露、液体石蜡等。

(2)促动力药：增加肠道动力，适用于慢传输型便秘患者，常见的药物包括莫沙必利、伊托必利及选择性作用于结肠的普卡必利。

(3)微生态制剂：该药含有益生菌，对缓解便秘及腹胀有一定作用，可作为辅助治疗，一般为非处方药。

## 6.老年人如何选择治疗便秘的药物?

老年人首选容积性和渗透性泻药，严重便秘者可短期应用刺激性泻药。

### 7.哪些运动可以改善便秘？

每天进行提肛运动10～20次，指导腹部自我按摩，取仰卧位，双腿屈曲，放松腹肌，双手手掌重叠顺时针方向按摩腹部10～20分钟，可刺激肠蠕动，促进排便。

### 8.便秘时可以灌肠吗？

便秘时可以灌肠，灌肠液可以选择肥皂水、生理盐水，一般灌肠液用量为500～1000 mL；还可以用开塞露，开塞露可以润滑粪便，缓解便秘。

## 幸运癌——结直肠癌

结直肠癌之所以称为"幸运的癌症"，主要是因为治愈率和五年生存率比较高。如果能够早发现、早诊断、早治疗，大部分早期的结直肠癌患者可以彻底治愈。中晚期结直肠癌患者经积极治疗，五年生存率为70%左右。

### 1.结直肠癌有哪些风险因素？

结直肠癌是环境因素和遗传因素共同作用的结果。

(1)遗传因素：约5%的结直肠癌与遗传相关，家族史是结直肠癌最重要的危险因素之一，至少有1个一级亲属患有结直肠癌的人群患结直肠癌的风险大约是无家族史人群的2倍。2级亲属或3级亲属患有结直肠癌人群的患病风险比一般人群高出75%。

(2)既往疾病史：结肠息肉包括腺瘤样息肉、锯齿状息肉、扁平状息肉、异型增生息肉等，会导致较高的癌症风险，60%～70%的结直肠癌都是从腺瘤样息肉发展而来的。患有慢性肠病的人，如溃疡性结肠炎、弥漫性结肠炎、结肠狭窄、原发性硬化胆管炎等疾病的患者，结直肠癌的发生率也会增加。

(3)生活方式：吸烟会增加结直肠癌的患病风险，过度饮酒也可能导致结直肠癌。患有炎症性肠病的人群结肠癌风险比普通人高5～15倍。

(4)饮食因素：肉类和脂肪的摄入会增加患结直肠癌的风险，而蔬菜、水果的摄入则会降低风险。许多研究表明，食用红肉和加工肉会增加患结直肠癌的风险。摄入豆类，尤其是摄入大豆多的人群结直肠癌发病率最低。

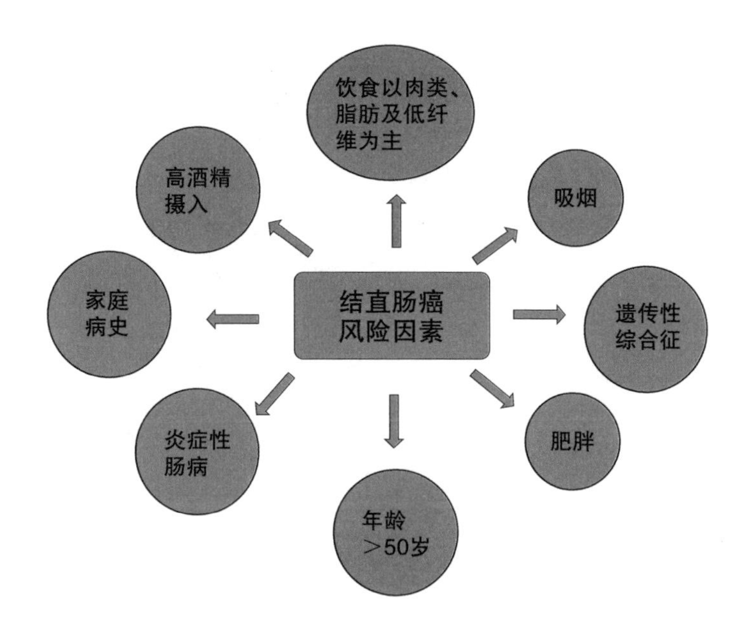


## 2.如何及时发现结直肠癌?

一般建议超过40岁的人进行肠镜检查,高危人群则应该更早去做,例如:

(1)直系亲属中有患结直肠癌者。

(2)有过肠道腺瘤、癌症史的患者。

(3)有溃疡性结肠炎的患者。

(4)曾切除胆囊的患者。

(5)有过盆腔放疗史的患者。

(6)长期精神抑郁、熬夜、喜欢高脂高蛋白饮食的人群。

## 3.出现哪些症状要警惕结直肠癌?

(1)大便习惯改变,次数增多,交替腹泻便秘。

(2)大便性状改变,出现血便、黏液便,形状变细变扁。

(3)排便费力,有排便感,但无大便解出。

(4)腹痛,不确切持续性隐痛,腹痛向肛周放射,腹部不适,腹胀感。

(5)腹部肿块。

(6)全身症状,如贫血、消瘦、乏力、低热等。

1.直肠刺激症状
2.黏液血便
3.粪便变细和排便困难
4.全身症状

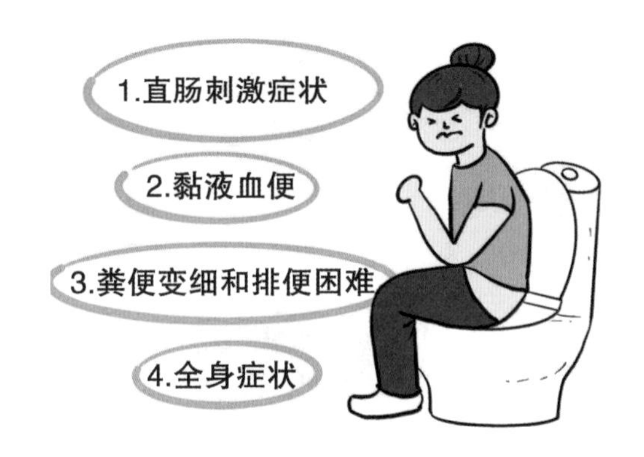

### 4.如何预防结直肠癌?

(1)坚持体育锻炼:如慢跑、快走等有氧运动,既能增加自身抵抗力,又能避免肥胖。

(2)健康膳食:增加粗纤维、新鲜水果等一些富含高膳食纤维的食物摄入,避免高脂饮食,促进肠道蠕动,保持大便通畅。

(3)戒烟限酒:避免其对消化道长期的炎性刺激。

(4)高危人群参加定期防癌体检。

## 有"痔"之士

痔,现代医学有静脉曲张学说、血管增生学说、肛垫下移学说等多种观点,认为痔的基本变化是局部静脉曲张。另外,位于肛管和直肠结合处有一个组织垫(简称"肛垫"),其作用类似于水管接头内的橡皮垫,当肛垫松弛肥大、出血或脱垂时,便形成了痔。

### 1.得了痔疮,该如何治疗?

没有症状的痔通常不需要治疗,如果有了相应的症状,则应及时就诊。轻微出血的痔首选药物治疗,常见药物有外用的洗剂、膏剂,肛门内使用的栓剂,还有消肿止痛的口服药物。严重出血、贫血或药物治疗不佳时,或以脱出为主的痔则需要采取外科治疗,常见的有药物注射、器械治疗、手术切除等方式。应根据个人特点制定不同的治疗方案,不能一概而论。

### 2.如何预防肛周疾病的发生?

(1)糖尿病患者要控制好血糖,血糖升高会增加感染机会,肛门局部抵抗力减弱,发生肛周脓肿的机会也会增加。

(2)避免肛门外伤,外伤后要及时消毒并治疗。

(3)肛周皮肤病请及时治疗。

(4)预防和治疗便秘、腹泻。

(5)规律排便,最好每日晨起排便一次,避免久蹲,3～5 分钟为宜,最长不超过 10 分钟。

(6)节制饮食,勿过多食用辛辣食物,减少对肛周组织的危害;勿吸烟酗酒;避免暴饮暴食。

(7)适度活动,养成每日运动的好习惯,增加机体抵抗力,增强抗病能力。

(8)保持肛周皮肤清洁,养成便后清洗的习惯。

(9)感觉肛门不适要及时到医院就诊。青春期男性激素分泌旺盛,更易患肛腺炎和肛周脓肿,尤其要注意。

(10)掌握自我放松的方法,调整机体整体状态,如保证充足的睡眠,积极参加娱乐活动,与人交谈,经常散步、健身。

## 关爱生命,警惕消化道出血

在生活中,有很多人会发现自己排黑便,甚至在剧烈呕吐后会出现呕血,这些就是消化道出血的症状。如果出现了消化道出血的症状,不要太惊慌,一定要学会辨认出血量多不多,症状严不严重,如果情况严重,就必须及时去医院就诊,以免发生危险。更重要的是要了解出血原因,找准病因后对症治疗,避免原发病带来更严重的危害。注意:严重的消化道出血会造成生命危险!

### 1.什么是消化道出血?

消化道出血分为上消化道出血和下消化道出血。上消化道出血是指十二指肠悬韧带以上的食管、胃、十二指肠、上段空肠以及胰管和胆管的出血。十二指肠悬韧带以下的肠道出血统称为“下消化道出血”。

### 2.消化道出血有哪些表现?

在病情早期,患者会出现便血的症状,有的是在上厕所的时候,发现厕纸上面会有一些血丝,大便是发暗的,这种情况下我们很难用肉眼观察到大便的变化,需要去医院化验。早期的症状因为不明显,所以患者几乎是察觉不到的,只是觉得身体比较容易疲惫,没有力气,脸色变得有些暗淡、苍白,这个时候只要去医院化验就会知道自己身体中的血细胞偏低。一般患者在大便出血以后,会伴有低烧的症状,可能出现呕血,根据出血部位及出血量、出血速度的不同,临床表现各异。小量(400 mL 以下)、慢性出血多无明显自觉症状;急性、大量出血时出现头晕、心慌、冷汗、乏力、口干等症状,甚至出现晕厥、四肢冰凉、尿少、烦躁不安、休克等症状。

### 3.突然出现吐血的症状是怎么回事?需要做什么检查?

突然吐血有可能是上消化道疾病,比如胃溃疡、出血性胃炎、十二指肠溃疡、胃癌、胰腺炎等疾病刺激造成的,也可能是口腔、鼻腔疾病引起的。如果患者存在肝脏的疾病,导致门静脉高压、胃底静脉屈曲扩张时,吃比较坚硬的食物或者没有保持规律的饮食习惯,导致静脉破裂也会引起吐血的症状。可以去医院做胃镜检查,出血比较严重时,可以使用止血剂治疗。

胃镜检查是最主要的检查手段,可以明确出血的部位、性质和病因。

### 4.便血应该挂什么科?

如果患者既往存在肝硬化失代偿期的病史,大便呈现柏油样便,则考虑是食管胃底静脉破裂出血,则需要挂消化内科或肝胆内科。便血最好去看消化内科的门诊,如果出血量比较大,病情比较严重,或者是在夜间,应去急诊内科就诊。

## 隐匿的消化道早癌

简单来说,所谓的“消化道早癌”指的是消化道肿瘤的早期,最大特点就是病灶比较局限,转移的机会非常小,患者的症状比较轻,甚至没有症状,治疗效果比中晚期癌要好,越早发现越早治疗效果越好,甚至可以实现根治。

## 1.消化道早癌有哪些症状？

消化道早癌的典型症状就是没有症状！

您没有看错！消化道肿瘤在早期大多没有症状，几乎所有的消化道肿瘤在癌前期、早癌期基本没有症状，有的甚至到了进展期症状也不典型。就算有症状，其表现可能与普通食管炎、胃炎、结直肠炎症状相似，如反酸、胃灼热、胸骨后疼痛、恶心、腹胀、早饱、腹泻、便秘等。这与它病变部位表浅、范围局限有关，一旦出现严重腹痛、黑便、呕血、体重下降等症状时，往往已到中晚期了。

## 2.哪些人群是消化道早癌的高危人群？

年龄在 40 岁以上，有以下一项危险因素者，都属于高危人群，都应该及早进行胃镜或者肠镜等相关检查。

(1)既往有慢性萎缩性胃炎、胃肠道息肉、恶性贫血等癌前疾病，有胃黏膜中度肠上皮化生、上皮内瘤变等癌前病变。

(2)有胃癌、食管癌、大肠癌等消化道肿瘤的家族史，包括父母或兄弟姐妹等。

(3)有腹胀、腹痛、恶心、呕吐、吞咽困难、黑便、血便、胃灼热、纳差等症状。

(4)有幽门螺杆菌感染。

(5)高盐饮食，平均每天盐的摄入量大于 20 g。

(6)喜欢吃烟熏、煎烤、腌制的食物。

(7)抽烟，平均每年大于 200 支。

(8)重度饮酒，平均每天饮酒量大于 50 g。

## 3.如何筛查消化道早癌？

胃肠镜仍是目前筛查胃肠道早癌及癌前病变最直观、最主要的方法。建议 40 岁以上人群每 1～3 年进行一次胃镜检查，每3～5 年进行一次肠镜检查。在临床上接触到一些患者，常常就是因为惧怕胃肠镜检查，从而错过了早诊早治的最佳时机。

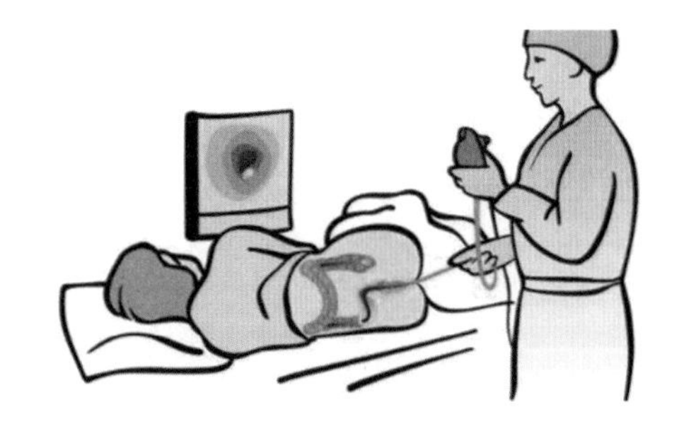

### 4.没有任何不适就不需要做内镜检查吗?

早期胃肠道肿瘤一般不会引起身体不适,大部分早癌患者是由于其他胃肠道问题到医院做检查“间接”被发现。这与一些人严重缺乏健康意识有关,只有生病了才来找医生。往往有症状的肿瘤多属于中晚期,不仅治疗效果差,而且对个人及家庭也会造成极大的精神、经济压力。

医生提醒:消化道癌防治关键在于早发现、早诊断、早治疗。对于40岁以上有消化道癌家族史的、长期有不良饮食及生活习惯的、吸烟饮酒、饮食不规律且经常熬夜的人群,每1～2年应该做一次内镜早癌筛查。有消化系统疾病者更应增加随访次数。

(石秀菊　耿莉　尤思梦)

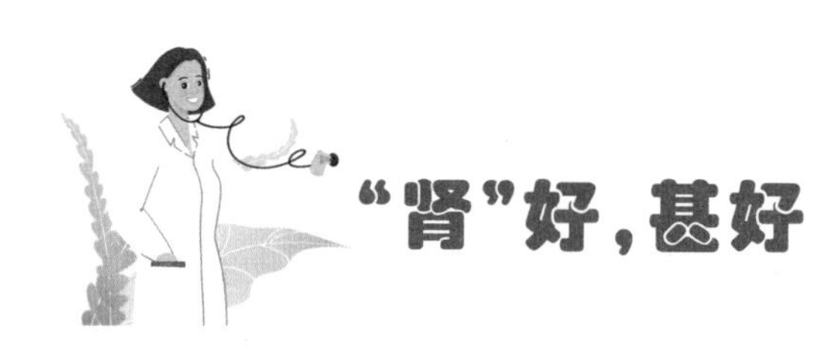


相传上古年代，进化之神在人体腰部的两侧，播下了两颗形似腰果的种子，后来这两颗种子结出的果实便成为我们人体重要的代谢器官——肾脏。可别小看这俩小“腰果”，它们帮助人体排出代谢产物、调节水电解质及酸碱平衡。清除生命毒素，泵足人体底气，关爱肾病，“肾”好，甚好！

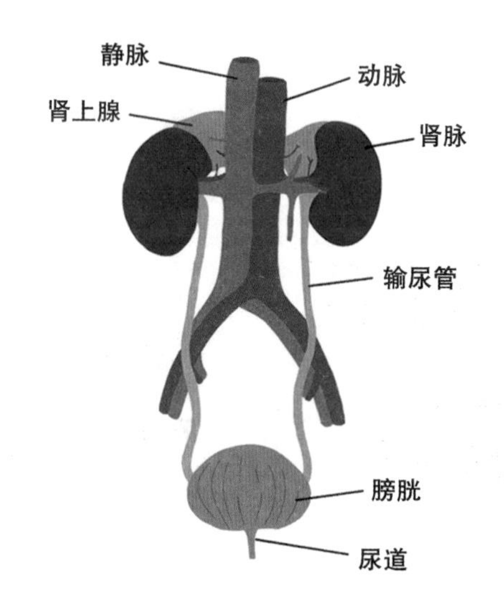


## 大石化小，小石化了——泌尿系结石

### 1.泌尿系结石是怎么形成的？

影响结石形成的因素有很多，常见的病因有：

（1）代谢异常：形成尿结石的物质排出增加，如钙、草酸、尿酸或胱氨酸排出量增加；尿液酸碱度改变，碱性尿中易形成磷酸盐及磷酸镁铵沉淀，酸性尿中易形成尿酸结石和胱氨酸结晶;尿液浓缩使尿中盐类和有机物的浓度升高。

(2)泌尿系统局部因素:尿路梗阻、尿路感染和尿路存在异物均是诱发结石形成的局部因素。

(3)药物相关因素:一类为尿液中浓度高而溶解度低的药物,如氨苯蝶啶、硅酸镁和磺胺类等药物,这些药物本身就是结石的成分。另一类为能够诱发结石形成的药物,如乙酰唑胺、维生素 D、维生素 C 和皮质激素等。

## 2.泌尿系结石有哪些临床表现?

(1)上尿路结石的主要症状为疼痛和血尿。程度与结石的部位、大小、是否活动及有无损伤、感染、梗阻等有关。

(2)膀胱结石的典型症状为排尿突然中断,疼痛放射至远端尿道及阴茎头部,伴排尿困难和膀胱刺激症状。

(3)尿道结石的典型症状为排尿困难,点滴状排尿,伴尿痛。

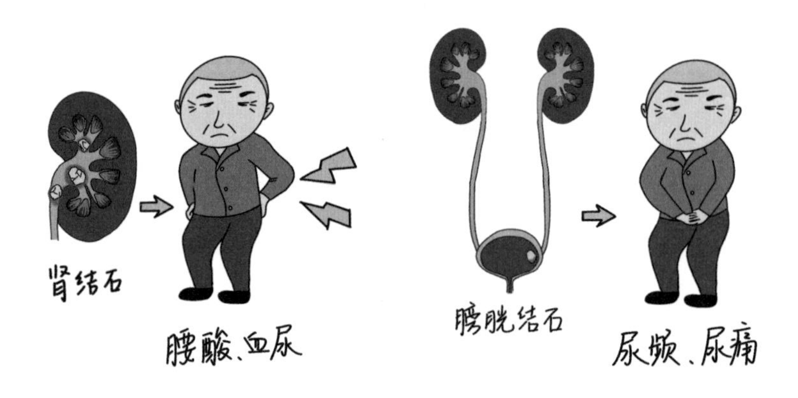


## 3.得了泌尿系结石该怎么办?

泌尿系结石可选择的检查有:

(1)泌尿系超声:属于无创检查,为首选的影像学检查,在检查前注意需要憋尿。

(2)其他:尿路平片、CT、磁共振水成像、静脉尿路造影、放射性核素肾显像、内镜检查等。

一旦确认泌尿系结石,不要过度紧张,应尽快到正规医院就诊,将自己的详细情况告诉医生,请专科医生给予相应应对方案。

### 4.泌尿系结石患者饮食护理要点有哪些？

(1)多饮水，每天2500 mL以上，成人每日尿量需大于2000 mL，以稀释尿中形成结石物质的浓度，减少晶体沉积，同时利于排出小结石。

(2)均衡饮食：避免过度摄入某一种营养成分，应根据结石的成分、代谢状态等调节食物构成，如含钙结石者应合理摄入钙量，适当减少奶制品、巧克力、坚果等含钙量高的食物；如是草酸盐结石患者，应避免吃含草酸高的食物，如菠菜、芹菜、青辣椒、栗子、浓茶、咖啡、可可、巧克力、柑橘、啤酒、柿子等；如是尿酸盐结石患者，则不宜食用含嘌呤高的食物，如动物内脏等。

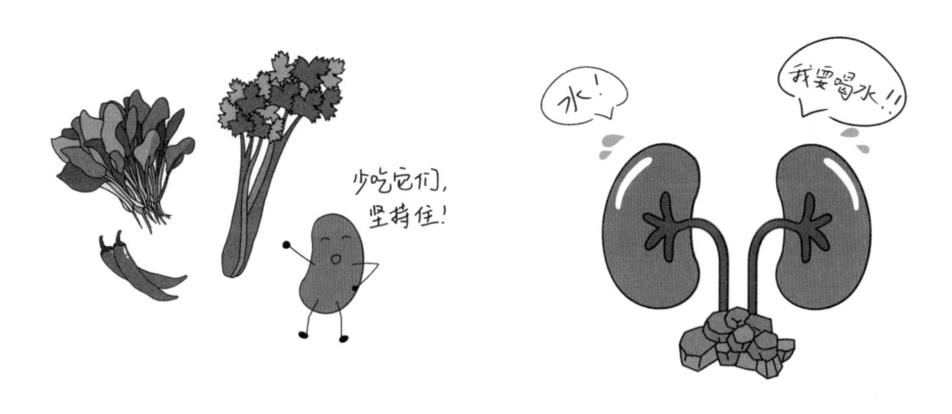


## 尿频、尿急、尿不尽，多半是泌尿系感染

泌尿系感染是指细菌等致病菌进入泌尿系统后引起的泌尿系统炎症反应。我国泌尿系感染的发病率约为2%(即每100个人中约有2位是泌尿系感染患者)；女性是泌尿系感染的高发人群，大约有60%的女性会在一生中至少发生一次泌尿系感染。

### 1.泌尿系感染有哪些常见表现？

泌尿系感染常见表现有尿频、尿急、尿痛、血尿、腰背部疼痛、耻骨上压痛、发热等。

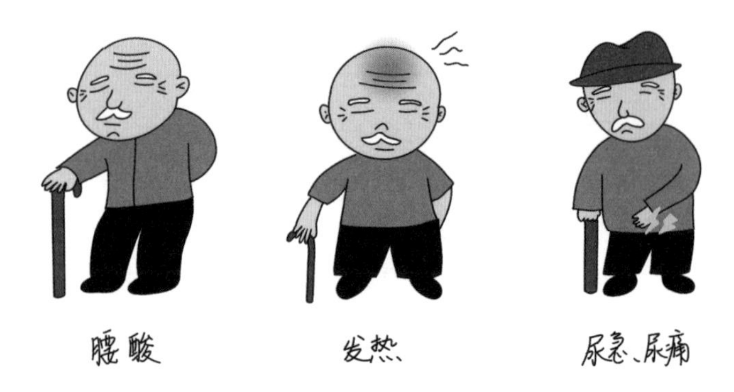


## 2.泌尿系感染常见人群有哪些?

泌尿系感染多发生于女性,尤其是性生活活跃期及绝经后的女性,长期留置导尿管、膀胱造瘘管或输尿管内放置支架者,长期憋尿者,患有梗阻性尿路疾病者,患有肾功能不全、移植肾、糖尿病、免疫缺陷等疾病者,卫生习惯不好者。

## 3.泌尿系感染需要做哪些检查,护理要点有哪些?

(1)体格检查:可初步明确感染部位,如有无耻骨上压痛、肾区叩痛等。

(2)尿常规:最好取治疗前的中段清洁尿,做好尿道口清洁后再留取标本。

(3)泌尿系彩超:检查前憋尿一段时间,保证膀胱充盈。

(4)影像学检查:尽量憋尿,去除金属物。需要做肾脏 CT 检查时,尽量保持空腹状态,禁食禁水。

## 4.泌尿系感染有哪些治疗方法?

主要以抗菌药物治疗为主,同时辅以对症治疗、生活方式调整等。若存在可去除的感染高危因素,治疗还应包括去除高危因素治疗,如取出结石、拔除尿管等。同时注意多休息、多饮水、勤排尿,以冲刷尿路,促进疾病的恢复。总体来说,多数人通过正规治疗可以达到治愈效果;若未及时规范治疗,病情反复发作,持续进展,可能会导致永久性的肾脏损害、脓毒血症等不良情况,严重者可危及生命。

## 5.泌尿系感染治疗需要多长时间?

泌尿系感染的治疗周期一般为 3～14 天,但每个人的病情严重程度不同,个人体质也不同,应选择不同的治疗时机和治疗方案,所以治疗时间也会存在个体差异。

### 6.泌尿系感染需要复查吗？

通常是需要的。由于部分患者感染危险因素不能去除，如永久留置尿管、神经源性膀胱患者，泌尿系感染治疗后常反复发作，因此需要定期复查。

### 7.泌尿系感染患者的生活护理包括哪些？

(1)多饮水、勤排尿，可食用一些富含维生素C的蔬菜水果，增强机体免疫力。

(2)保持个人卫生，勤洗澡、勤换内衣内裤，女性大便后擦拭应从前往后，温水勤洗浴会阴部，保持清洁，性生活后及时排尿。

(3)严格按时按量按疗程服用抗菌药物，不可擅自停药；积极去除感染高危因素，比如控制血糖、去除尿路结石等。对于反复复发的泌尿系感染患者，可口服抗菌药物；绝经后女性可在妇科医生的指导下阴道局部应用雌激素。

(4)坚持定期复查。

## 有认真观察过尿液颜色吗？——慢性肾小球肾炎

慢性肾小球肾炎简称“慢性肾炎”，以蛋白尿、血尿、高血压、水肿为其基本临床表现，起病方式各有不同，病情迁延、进展缓慢，可有不同程度的肾功能减退，具有肾功能恶化倾向，是一组最终将发展为慢性肾衰竭的肾小球疾病。

### 1.慢性肾小球肾炎的临床表现有哪些？

(1)血尿：一般是全程血尿；绝大部分人没有尿痛，仅少数由于刺激膀胱而产生尿痛；可有不同程度的血尿。

(2)蛋白尿：直观表现为小便时尿液上有一层密而不破的小泡沫。

(3)水肿：轻者可见眼睑、颜面部、双下肢凹陷性水肿，重者可出现胸腹腔积液、心包积液、胸背部水肿等。

(4)高血压。

### 2.慢性肾小球肾炎病理类型的诊断方法是什么？

最直接的诊断方法是肾穿刺。肾穿刺是为取得肾脏的活体组织，用于确定肾脏的病理类型，帮助诊断、治疗、判断疗效及估计预后而进行的一种简单的手术。穿刺之前会注射麻药,穿刺时几乎感觉不到疼痛。

### 3.慢性肾小球肾炎患者优质低蛋白饮食的护理目的是什么?

食物中的蛋白质被机体消化吸收后,部分会代谢产生含氮的废物,如尿素等,需要经过肾脏排出体外。肾脏病患者的肾脏排泄代谢功能减退,蛋白质分解代谢的废物会蓄积在血液中,成为尿毒症毒素,大大加速剩余部分肾脏功能的丧失。为了减轻肾脏负担,最大限度地保护剩余部分肾脏功能,肾脏病患者必须限制蛋白质的摄取。

### 4.慢性肾病患者如何计算每天应摄入多少优质蛋白?

(1) 计算公式:标准体重(kg)=身高(cm)-105。

(2)慢性肾脏病 1~2 期患者:总蛋白的量(g)=标准体重(kg)×0.8。

(3)慢性肾脏病 3~5 期患者(未透析):总蛋白的量(g)=标准体重(kg)×0.6。

(4)血液透析、腹膜透析患者,蛋白质摄入量=1.0~1.2 克/(千克体重・天)。

(5)优质蛋白的量(g)=总蛋白的量×60%(一份优质蛋白质约含有 7 g 蛋白)。

(6)1 份优质蛋白=1 个鸡蛋=250 mL 牛奶=50 g 瘦肉(猪肉,鸡肉,牛羊肉)=75 g 淡水鱼(带刺)=100 g 豆腐=200 mL 豆汁=200 g 豆腐脑。

备注:若选择豆类食物时,注意隔日一次,一天一种食物原则。

(7)限制植物蛋白的摄入量,多采用小麦淀粉(或其他淀粉)作为主食代替大米、面粉。其中优质蛋白质(鸡蛋、奶、动物肉类、鱼、大豆类)占 60%~70%。其余蛋白质由五谷类、蔬菜、水果来提供。

## 您的肾脏健康吗?——慢性肾功能衰竭

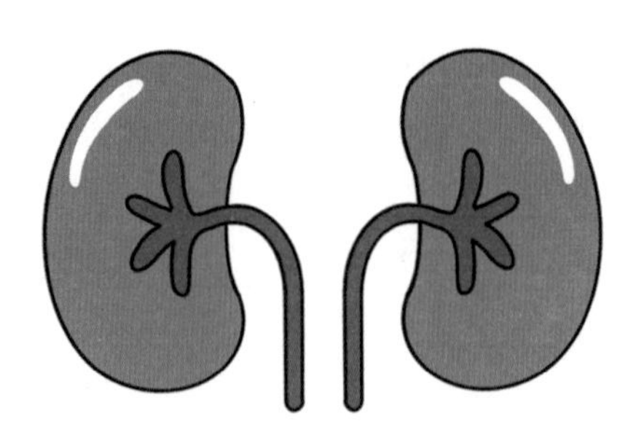

你的肾脏健康吗?

慢性肾功能衰竭简称"慢性肾衰",是指各种原发性或继发性慢性肾脏病进行性进展,引起肾小球滤过率下降以及肾功能损害,进而出现以代谢产物潴留、水电解质和酸碱平衡紊乱为主要表现的临床综合征。

## 1.慢性肾衰的临床症状有哪些?

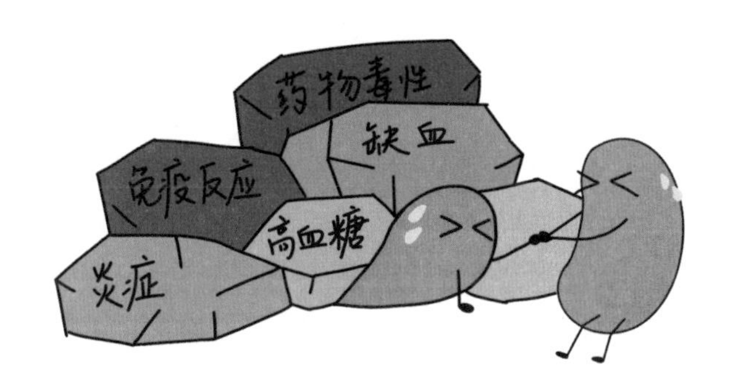


(1)水、电解质代谢紊乱:患者会出现高钾血症,血钾过高会影响心脏功能,可能会造成心搏骤停。

(2)酸碱平衡紊乱:患者会出现代谢性酸中毒,对心肌的收缩力和代谢造成影响。

(3)毒素蓄积:引起患者恶心、呕吐、高血压、心肌的病变、思维不集中、定向力丧失、尿毒症性骨病、贫血(肾性贫血)等。

总之,慢性肾衰是一种全身性疾病,可以影响全身各个系统,症状表现非常广泛,并且与许多非尿毒症的症状有交叉。

## 2.慢性肾衰的危险因素有哪些?

慢性肾衰的危险因素有:①原发性肾小球疾病,这是最常见的病因;②继发性肾小球疾病,即继发于全身性疾病的肾功能破坏,如糖尿病、高血压、系统性红斑狼疮、过敏性紫癜引起的肾病都可以引起肾功能衰竭;③慢性肾小管间质性肾炎;④肾血管性病变,如肾动脉狭窄;⑤遗传性疾病,如多囊肾;⑥梗阻性疾病,如结核、结石、肿瘤等原因引起的梗阻,老年男性患者前列腺肥大引起的梗阻。

我国引起肾功能衰竭的常见病因如下:①原发性肾小球疾病;②梗阻性疾病;③糖尿病肾病;④狼疮性肾炎;⑤高血压肾病;⑥遗传性疾病。

### 3.慢性肾衰了就要做透析治疗吗?

慢性肾衰是有分期的,不能一概而论,是否需要透析治疗,取决于肾功能衰竭情况。

慢性肾衰早期,肾脏功能还可以维持生命所需,一般不需要透析治疗,但病程发展到 5 期慢性肾衰,就需要积极的透析治疗为身体排除毒素了。

### 4.开始透析的患者需要控制饮食吗?

有一些患者经过透析及其他治疗后食欲很好,吃得很多;更多的患者在进行透析后仍有消化道的症状,进食不好,比较消瘦。对于那些吃得很多的人,一定要把饮食的总量控制下来;对于那些透析以后仍然有消化道症状,食欲不佳的患者,或者食欲好而蛋白摄入量不足的患者,仍然需要在饮食方面进行调整。

总的来说,透析以后蛋白质的饮食量应该放宽,腹膜透析的患者蛋白质的摄入量应该更高一些。因为透析本身会引起蛋白质的分解,所以在饮食控制的同时应该补充必需氨基酸或酮酸制剂。氨基酸和酮酸制剂是有一定区别的,在改善慢性肾功能衰竭方面,酮酸制剂是比必需氨基酸更好的一种药物。所以即使是透析的患者也应该对饮食中的蛋白按照规定的量进行控制,同时应该补充必需氨基酸或酮酸制剂。

(李伟　季红　于洁)

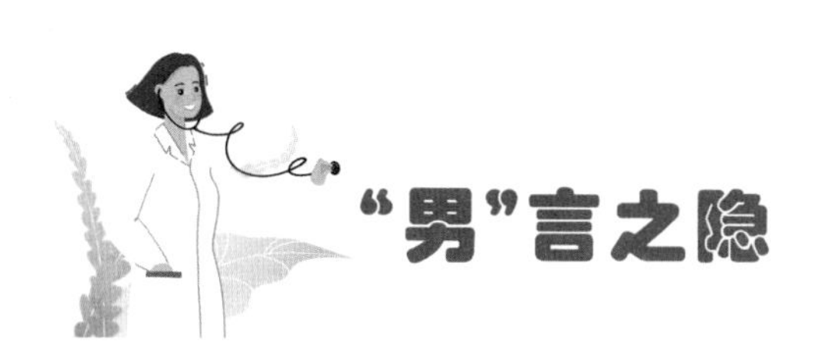

# “男”言之隐

在大家的心目中，男性往往是一种刚强硬朗的形象，代表着责任与强大。但其实，他们也不是“铁打的”，也会有许多羞于问出口的难题，正所谓“男”以言说，欲说还休；“男”言之隐，令人为“男”。

世界卫生组织将每年的10月28日定为男性健康日，要求世界各国加强对男性健康的关注。说起男性健康，就不得不提男同胞们非常重要的一个“生命腺”——前列腺，它不仅能影响片刻的幸福，还可能影响繁衍后代。可前列腺为啥总是“瞎闹腾”，让我们来一起了解它，保护这个“生命腺”吧。

## 如何“礼让”前列腺炎？

慢性前列腺炎是最常见的一种前列腺疾病。主要症状是尿频、尿急、尿痛，少部分患者会伴发性功能障碍。

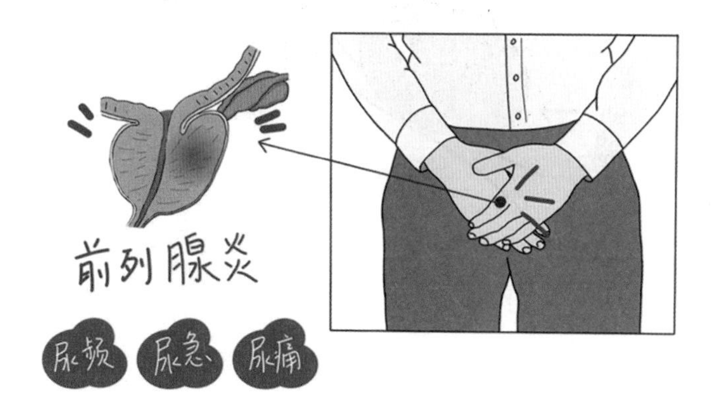


### 1.前列腺炎严重吗，可以治好吗？

前列腺炎在青年人群中比较常见，对于老年人群来说，前列腺增生和前列腺癌发病可能相对多一些。前列腺炎并不是不治之症，它就像泌尿道的“感冒”，治好之后如果不注意，可能还是会再次复发。

### 2.在日常生活中，如何预防前列腺炎？

在日常生活中，男性朋友们要养成良好的生活习惯，注意个人卫生；避免纵欲过度或者禁欲过度、生活劳累、过量饮酒、饮食辛辣、久坐、长时间骑自行车、高温暴晒等，以免对前列腺产生影响。需要注意的是尿频也不一定是慢性前列腺炎，有可能是膀胱功能紊乱或者有炎症，有很多疾病可以引起尿频，建议去正规医院做进一步系统检查。

## 前列腺增生——中老年人的“伤”

良性前列腺增生是中老年男性常见疾病之一。良性前列腺增生的发病率随年龄递增，但有增生病变时不一定有临床症状。本病的城镇发病率高于乡村，而且种族差异也影响增生程度。

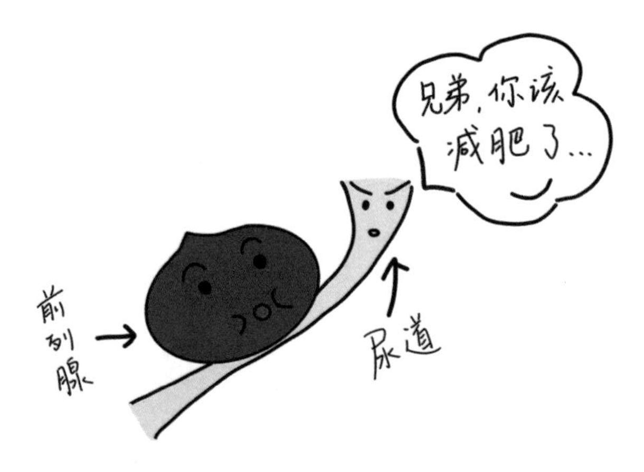


### 1.前列腺增生有哪些临床表现？

前列腺增生患者多在50岁以后出现症状，主要的表现有：

(1)尿频，一般是最早出现的症状，夜间更为明显。

(2)进行性排尿困难，典型表现为排尿迟缓、断续；尿流细而无力、射程短；终末滴沥；排尿时间延长。严重时，排尿终末常有尿不尽感。

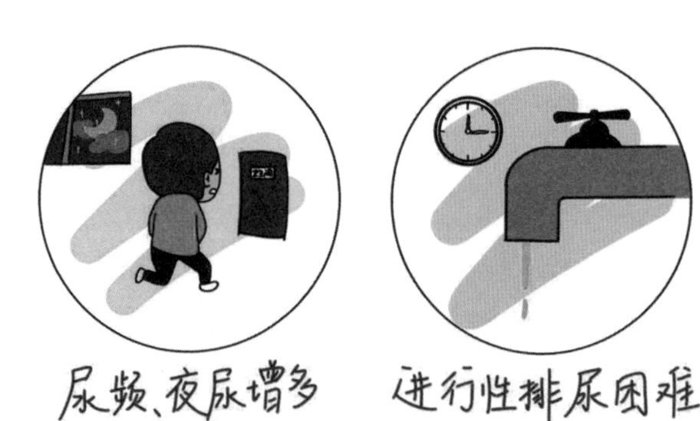


本病症状取决于前列腺梗阻的程度、发展的速度以及是否有感染。严重者可因气候变化、劳累、饮酒、便秘、久坐等导致前列腺突然充血、水肿，从而出现不能排尿、膀胱胀满、下腹疼痛难忍。合并感染或结石时，可出现尿频、尿急、尿痛症状。梗阻严重引起肾功能损害时，可出现食欲缺乏、恶心、呕吐、贫血、乏力等症状。长期排尿困难时可出现腹股沟斜疝、内痔、脱肛等。

### 2.前列腺增生了该怎么办？

如果出现了前列腺增生的症状，不要过度紧张，更不能讳疾忌医，应尽快到正规医院就诊，将自己的详细情况告诉医生，专科医生会根据患者的不同情况给予药物治疗或手术治疗。

### 3.前列腺增生患者生活中需要注意什么？

（1）适度进行体育活动，有助于增强机体抵抗力，改善前列腺局部的血液循环。

（2）避免摩擦。会阴部摩擦会加重前列腺的症状，为了防止局部有害的摩擦，应少骑自行车，更不能长时间或长距离地骑自行车或摩托车。

（3）洗温水澡可以缓解肌肉与前列腺的紧张，减缓不适症状。

（4）切忌长时间憋尿，以免损害逼尿肌功能，加重病情。

（5）及时治疗泌尿生殖系统感染，积极预防尿潴留的发生。

（6）调节情绪、放松心情。避免忧思恼怒，切忌过度劳累。平时尽量保持放松的状态，当生活压力减缓时，前列腺症状会得到舒缓。

### 4.患了前列腺增生，在饮食上需要注意什么？

在饮食方面，应以清淡、易消化的食物为佳。

(1)加强营养，摄入含蛋白质丰富的食物，如鸡、鱼、肉、蛋、奶等，也要多吃蔬菜瓜果，做到平衡饮食。

(2)多食含粗纤维的食物，如香蕉、橘子、韭菜、菠菜、油菜、芹菜等，以促进肠蠕动，防止便秘。

(3)少食刺激性食物，不吸烟，不饮酒，不饮咖啡及浓茶，以减少前列腺充血的机会。

## 来势汹汹的前列腺癌！

前列腺癌是指发生在前列腺的上皮性恶性肿瘤。其发病率在全球男性所有恶性肿瘤中位居第二，是老年男性的常见疾病。

### 1.前列腺癌常见吗？是不是很可怕？

前列腺癌被称为“沉默的杀手”和“全球性杀手”，早期没有明显症状，一旦出现血尿、疼痛和肿块时，往往已经进展到晚期。有统计显示，国内约70%的前列腺癌患者确诊时已是晚期，错过了最佳治疗时机。但晚期前列腺癌相较于其他晚期癌症来说，在预后上还是比较乐观的，通过根治性手术治疗，多数患者可以长期存活。

### 2.前列腺癌和哪些因素相关呢？

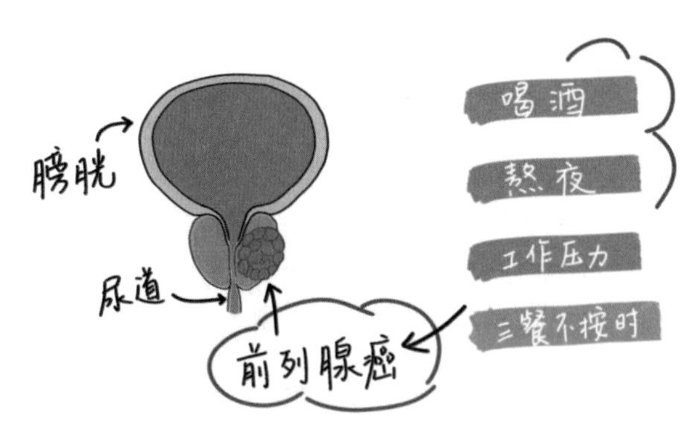


(1)年龄：随着年龄增长，前列腺癌发病率明显升高。前列腺癌患者的平均年龄为72岁，高峰年龄为75～79岁。

(2)遗传：如果家庭中有一位直系亲属（父亲或兄弟）患前列腺癌，其本人患前列腺癌的危险性会增加1倍；如有两位或两位以上直系亲属患前列腺癌，相对危险性增至 5～11 倍。

(3)性活动:性传播疾病,尤其是淋病,可增加患前列腺癌的危险性 2～3 倍。

### 3.前列腺癌有哪些症状?

前列腺癌早期常无症状,随着肿瘤的发展,其引起的症状可概括为两大类:

(1)压迫症状:逐渐增大的前列腺腺体压迫尿道可引起进行性排尿困难,表现为尿线细、射程短、尿流缓慢、尿流中断、尿后滴沥、排尿不尽、排尿费力,此外还有尿频、尿急、夜尿增多甚至尿失禁。肿瘤压迫直肠可引起排便困难或肠梗阻,也可压迫输精管引起射精缺乏,压迫神经引起会阴部疼痛。

(2)转移症状:前列腺癌可侵及膀胱、精囊,引起血尿、血精;盆腔淋巴结转移可引起双下肢水肿。前列腺癌常易发生骨转移,引起骨痛或病理性骨折。

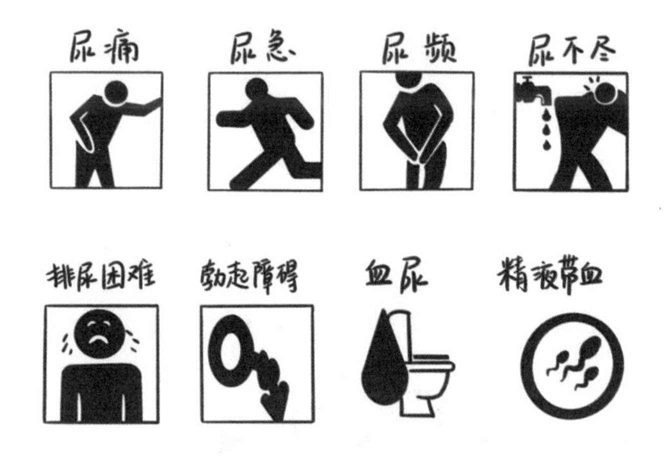


### 4.该怎样预防前列腺癌?

虽然还没有完全明确导致前列腺癌的风险因素,但医学界普遍认为,前列腺癌与体内维生素 E、维生素 D、胡萝卜素、硒等水平低下关系密切。

高动物脂肪饮食、肥胖、吸烟、过量饮用白酒、低植物摄入量等外源性因素,极有可能影响前列腺癌从无症状到有症状进展。而大豆及豆制品、绿茶、番茄等则有可能降低前列腺癌发病率。

(刘莉　吕小芹　王晖　李敏　梁艳　王宁)

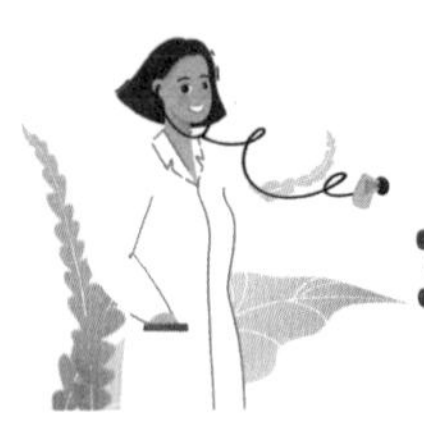

# 女人，别做带刺玫瑰

女人如花，娇艳美丽，但同时也如花一般柔弱，需要呵护与关爱。妇科疾病是女性健康的“第一杀手”，给女性带来很大的安全隐患。女性在爱美的同时，更要爱惜自己，不要忽视了健康。希望每一位女性都能享健康生活，做品质女人，远离妇科疾病，如花绽放。

## 警惕反复阴道炎

### 1.什么是阴道炎，它有什么症状呢？

阴道炎是妇科常见疾病，可由各种病原体感染引起，也与外部刺激、激素水平等有关。其主要表现为阴道分泌物异常、阴道瘙痒或灼热感。此疾病存在反复发作现象，若不及时诊治，会严重影响女性生育、生活和健康。

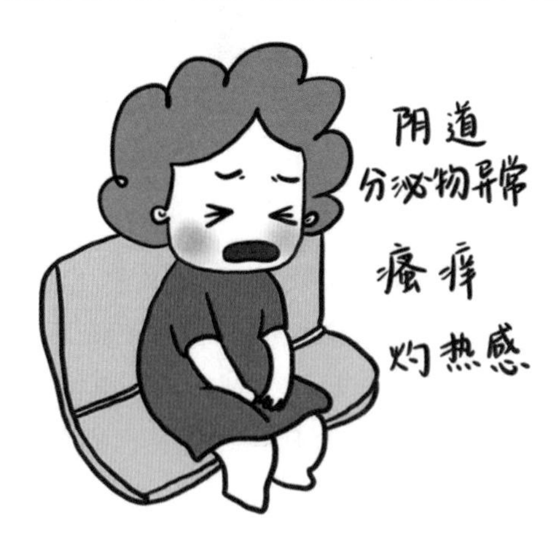

### 2.得了阴道炎怎么办？

妇科炎症，症状容易迁延、反复，所以当出现妇科炎症时，应遵循尽早、及时、规律治疗，治疗后定期复查的原则，采用积极寻找诱因、消除诱因，针对病原体药物对症处理，必要时性伴侣一同治疗的方法，以达到妇科炎症尽快治愈，不再复发、不留后遗症的目标。

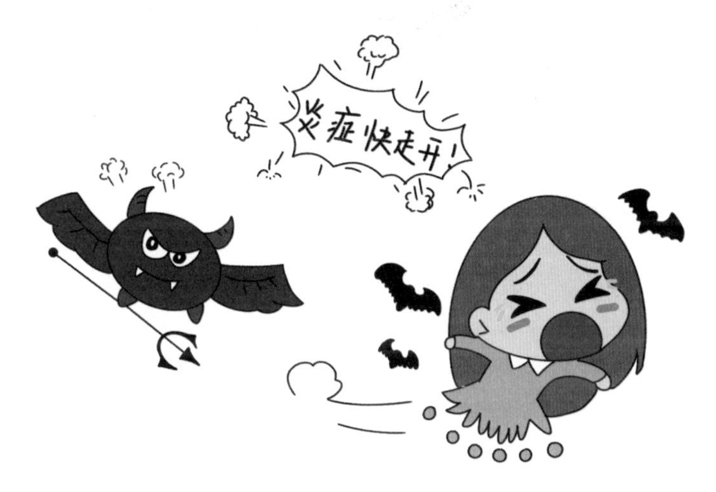


### 3.生活中如何预防阴道炎呢？

（1）注意个人卫生，勤洗换内裤。

（2）不与他人共用浴巾、浴盆。

（3）不穿尼龙或化纤织品的内裤，少穿紧身的牛仔裤。

（4）治疗期间禁止性生活，或可采用避孕套以防止交叉感染。

## 盆底肌，大作用

### 1.盆底肌肉有啥作用？损伤后会导致什么后果？

盆底肌起着维持正常的解剖位置、控制排尿、控制排便、维持阴道紧缩度等作用。中老年人随着年龄的增长，盆底肌肉逐渐松弛，会导致压力性尿失禁、急迫性尿失禁、便秘、尿潴留、盆腔脏器脱垂、慢性盆腔痛、性功能障碍等。

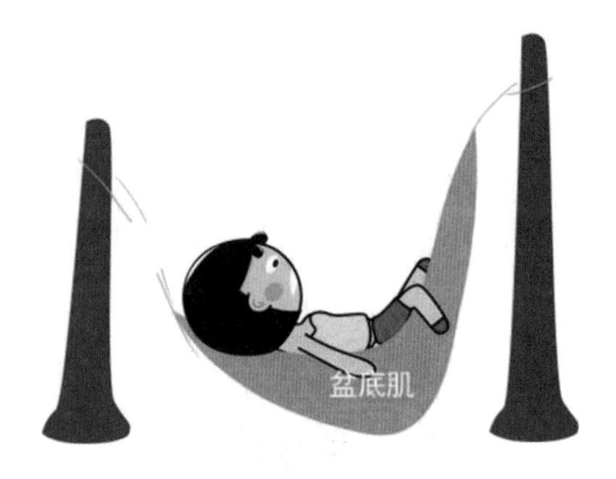


### 2.生活中咳嗽漏尿、大笑漏尿，是怎么回事？

如果生活中发现自己咳嗽、大笑、搬提重物甚至大声唱歌时，会不由自主地漏尿，那么，您很有可能已经患上了压力性尿失禁。随着年龄的增长，压力性尿失禁的患病风险逐渐增高，50 岁以上的中老年女性群体中发病率接近 60%，长期尿失禁会造成外阴炎症、瘙痒、下体异味甚至感染，所以它也被称为“社交癌”。

### 3.发生漏尿该怎么办呢？

漏尿的患者要积极地做盆底肌康复，盆底肌的治疗是防大于治，积极治疗会预防盆底肌松弛而引发的一系列问题，包括行为的干预、膀胱功能的训练（比如对于急迫性尿失禁的患者可以适当延迟排尿时间）、情绪管理、针灸按摩、磁刺激、盆底肌训练、生物反馈、电刺激等。

### 4.盆底肌该怎么锻炼呢？

做缩紧肛门的动作可以锻炼盆底肌，每次收紧不少于3 秒，然后放松，连续做 15～30 分钟，每日进行 2～3 次。6～8 周为一个疗程，4～6 周会有改善，3 个月会有明显效果。

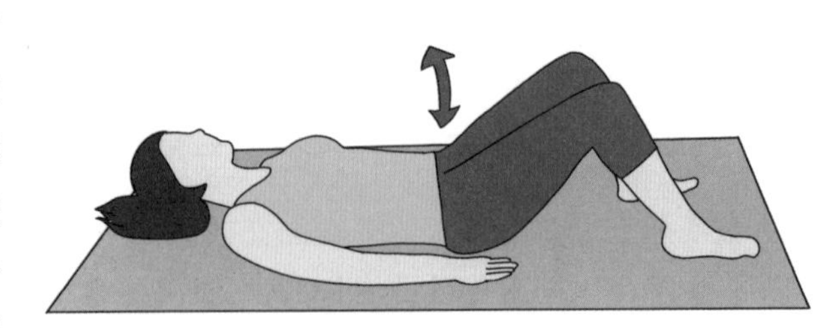

# 预防从认识宫颈癌开始

## 1.引起宫颈癌的病因是什么?

引起宫颈癌的主要原因是人乳头瘤病毒(HPV)感染，几乎所有宫颈癌都与HPV感染相关。大多数情况下，人体的免疫系统可以清除HPV感染，只有少数持续性高危型HPV感染，会导致宫颈癌前病变并发展为宫颈癌。

## 2.宫颈癌有哪些症状呢?

对于早期宫颈癌患者，可能没有什么症状，只是在宫颈筛查的时候偶然发现。但是随着疾病的进展，可能会出现接触性出血、异常的阴道出血等症状。

接触性出血，就是在性生活、妇科检查的时候，出现阴道流血，或者有血性白带，出血量多少不等，也有个别人会出现经期延长、经量增多等。

异常的阴道出血，尤其是对于老年人，可能会表现为绝经后的阴道出血，还有些人可能会有阴道异常排液，可能是白色的、血性的，或者是淘米水样的。如果合并有感染，可能会有腥臭味儿。

如果到了晚期，肿瘤压迫到周围的脏器，会出现尿频、尿急、肛门坠胀、下腹坠痛、腰腿痛等症状。

## 3.如何预防宫颈癌?

宫颈癌是可以预防的，一定要加以重视。定期宫颈癌筛查、适龄女性接受HPV疫苗接种、改变生活方式、加强身体锻炼、增强体质，这些措施都能对宫颈癌起到预防作用。

（刘莉　季红　孙康明）

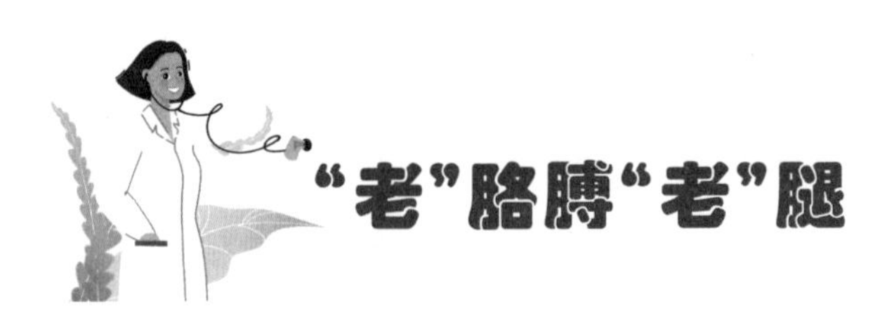

# “老”胳膊“老”腿

“日子在消散，时间在缩短。”老年朋友们一旦上了年纪，腿脚便大不如从前灵活了。“生活不止眼前的苟且，还有诗和远方。”可是如果连行动自如、生活自理都困难了，又如何去追求那美好的“诗和远方”呢？从此刻开始，让我们一起关注骨骼健康，摆脱拐杖，活动自如。

## “老骨头”都变成“脆骨头”了

骨质疏松症是老年人最常见的骨骼疾病，是一种骨量低、骨组织微结构损坏，导致骨脆性增加，易发生骨折的全身性骨病。

### 1.骨质疏松症有哪些症状呢?

(1)疼痛：以腰背痛多见，仰卧或坐位时疼痛减轻，直立时后伸或久立、久坐时，弯腰、肌肉运动、咳嗽、大便用力时加重。

(2)驼背：第 11、12 胸椎及第 3 腰椎容易压缩变形，使脊椎前倾，背曲加剧，形成驼背，随着年龄增长，驼背曲度加大。

(3)身高变矮：正常人每一椎体高度约 2 cm，老年人骨质疏松时椎体压缩，每个椎体缩短 2 mm 左右，身高平均变矮 3～6 cm。

### 2.哪些人容易患骨质疏松症?

以下人群容易患骨质疏松症，应进行相关的预防及检查：

(1)65 岁以上的女性和 70 岁以上的男性。

(2)65 岁以下的女性和 70 岁以下的男性，有以下危险因素之一者：绝经后、吸烟、过度饮酒或咖啡、缺乏体力活动、饮食中缺乏钙和维生素 D。

(3)有脆性骨折史和脆性骨折家族史的成年人。

(4)各种原因引起的性激素水平低下的成年人。

(5)X线拍片显示有骨质疏松改变者。

(6)接受骨质疏松治疗进行疗效监测者。

(7)有影响骨矿物质代谢的疾病和药物应用史者。

### 3.骨质疏松症对人体有哪些伤害?

(1)疼痛、畸形、活动能力下降甚至残疾。

(2)骨折:骨质疏松症最常见和最严重的并发症。

### 4.骨质疏松症患者的骨折好发部位有哪些?

骨质疏松症患者的骨折好发部位有腰椎、胸椎、股骨颈(大胯)、桡骨(手腕)、肱骨(胳膊肘),如不及时进行有效干预,一年内极可能再次发生骨折。

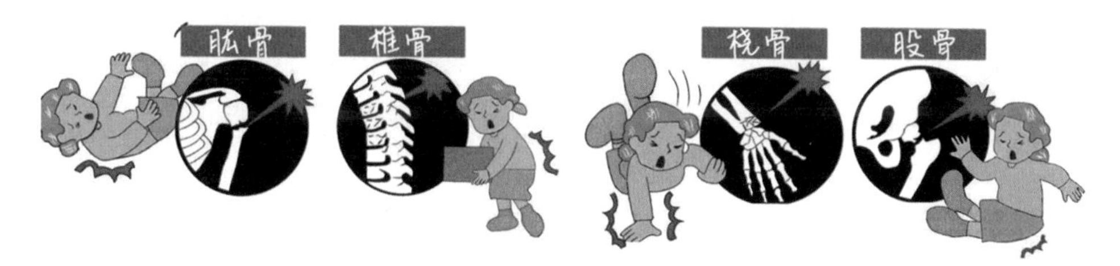


### 5.老年人如何预防骨质疏松症?

(1)适宜的身体锻炼:包括散步、慢跑、打太极拳、爬楼梯、跳舞和打网球等。已患骨质疏松症的老年人,建议在临床医生的指导下进行锻炼。

(2)补充充足的钙:绝经后妇女和老年人每日钙摄入推荐量为1000 mg。含钙高的食物有奶制品、鱼类、虾蟹、豆类、坚果类等。

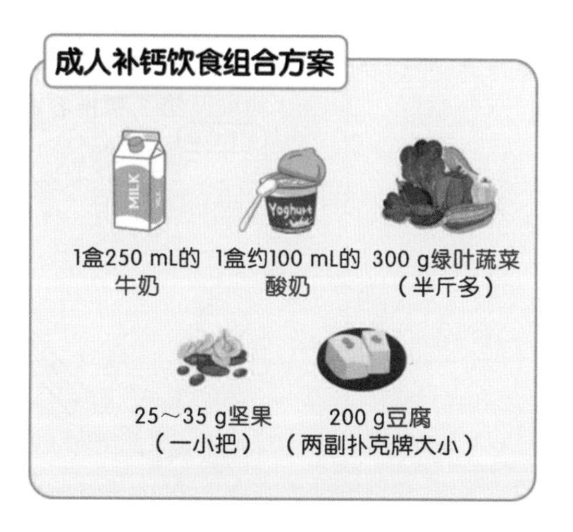

部分食物含钙量 mg/100g

| 食物名称 | 含钙量 | 食物名称 | 含钙量 | 食物名称 | 含钙量 | 食物名称 | 含钙量 |
|---|---|---|---|---|---|---|---|
| 人奶 | 30 | 大豆 | 191 | 羊肉（瘦） | 9 | 花生 | 284 |
| 牛奶 | 104 | 豆腐 | 164 | 鸡肉（带皮） | 9 | 荠菜 | 294 |
| 干酪 | 799 | 黑豆 | 224 | 海带（干） | 348 | 苜蓿（炒） | 713 |
| 蛋黄 | 112 | 青豆 | 200 | 紫菜 | 264 | 油菜 | 108 |
| 大米 | 13 | 豇豆（干） | 67 | 银耳 | 36 | 雪里蕻 | 230 |
| 标准粉 | 31 | 豌豆（干） | 195 | 木耳 | 247 | 苋菜（红） | 178 |
| 猪肉 | 6 | 榛子 | 104 | 虾皮 | 991 | 柠檬 | 101 |
| 牛肉 | 9 | 杏仁 | 71 | 蚌肉 | 190 | 枣 | 80 |
| 全脂奶粉 | 676 | 芝麻 | 620 | 河虾 | 325 | 油菜心 | 156 |
| 海蟹 | 208 | 橙子 | 20 | 扇贝 | 142 | 小白菜 | 90 |
| 米饭 | 7 | 鲫鱼 | 79 | 章鱼 | 38 | 西兰花 | 67 |

(3)多晒太阳：建议在上午 11 点到下午 3 点之间，尽可能多地暴露于阳光下，每次 15～30 分钟(取决于日照时间、纬度、季节等因素)，每周 2 次，以促进体内维生素 D 的合成，但需注意避免强烈阳光照射，以防烧伤皮肤。

(4)补充维生素：骨的代谢与多种维生素相关，尤其是维生素 D 与维生素 K。维生素 D 主要靠日照产生，也存在于鱼、肝、蛋黄、奶制品等食物中；维生素 K 在绿叶蔬菜尤其是深色的蔬菜中含量最高。

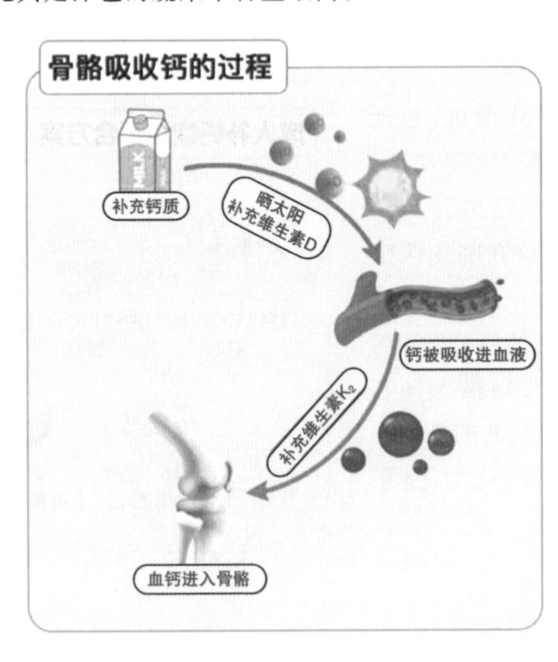

(5)合理烹饪:含草酸较多的蔬菜(如菠菜等)应避免与牛奶、豆制品一起食用,可采用水焯的方式去除部分草酸。牛奶加热时温度不要过高,不要搅拌,避免磷酸钙沉淀造成钙的损失。

**常见蔬菜钙及草酸含量** mg/100g

| 食物名称 | 含钙量 | 草酸含量 | 理论上计算可利用的钙量 | 食物名称 | 含钙量 | 草酸含量 | 理论上计算可利用的钙量 |
|---|---|---|---|---|---|---|---|
| 香菜 | 252 | 231 | 150 | 芋头 | 73 | 63 | 45 |
| 圆白菜 | 123 | 22 | 114 | 葱 | 95 | 115 | 44 |
| 小白菜 | 159 | 133 | 100 | 蒜 | 65 | 42 | 44 |
| 马铃薯 | 149 | 99 | 99 | 大白菜 | 67 | 60 | 38 |
| 青菜 | 149 | 109 | 86 | 蒜苗 | 105 | 151 | 38 |
| 芹菜 | 181 | 231 | 79 | 韭菜 | 105 | 162 | 34 |
| 茼蒿 | 108 | 106 | 61 | 厚皮菜 | 64 | 471 | –145 |
| 绿豆芽 | 53 | 19 | 45 | 圆叶菠菜 | 102 | 606 | –147 |

(6)避免不健康的生活方式:避免摄入过量食盐,饮用过多咖啡及碳酸饮料;避免吸烟、酗酒等不良的生活方式。

(7)特殊人群需定期检测骨密度:某些内科疾病和药物会影响骨代谢,如患有甲状腺功能亢进、糖尿病、肾功能不全等疾病或服用影响骨代谢药物(地塞米松、甲强龙等)的患者,需定期到医院检测骨密度。

## 6.喝骨头汤能补钙吗?

答案是否定的。骨头汤里含有一定量的营养物质,如蛋白质和脂肪等,对人体健康是有益的,但骨头汤里的钙含量很少,更缺少具有促进钙吸收的维生素 D,所以单纯靠喝骨头汤不能达到补钙的目的。

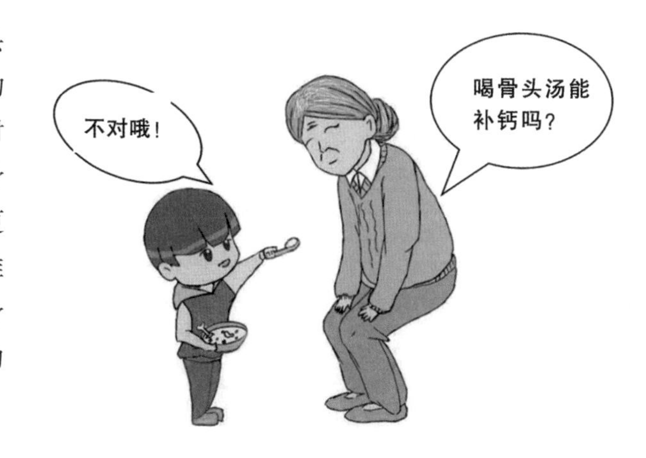

### 7.补钙就是吃钙片吗?

吃钙片不是补钙的最好方法,应该优先考虑通过食物补钙。

### 8.液体钙更好吸收吗?

市面上的钙产品,不论是碳酸钙、磷酸氢钙还是乳酸钙,也不论液体还是固体,吸收效果都差不多。

### 9.长期补钙会导致结石的发生吗?

结石的形成是因为自身代谢出现了问题,而不是因为长期补钙。

### 10.口服钙剂的最佳时间是什么时候?

口服钙剂的最佳时间是吃饭时或吃饭后。可以每天在吃完晚饭后回顾一下当天的饮食,如果没有喝奶或没有吃够大豆制品、绿叶菜,就需要口服钙剂。如果吃够了,不吃也行。另外,钙剂分次服用(每天 2 次,每次 300 mg)比单次服用(每天 1 次,每次 600 mg)更易吸收,因为单次钙摄入量越大,吸收比例越低。

### 11.老年人患有骨质疏松症,短期治疗有效吗?

骨质疏松症是一种进行性骨骼疾病,随着年龄的增长,骨钙不断流失,一旦出现症状,骨钙的流失量已达到 50%以上,短期治疗难以奏效,故骨质疏松症的治疗一般要经过 3～5 年。

### 12.常用的治疗骨质疏松的药物有哪些?

我国上市的骨质疏松治疗药物如下表所示。

**常见治疗骨质疏松药物**

| 以抑制骨吸收为主要机制的药物 | 以促进骨形成为主要机制的药物 | 多重作用机制的药物 | 中草药 |
| --- | --- | --- | --- |
| 双膦酸盐类药物<br>羟乙膦酸钠<br>阿仑膦酸钠<br>或阿仑膦酸钠+维生素 $D_3$<br>利塞膦酸钠 | 甲状旁腺激素类似物 thPTH(1-34)<br>特立帕肽 | 雷奈酸锶<br>活性维生素 D<br>骨化三醇<br>α-骨化醇<br>维生素 K | 仙灵骨葆等 |

续表

| 以抑制骨吸收为主要机制的药物 | 以促进骨形成为主要机制的药物 | 多重作用机制的药物 | 中草药 |
|---|---|---|---|
| 伊班膦酸钠<br>唑来膦酸注射液<br>选择性雌激素受体调节剂类(SERMs)<br>雷洛昔芬<br>雌激素类<br>降钙素<br>鲑鱼降钙素<br>鳗鱼降钙素 | | | |

## 13.患有骨质疏松症的老年人应该如何预防骨折?

预防摔倒的措施就是预防骨折的措施,具体如下:

(1)保持家居整洁,减少地面上的东西,地板上不要有暴露的电源线。

(2)浴缸、淋浴墙、马桶旁安装扶手。

(3)良好的照明,保证光线充足。

(4)地板上不能太滑,最好也不要使用有毛绒的地毯。

(5)腿脚不利索、行动能力差的老年人,可以买个臀垫来保护自己。

## 14.老年人摔倒后该怎么办?

(1)首先,在摔倒的一瞬间,如果还有时间思考,尽量选择用手先着地。如果跌倒后坐在地上,臀部先着地,容易导致腰椎压缩性骨折或髋部骨折,从而需要很长的时间卧床休养,老年人的身体机能也会明显下降,甚至不可恢复。但如果用手掌着地,虽然也会导致腕、臂的骨折,但是这不需要卧床休养,发生致命并发症的概率也就小很多,后期的康复训练也会容易很多。

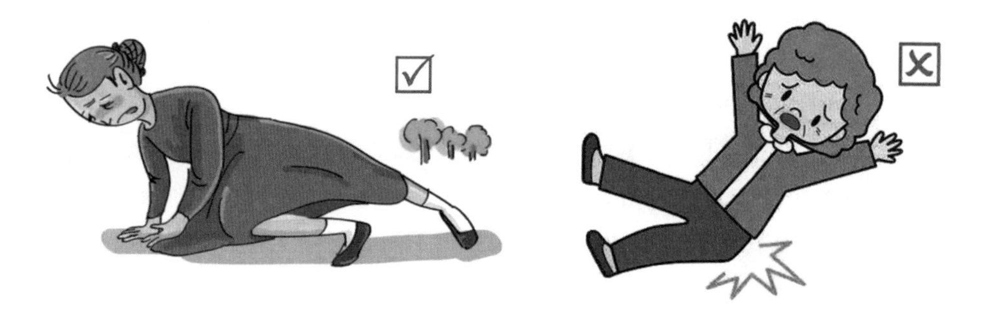

（2）其次，摔倒后不要慌张，不要过快起身，因为摔倒后老年人的骨骼肌肉可能处于错位的情况，如果过快起身，很有可能造成更严重的伤害。此时如果身边有人，要大声进行呼救，让身边的人搀扶着慢慢起身。

### 15.老年人发生骨折后，需要手术吗？

老年人发生骨折后，不要因为担心年龄大、手术风险高而选择卧床静养。对老年人而言，骨折本身不可怕，可怕的是骨折后不得不卧床造成的各种后果。所以，老年人发生骨折，如果条件允许，应尽量选择手术治疗，争取让老年人早日下床。

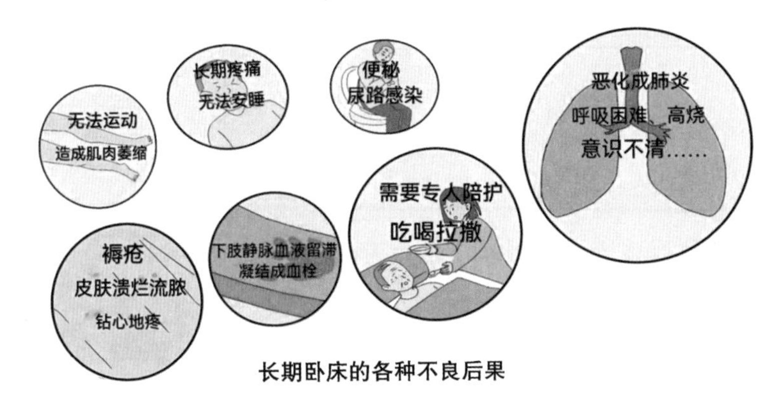


长期卧床的各种不良后果

## 五十肩

俗话说“四十腰、五十肩、六十耳”。“五十肩”是指什么呢？原来它指的是肩周炎，因多见于50岁左右中老年人，故有“五十肩”之称谓，又称“冻结肩”“凝肩”“漏风肩”，是肩关节肌肉、肌腱、韧带和关节囊等软组织发生充血水肿形成的无菌性炎症，严重时可造成粘连，导致肩关节疼痛、活动受限。

### 1.肩周炎有哪些常见症状？

（1）肩部疼痛：起初肩部呈阵发性疼痛，多数为慢性发作，之后疼痛逐渐加剧且呈持续性，气候变化或劳累常使疼痛加重。

（2）肩关节活动受限：肩关节向各方向活动均会受限，日常生活中梳头、穿衣、洗脸、叉腰等动作难以完成，严重时肘关节功能也可受影响，屈肘时手不能摸到同侧肩部，尤其在手臂后伸时不能完成屈肘动作。

(3)怕冷：多数患者终年用棉垫包肩，即使在暑天，肩部也不敢吹风。

(4)压痛：多数患者在肩关节周围可触到明显的压痛点。

(5)肌肉痉挛和萎缩：早期可出现肌肉痉挛，晚期可发生失用性肌萎缩，出现肩峰突起、上举不便、后伸不能等典型症状，此时疼痛症状反而减轻。

值得注意的是，肩膀疼不一定是肩周炎。如果左侧肩膀疼，要看有没有心前区疼痛，若有，需要排除心脏病的可能；如果右侧肩膀疼，要排除胆囊炎的可能。如果肩膀疼的同时脖子疼，就要看有没有颈椎病了。

典型表现：肩部疼痛、僵硬，各个方向主动与被动活动都受限

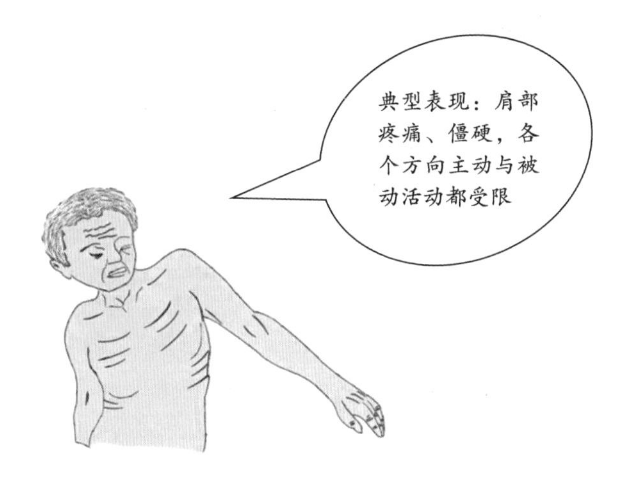

## 2.哪些原因容易导致肩周炎?

(1)软组织退变，大多发生于50岁左右的中老年人。

(2)肩部受凉。

(3)长期过度活动、姿势不良等。

(4)上肢外伤后肩部固定过久，肩周组织继发萎缩、粘连。

(5)肩部急性挫伤、牵拉伤后治疗不当等。

## 3.该如何治疗肩周炎?

肩周炎治疗的两大目标是缓解疼痛＋恢复关节活动度。

(1)肩周炎主要是保守治疗，急性期采用口服消炎镇痛药、物理治疗、痛点局部封闭等方法缓解疼痛。

(2)对于病程长、疼痛重，经保守治疗后效果差，严重影响工作和生活者，可以选择肩关节镜下松解手术进行治疗。

（3）需要注意的是，不论采用何种方法治疗，都必须配合功能锻炼，才能恢复关节活动度。

### 4.得了肩周炎该如何进行功能锻炼?

以下几幅图形象地解释了肩周炎功能锻炼的方式。

（1）钟摆动作

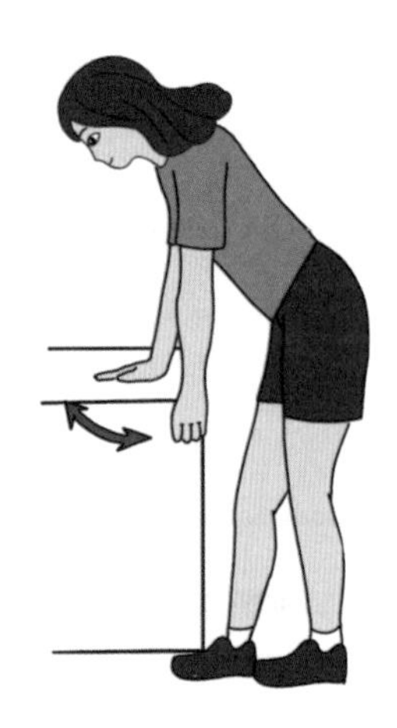

**身体前倾，健侧手支撑**

- 患侧手臂下垂
- 前后、左右、环形摇动手臂
- 每个方向重复5～10次

（2）外旋动作

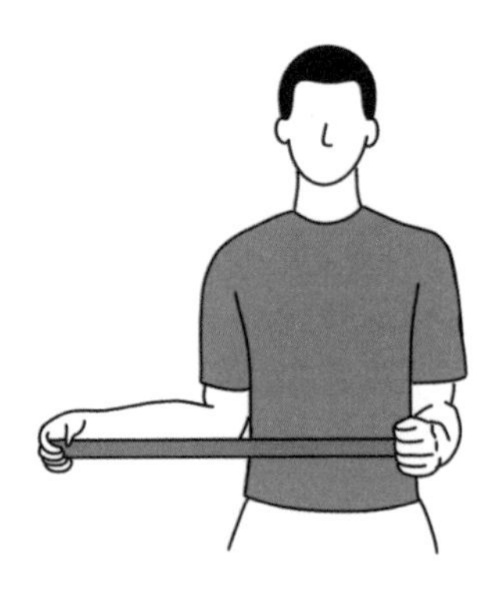

**坐正，手持木棍、擀面杖或雨伞**

- 整个过程保持肘关节贴紧身体
- 健侧用力向两侧推拉木棍，带动患侧肩关节反复外旋和内旋
- 每个动作都要做到位，手应经过身体中线
- 注意身体不要倾斜
- 重复5～10次

（3）抬臂动作

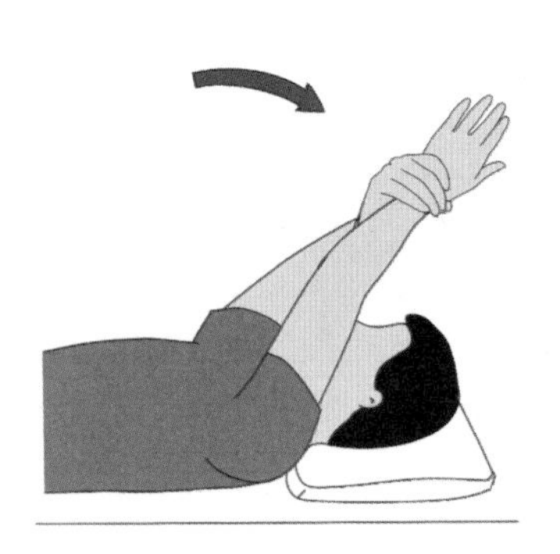

**平卧**

- **用健侧手扶住患侧手腕，健侧手臂用力向上举过头顶**
- **不要使背弓起**
- **刚开始若有困难可适当曲肘**
- **重复5～10次**

（4）前屈外展动作

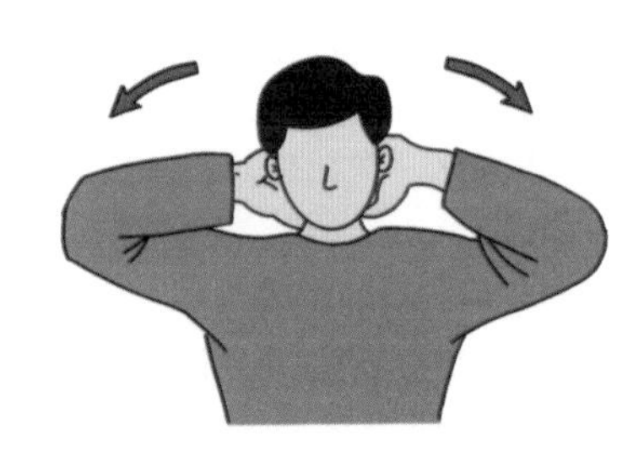

**平卧，屈膝**

- **将双手置于头颈后方（肩关节前屈）**
- **起始位置是肘关节竖起**
- **肘部逐渐外展至贴近床面（前屈外展）**
- **重复5～10次**

（5）跪拜动作

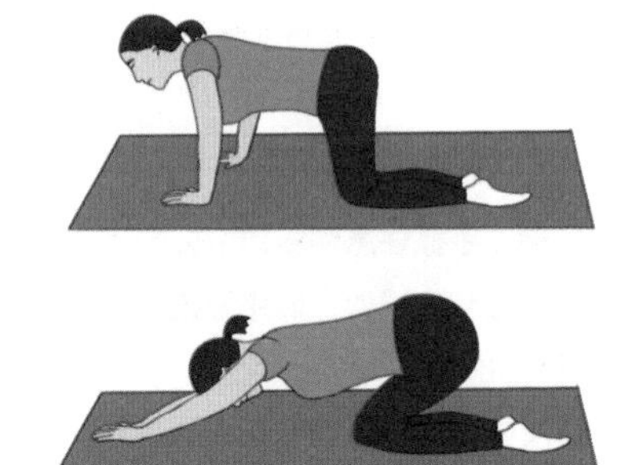

**双手双膝着地**

- **膝关节缓缓弯曲使臀部贴近脚跟**
- **双手的位置保持不变、从而使肩关节在躯干的带动下尽量前屈上举**
- **重复5～10次**

（6）滑轮动作

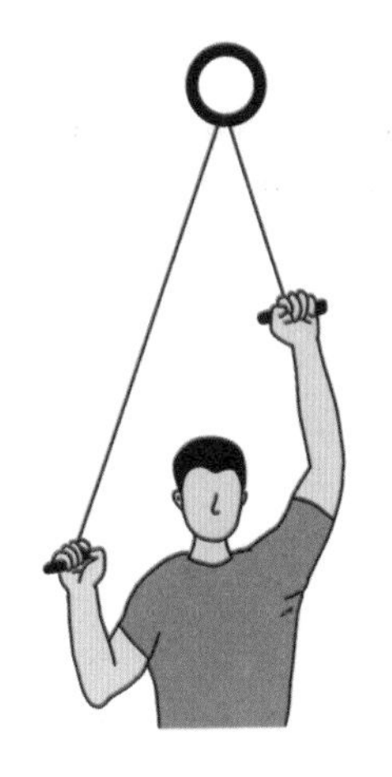

**站立或坐位**

- 在家中自制一个如图所示的简单滑轮装置，背后最好有墙壁支撑
- 起始位置为健侧举起，患侧放松
- 健侧用力，牵拉患侧臂上抬
- 重复10次

（7）背部牵拉动作

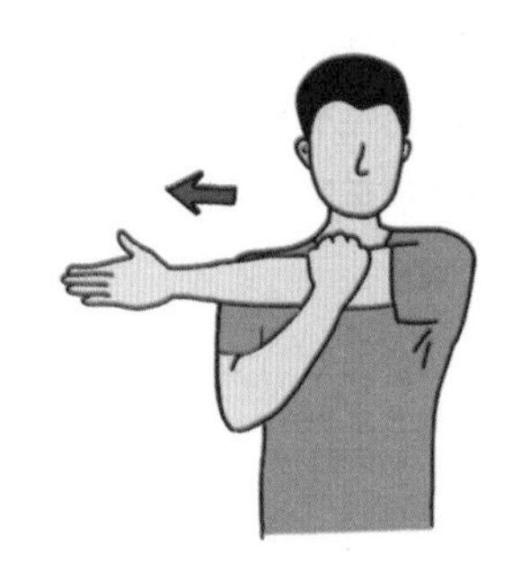

**直立**

- 起始位置为患侧手扶住健侧肩
- 用健侧手抓住患侧肘关节，向对侧施力，从而牵拉患侧肩背部
- 初期可以平躺或靠墙站立
- 重复5次，每次坚持20秒

（8）摸背动作

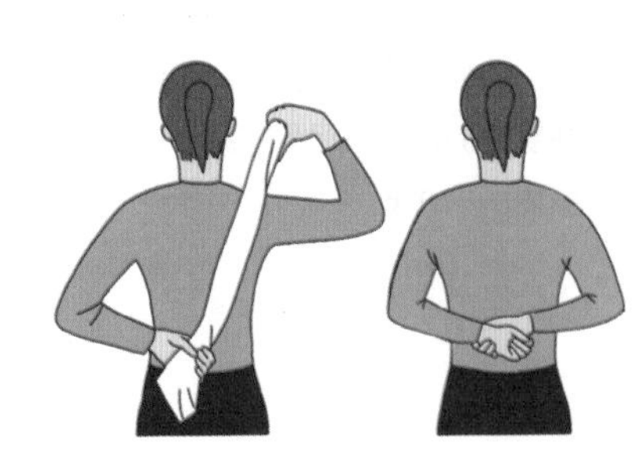

**直立，双手置于身后**

- 用健侧手抓住患侧腕部，轻轻上抬
- 可以用毛巾辅助，循序渐进
- 重复5次
- 再次强调，此为难度最大的动作，初期不要勉强

肩周炎功能锻炼时应注意以下事项：

(1)如每天严重疼痛时间大于30分钟，不建议进行康复训练，应及时到医院就诊。

(2)抬臂动作，是第一个得以改善的动作，训练最好从此动作开始。

(3)摸背动作，是最后一个改善的动作，如能做到说明基本恢复。

(4)锻炼时，肩关节要放松，循序渐进，慢慢进行，以不引起肩关节疼痛加重为准。

## 5.肩周炎患者在生活中应注意什么?

(1)肩周炎肩周疼痛时建议热敷。

(2)在急性期疼痛时，需要保证休息，不建议跳广场舞；疼痛缓解后，可以跳一些肩部活动幅度较小的广场舞，但是时间不宜过久，以不引起肩部疼痛为宜。

## 6.如何利用小区健身器材预防肩周炎?

(1)大转盘篇

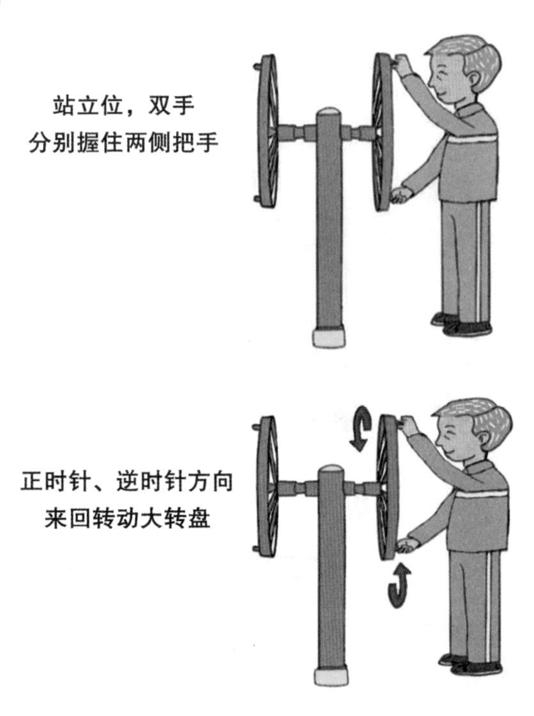

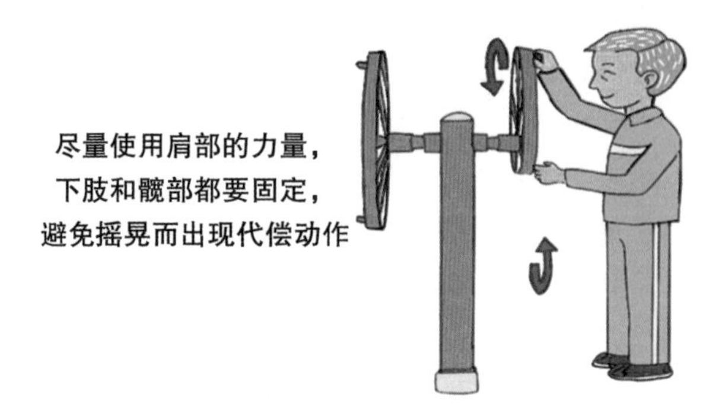
尽量使用肩部的力量，
下肢和髋部都要固定，
避免摇晃而出现代偿动作

（2）上肢锻炼器篇

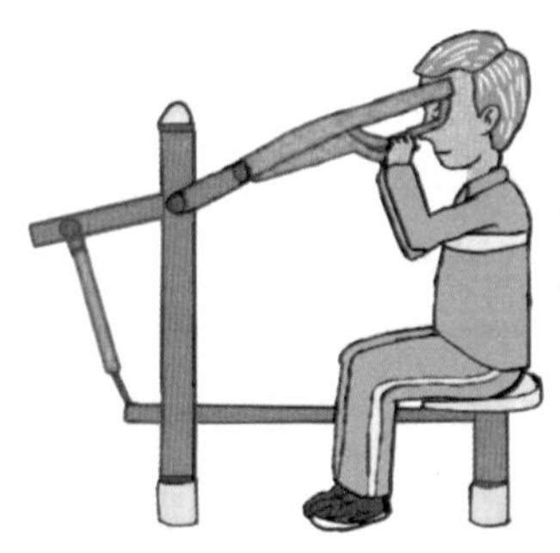
健身者面向健身器材端坐，
双手反握任意一对扶手

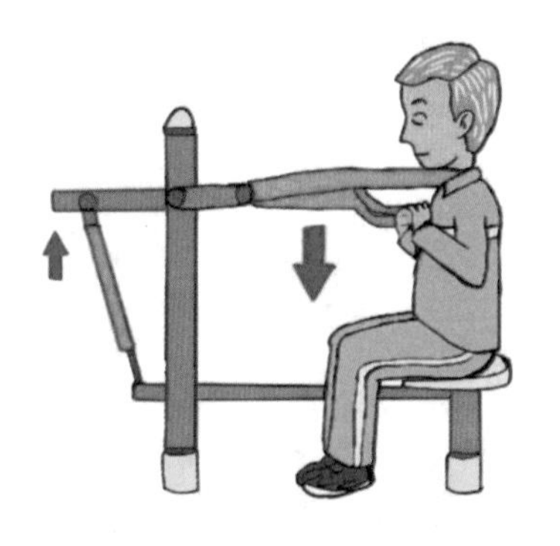
然后用力下拉，
直至最低点，
可持续数秒

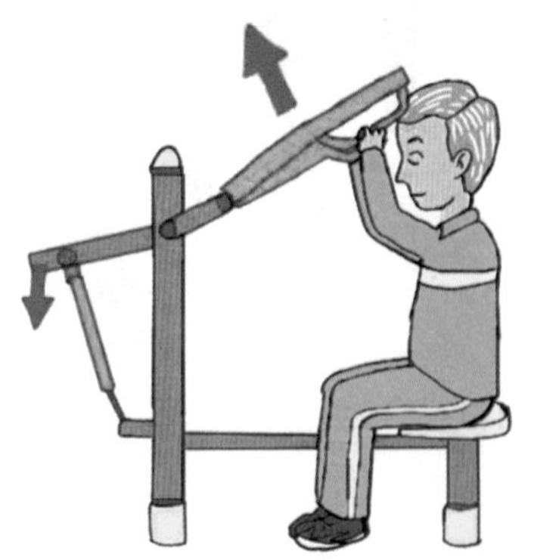
然后还原，
如此循环往复

(3)上肢牵引器篇

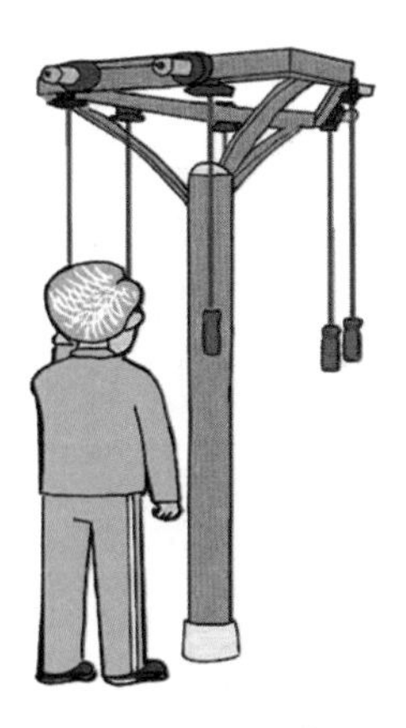

锻炼者站在
牵引器下方

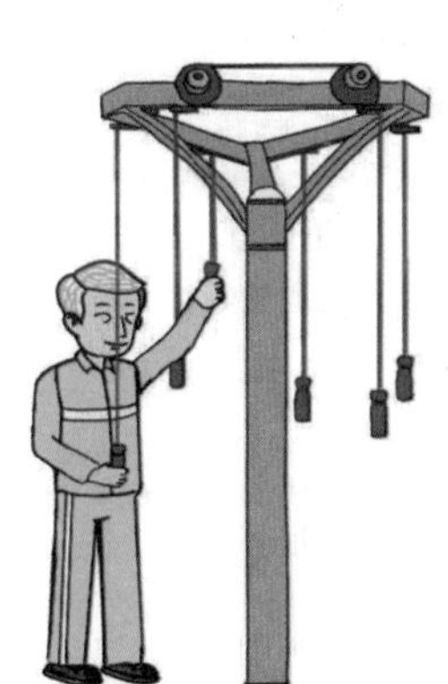

一手用力将牵引
绳下拉，利用滑
轮改变力的方向

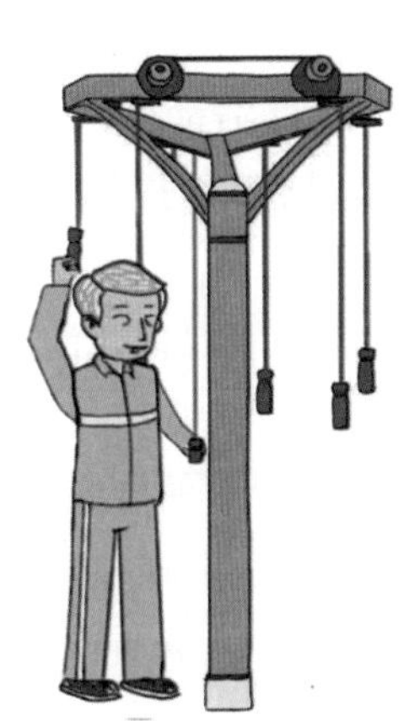

另一只手随之向上
牵引，直至被牵引
的上臂伸直为止，
且目视被牵引的手

## 变矮？驼背？——脊柱退行性疾病

人上了年纪会变矮，会驼背，身姿不再像年轻人那么挺拔了，实际上这些都是由于脊柱疾病造成的。脊柱的退行性变是一种正常的生理现象，多见于中老年人，颈椎的退化可以导致颈部的疼痛；而腰椎退化可以导致腰部疼痛；胸椎一般很少出现退化。脊柱退行性改变有时没有很明显的临床表现，只是在影像学的诊断里面最后加上一句。

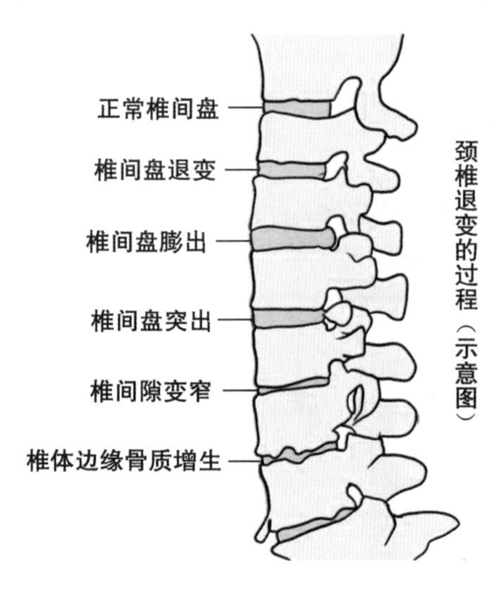


颈椎退变的过程（示意图）

### 1.颈椎疾病通常有哪些症状？

（1）颈肩痛，有脖子发僵、发硬、疼痛、颈部活动受限、肩背部沉重、肌肉变硬、上肢无力、手指麻木、肢体皮肤感觉减退、手里握物有时不自觉地落下等表现。

（2）下肢僵硬，似乎不听指挥，或下肢绵软，有踩棉花的感觉。

（3）头痛、头晕、视力减退、耳鸣、恶心等异常感觉。

（4）更有人出现大小便失禁、性功能障碍，甚至四肢瘫痪。

值得注意的是，手麻不一定是颈椎的问题。手麻伴随颈部电击样疼痛，可考虑为颈椎病；而单纯手麻，无颈部症状，可考虑是腕管综合征等引起。因此手麻并不一定是颈椎病，应根据病情综合判断。

### 2.腰椎疾病通常有哪些症状？

腰椎病主要包括腰椎间盘疾病、腰椎滑脱、腰椎管狭窄，三者可单独发生，也可相继或同时发生。症状常为下腰痛，臀部及双下肢麻木疼痛，无法走远路，休息后症状缓解。

### 3.走路不稳、无力是脊柱的问题吗？

不一定，有可能是颈椎病引起的，也有可能是脑血管疾病引起的。如果突然出现走路不稳、身体向一侧偏斜、摇晃、共济失调，同时伴有头晕、恶心、呕吐、头痛，有可能是小脑部位梗死或者出血；单纯走路不稳、摇晃、踩棉花感有可能是颈椎病引起的。

### 4.脊柱退行性变疾病发作期，如何缓解疼痛？

（1）在医生的指导下服用布洛芬缓释胶囊或者双氯芬酸钠等非甾体消炎止痛药来缓解疼痛。

（2）配合中医的针灸、按摩、推拿以及热敷等方法来进行综合性调理，也可以外用扶他林软膏。

（3）避免剧烈运动，尽量使用硬板床，同时要远离寒冷潮湿的环境，做好保暖工作。

（4）避免辛辣刺激、油腻、寒凉的食物，可以多吃一些富含优质蛋白以及多种维生素的食物，来提高自身抵抗力以及免疫力。

### 5.脊柱退行性变的患者可以接受哪些物理治疗？

（1）可以接受针灸、理疗、热敷等物理治疗，配合非甾体类抗炎药物和软骨营养药物，来缓解脊柱退行性变的症状。可以进行适当的按摩，但对于骨质疏松的老年人，推拿按摩要慎重，力度不要太大，避免发生骨折。

（2）加强脊柱部位肌肉、筋膜、韧带力量的锻炼，从而稳定脊柱的结构，减轻脊柱部位的受力，以缓解脊柱部位退行性变的症状，延缓脊柱退行性变的发展。

### 6.脊柱退行性变的患者如何进行腰背肌功能锻炼？

加强腰背部肌肉的锻炼，有助于维持及增强腰椎的稳定性，可以有效地预防急慢性腰部损伤和腰痛的发生。因此,应当加强腰背肌的锻炼。

腰背肌功能锻炼,有以下方法:

(1)“燕飞”或“小燕飞”

1)俯卧床上,去枕,双手背后,用力挺胸抬头,使头胸离开床面。

2)同时膝关节伸直,两大腿用力向后离开床面。

3)持续3~5秒,然后肌肉放松休息3~5秒,此为一个周期。

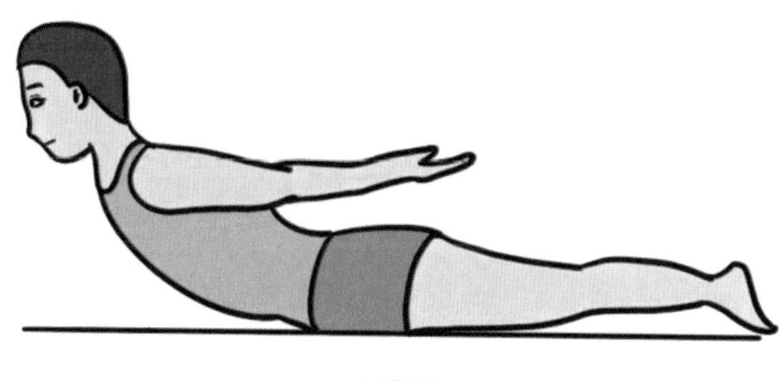

小燕飞

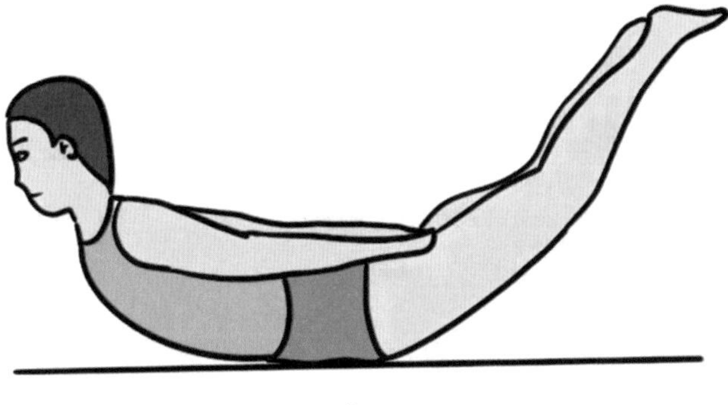

燕飞

(2)五点支撑法

1)仰卧在床上,去枕屈膝。

2)双肘部及头部顶住床,腹部及臀部向上抬起,依靠头部、双肘部和双脚这五点支撑起整个身体的重量。

3)持续3~5秒,然后腰部肌肉放松,放下臀部休息3~5秒,此为一个周期。

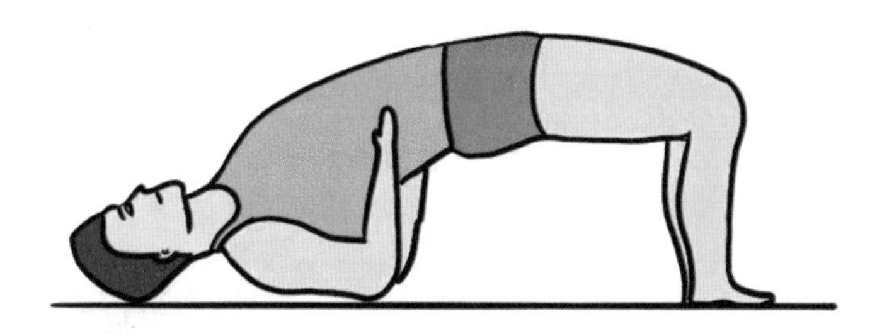

五点支撑法

(3)三点支撑法

1)在五点支撑法的基础上将双上肢抬离床面。

2)持续 3～5 秒,然后腰部肌肉放松,放下臀部休息 3～5 秒,此为一个周期。

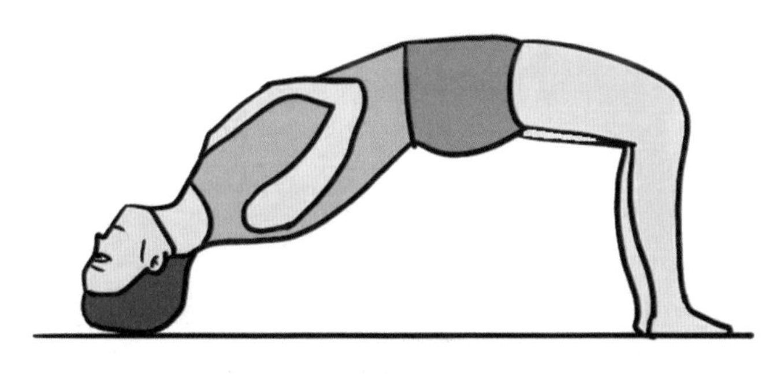

三点支撑法

## 7.颈椎病患者使用颈托是怎么回事?

颈部围领俗称“颈托”,适用于各型颈椎病。无论在颈椎病的急性期还是慢性康复期,根据个人的具体情况佩戴颈托,对颈椎病的治疗和康复都是非常有利的。

常见的颈托有以下类型:

(1)软颈托:是由毛毡或类似的材料制成。颈托前部较矮,毡垫的大小适合于下颌外形,“支持”颊部,使头-颌-颈处于轻度屈曲位,后部较高,达枕部,触碰时可作为提醒物,防止头部后仰,避免颈部过伸。

(2)充气式颈托：一种是由软塑料制成，用时充气戴于颈部；另一种是由橡胶制成，犹如弹簧，用时先戴在颈部，再充气。充气量多少可根据每个人的颈部尺寸、用途及病情而定。这种颈托较为实用，因为每个人的颈部尺寸和轮廓都不相同，除非根据每个人的情况制作特定的颈托，否则就不能将颈部固定在理想的姿势上而起到预期的作用，这种颈托则弥补了这个缺陷。

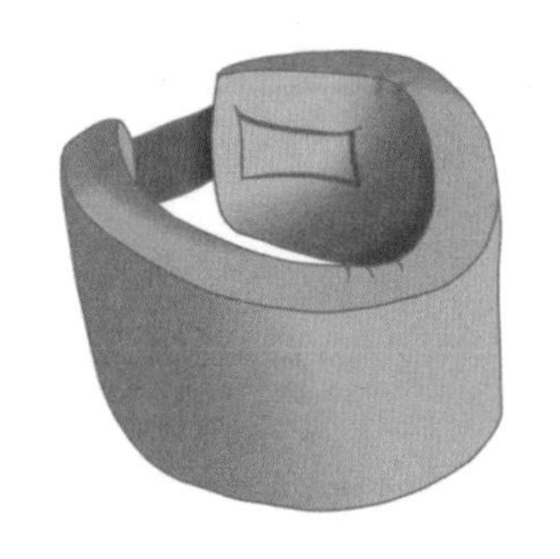

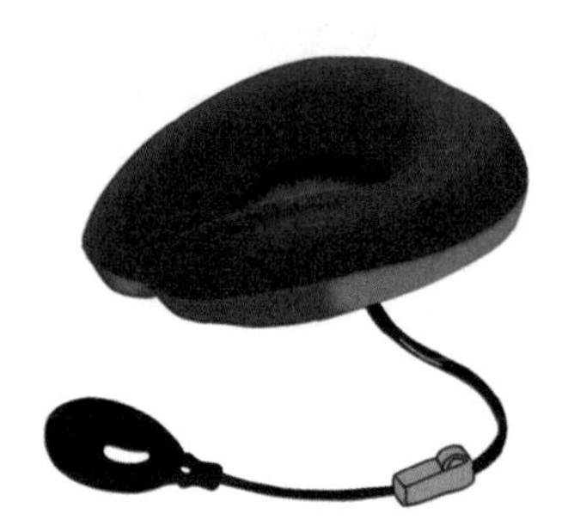

(3)硬颈托：是由硬塑料制成，有的附有金属支持器或调节器，它的固定和限制作用较大，多用于颈部急性严重损伤，如颈椎骨折、脱位的固定。

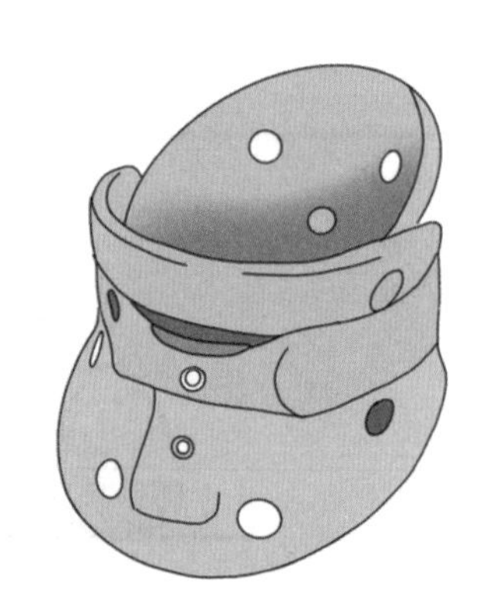

使用颈托应注意以下几点：

(1)宜将颈椎固定于稍前屈位，松紧宜调整至张口不影响讲话但不可全部张开，颌下可放两根手指，平时无不适感。

(2)颈托佩戴时间不宜过长，过长则可引起颈部肌肉萎缩、颈部僵硬等。

(3)白天，特别在室外公共场合应注意颈托保护，而在室内，特别是卧床时可以不用佩戴。

(4)如果有不适症状，应及时找专业医生进行指导、调整。

## 8.佩戴腰围时应该注意什么?

(1)腰围的主要作用是支撑和保护，一般建议以下几类人群佩戴腰围：

1)腰椎间盘突出症、腰肌劳损、腰椎滑脱等腰椎退变疾病患者。

2)急性期腰椎间盘突出症患者和急性腰扭伤的患者。

3)接受手术治疗的腰椎管内肿瘤、腰椎管狭窄等腰椎疾病患者。

4)长时间保持同一姿势的人群，比如长途车司机等。

5)因长期负重、外伤等各种原因出现腰背部不适的人群。

(2)选择腰围要注意以下几点:

1)支撑性好:腰围内一般衬有半硬铝合金条或医用纤维塑胶条,起到支撑、保护腰椎的作用,同时也可以限制腰椎活动度。选购时可以尝试掰弯一下,以形变10%左右为宜。

2)透气性好:腰围的材质一般选择可透气材料,长时间佩戴后出汗少、不易过敏。选购时可用吹气的方法简易评估一下材质的透气性。

3)舒适性好:无论是腰围内衬的舒适度,还是腰围的大小,都将关系到佩戴的舒适性,所以,选购时要尽量亲身试戴。

(3)使用腰围时需注意以下几点:

1)佩戴腰围时应加强腰背肌锻炼,特别是卧位“小燕飞”等项目。

2)佩戴腰围的时间不能过长,一般以月为单位,腰痛保守治疗患者以1个月为佳,术后康复患者2个月为佳,时间过长则可引起腰部肌肉萎缩、腰部僵硬等。

3)腰围佩戴宜松紧合适,过紧易与骨盆接触摩擦,也增加腹内压;过松则效果不佳。

4)白天,特别在室外公共场合或活动量大时应注意腰围保护,而在室内活动量小时,特别是卧床时可以不用佩戴。

5)如果有不适症状,应及时找专业医生进行指导、调整。

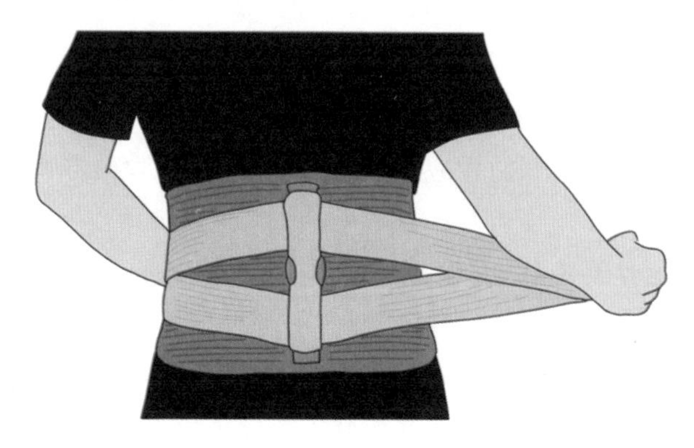

# “潜在的行走杀手”——骨关节炎

骨性关节炎是一种退行性病变，是成人致残最常见的病因之一，可导致受损关节畸形、残疾，尤其是髋关节和膝关节，其致残率高达53%。它是以关节软骨局灶病变、软骨下骨肥厚反应和关节边缘骨赘形成为特征的慢性关节疾病，好发于膝、髋、手（远端指间关节、第一腕掌关节）、足（第一跖趾关节、足跟）、脊柱（颈椎及腰椎）等负重或活动较多的关节。

骨性关节炎的诊断有赖于X线检查。轻症患者X线检查正常或有非特异性的骨质疏松改变，严重的患者可有关节畸形和强直，但这种情况并不多见。

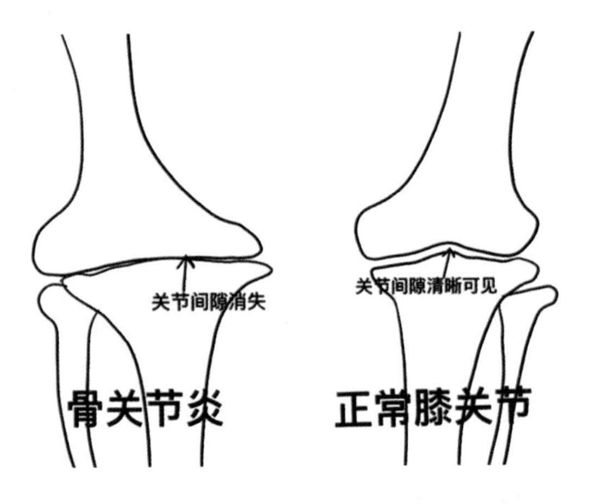


## 1.哪些人易得骨关节炎？

（1）老年人，随年龄增长，供应关节的血流减少，软骨营养减少，关节受力不均而发生骨关节炎。

（2）女性较男性易患病，女性更年期后，激素水平明显降低，影响到骨代谢而易患骨关节炎。

（3）肥胖者，肥胖造成负重关节压力增加，关节对体重的支持负荷增大，出现生理退变而致骨关节炎，特别是易患膝关节骨关节炎。

（4）外伤，骨折如复位不好，关节面对合不齐容易引起骨关节炎。

（5）特殊职业的人也易患骨关节炎，如芭蕾舞演员的跖趾关节，纺织工人的手，矿工的髋、膝关节，拳击运动员的掌指关节等。

## 2.骨关节炎的典型表现有哪些?

(1)骨关节炎的主要症状

1)关节疼痛:关节局部的疼痛和压痛是本病最常见的表现。但并不是骨关节炎患者都会有关节疼痛,对于一部分人群,其日常具有较好的生活习惯、饮食习惯及适当的运动,并且体重控制在合理的范围内,可能会出现影像学骨性关节炎的表现,但是并没有疼痛、活动受限等不适临床症状。

2)晨僵:晨僵时间一般为数分钟至十几分钟,很少超过半小时。

3)关节活动受限:膝关节炎可出现屈膝受限,髋关节炎可出现剪自己脚指甲受限,也可出现上下楼梯、步行和家务劳动受限。

(2)骨关节炎的主要体征

1)关节骨性膨大:早期为关节周围局限性肿胀、滑囊增厚或伴关节积液。

2)关节压痛:关节活动或受压时有压痛。

3)关节摩擦音(感):多见于膝关节。由于软骨破坏、关节表面粗糙,出现关节主动或被动活动时可闻及或触及骨摩擦音。

4)关节畸形:膝关节对线不良可表现为内翻畸形(胫骨内侧受累)或外翻畸形(胫骨外侧受累),手关节骨性膨大和对线不良可表现为蛇样畸形。

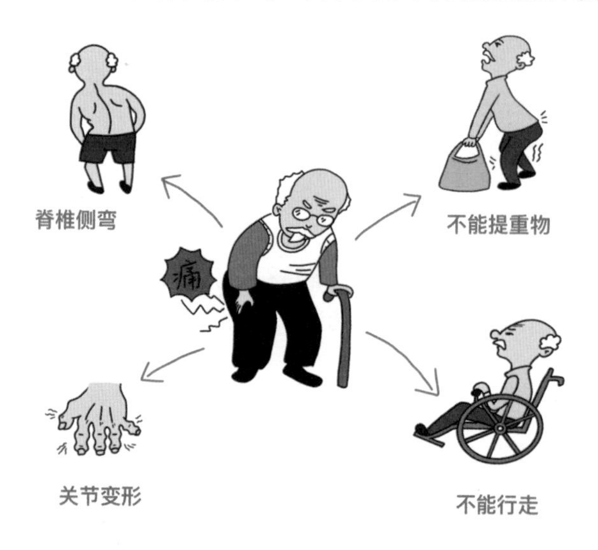


## 3.骨关节炎与类风湿关节炎有什么区别?

骨关节炎与类风湿关节炎是两个完全不同的疾病:

骨关节炎与类风湿关节炎的比较 mg/100g

| | 骨关节炎 | 类风湿关节炎 |
|---|---|---|
| 发病机制 | 软骨退行性变 | 自身免疫性疾病 |
| 发病年龄 | 老年发病 | 40～50岁 |
| 晨僵时间 | 小于30分钟 | 超过30分钟 |
| 类风湿因子 | 阴性 | 阳性 |
| 受累关节 | 远端指间关节、负重关节 | 掌指关节、腕关节及近端指间关节 |
| 对全身的影响 | 不直接影响其他脏器 | 可以累及全身许多脏器，如心、肺、肾等 |
| X线表现 | 骨赘形成 | 以关节侵蚀为主 |

### 4.如何治疗骨关节炎？

骨性关节炎是一种退行性病变所致的疾病，目前无治愈方法，主要采用综合治疗来减轻疼痛、缓解症状、保护关节功能。

(1)非药物治疗

1)患者教育：本病是一种慢性疾病，多数预后良好，患者应解除思想负担，配合治疗。

2)制订个性化运动计划：保护受累关节，不过度使用受累关节，尤其是膝、髋关节。

3)生活方式干预：包括减重和饮食调整。

4)助行工具和辅助设备的使用：减轻受累关节的负荷。

5)物理治疗：理疗对缓解疼痛和伴发的肌肉痉挛、恢复关节功能有一定帮助。

(2)药物治疗：现用的药物主要是镇痛药物，包括口服药物、外用药物、关节内注射药物等。药物仅能缓解症状，在小关节痛时可局部应用搽剂或贴剂治疗。

(3)外科治疗：包括关节镜手术和开放手术(如截骨术和关节置换术)，多进行髋关节和膝关节置换。

(4)热敷、按摩、针灸、刮痧等传统方法对关节炎可能会缓解一段时间的症状，但目前没有足够的研究证据支持上述治疗方法有持久的效果。

### 5.不同手术方式该如何选择？

(1)截骨矫形术：如果关节炎还不是特别严重，只影响到关节一侧的软骨，造成下肢力线一定程度的偏斜，而关节的稳定性和屈伸功能良好，这时候可以做包括胫骨高位截骨在内的一些截骨矫形手术。

(2)关节置换术：关节炎如果满足以下两点说明需要做关节置换术：①从 X 线片上看，关节炎已经进展到终末期。②从症状上看，患者经过休息、药物等保守治疗，仍然存在严重的关节疼痛。

### 6.日常生活中对骨关节炎有哪些认识小误区?

(1)氨糖、软骨素等保健品对小部分人来说效果确实挺好，但是对大多数人，就是安慰剂，国内的指南并不反对使用。作为保健品，其不良反应并不是很大，还是可以吃的。

(2)膏药和药膏里含有一些止痛、消肿的成分，可以帮助缓解症状，但不可能根治关节炎，也不会溶解骨刺。有些膏药含有大量的铅，有铅中毒的风险；有些含有激素，长期用有激素相关不良反应。此外，如果贴膏药过敏，就不要贴了。

(3)关于穿矫形鞋、矫形鞋垫靠不靠谱的问题，这个是比较有讲究的，搞不好，适得其反。对于以膝关节内侧间隙关节炎为主的人，即有轻度“O”形腿的，不需要使用外侧楔形鞋垫；而对于外侧间隙关节炎，轻度“X”形腿的，却可以通过内侧楔形鞋垫起到一定缓解疼痛的作用。

(4)得了骨关节炎可以戴护膝，但其实护膝对膝关节的支持和保护是非常有限的，它主要起到保暖的作用。并不是说受凉可以引起关节炎，而是外界温度太低的话，会诱发加重关节炎的症状。

### 7.老年人得了骨关节炎应该如何养护?

(1)一般护理：适当地休息与活动，能有效预防和减轻病变关节的功能障碍。

(2)营养管理：给予患者优质蛋白、低脂、易消化的饮食。

(3)疼痛护理：上下楼梯时要扶扶手，坐位起立时要用手支撑，握住扶手，以减轻关节软骨承受的压力，避免坐矮凳子。

(4)健康教育：培养老年人养成良好的生活习惯，控制体重。

(5)日常起居注意防潮保暖，避免进行高负荷工作或活动，避免长期的站立、坐卧，减少爬山、骑车等剧烈活动，少做下蹲动作。

# 类风湿关节炎

类风湿关节炎是一种以慢性、侵袭性关节炎为主要表现的自身免疫病，是导致人类丧失劳动力和残疾的主要原因之一。我国该病患病率为0.28%～0.36%，在各年龄段皆可发病，30～50岁更为常见，男女患病比例约为1∶3。

老年类风湿关节炎通常发生在60岁以后，多见于女性；起病急，往往伴有明显的体重减轻；大多有数十年活动性类风湿性关节炎病史，导致明显的关节功能障碍，全身表现如类风湿性肺炎、类风湿性血管炎和周围神经病也很常见。

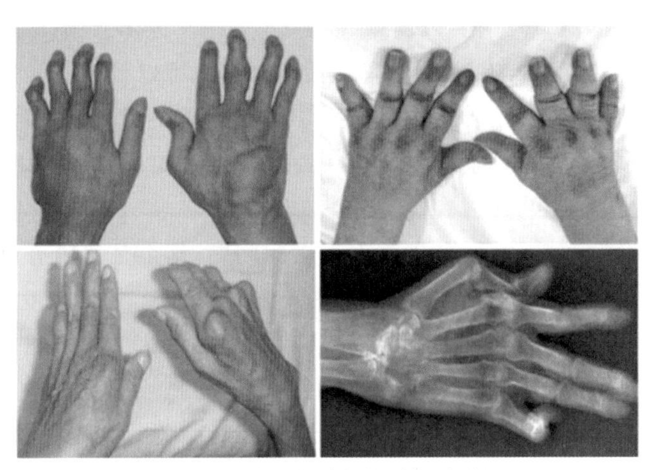

类风湿关节炎引起的手部畸形

## 1.老年人患上类风湿关节炎的原因是什么？

(1)天气因素：天气寒冷时，关节周围的血管收缩，导致关节组织血液供应减少，老年人身体虚弱，对气温等感觉迟缓，容易诱发或加剧关节疼痛。

(2)免疫水平：老年人免疫力低下，易感染病菌。

(3)中老年女性内分泌失调：女性在绝经后，体内雌性激素水平下降，内分泌失调，易引发类风湿性关节炎。

(4)创伤与劳累：关节的急性损伤可以造成受累组织的充血、水肿、粘连，久而久之受累关节就会发展成类风湿性关节炎。

## 2.起床后手指不听使唤？——晨僵

天气寒冷时，很多中老年人早晨起床后，手发僵、握拳困难，活动或保暖后才逐渐好转，这种现象称为"晨僵"。

### 3.类风湿关节炎有哪些典型表现？

(1)近端指间关节梭形肿胀：多见于关节炎早期、活动期，常为对称性受累，是近端指间关节软组织肿胀与滑膜炎的表现。

(2)掌指关节尺偏畸形：与尺侧腕伸肌萎缩、手指向尺侧代偿性移位有关。多为对称性受累，约半数伴有掌指关节半脱位。

(3)"纽扣花"畸形：晚期常见，表现为近端指间关节过屈和远端指间关节过伸。

(4)"天鹅颈"畸形：表现为近端指间关节过伸和远端指间关节过屈。

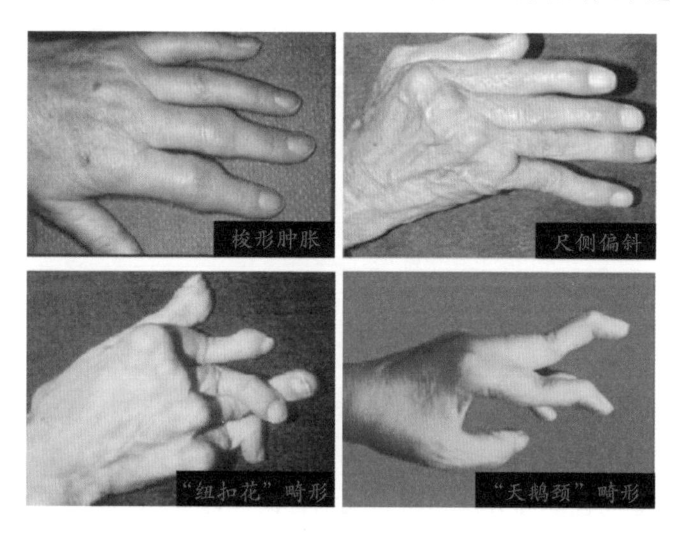


### 4.类风湿关节炎能根治吗？

类风湿关节炎的病因和发病机制尚未完全阐明。总体上说，和高血压、糖尿病一样，它是在遗传易感性的基础上，由外界因素促发的一类疾病，现无根治的方法。但通过正规的治疗，可以得到很好的控制。

### 5.为什么类风湿关节炎要早期治疗？

类风湿关节炎患者中，有些人的症状可自行缓解，有些进展很快，如不及时治疗，可在1～2年内发生骨关节侵蚀，关节功能丧失，造成不可逆的破坏。

### 6.类风湿关节炎的康复治疗有哪些?

(1)急性期关节剧烈疼痛且有全身症状者,应卧床休息,枕头不能过高,不睡软床垫,以免髋、膝关节畸形,还可短期(2～3 周)内用夹板制动,保持关节功能位,消肿止痛。

(2)急性期后或全身症状不明显时,可开始床上运动并逐步下床活动,但注意要循序渐进,强度不要过大。

### 7.类风湿关节炎患者运动和饮食应注意什么?

(1)急性期活动期患者应卧床休息,限制受累关节活动,保持关节功能位。症状减轻,疾病缓解时,可逐步下床,适当活动,增加功能锻炼。

(2)饮食宜清淡易消化,多食用富含蛋白质、维生素、钾、钙的食物,如全谷物食品、新鲜蔬果、豆类和坚果。有贫血者应适当增加含铁食物摄入,如黑木耳、紫菜、口蘑、豆腐皮、鸡血等;并且应戒烟酒,少吃辛辣、刺激性食物。

(3)控制体重,避免进食高热量、高脂肪食物,如高糖、油炸食品,以免增加关节的负荷。

### 8.气候、环境因素对类风湿关节炎有什么影响?

90%的类风湿关节炎患者对气候变化敏感,阴天、下雨、寒冷时,关节肿胀和疼痛均可加重。这是由于类风湿关节炎患者关节及其周围血管、神经功能不全,血管舒张缓慢且皮温升降迟缓造成的。因此,患者要防止受寒、淋雨和受潮,关节处要注意保暖。

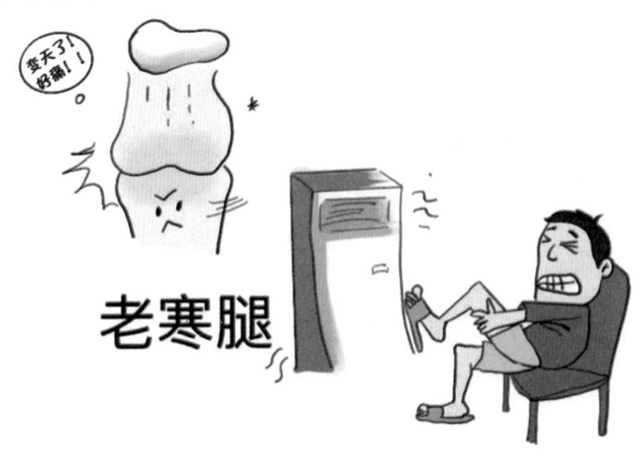

# “帝王之病”之痛风那些事儿

痛风并不罕见，自古有之。古时候，患有痛风的基本是帝王将相，所以它也被称为“帝王之病”。说到原因，其实很简单。古时候天天喝酒吃肉的人，基本都是达官显贵，寻常百姓没这个条件。时至今日，生活条件好了，人人皆可喝酒吃肉，痛风也就不再分阶层、分年龄了，上至七八十岁的老人，下至不满 18 岁的青少年，都会被它困扰。

## 1.什么是高尿酸血症与痛风?

高尿酸血症是嘌呤代谢紊乱及(或)尿酸排泄减少引起血尿酸升高的代谢性疾病。高尿酸血症是痛风的生化基础，二者是同一种疾病的两个不同时期。

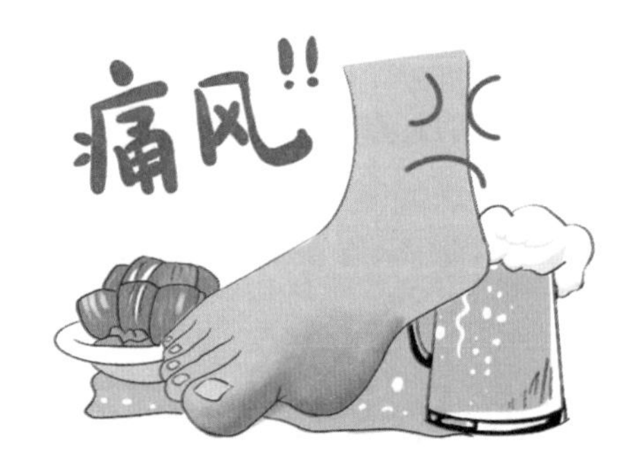


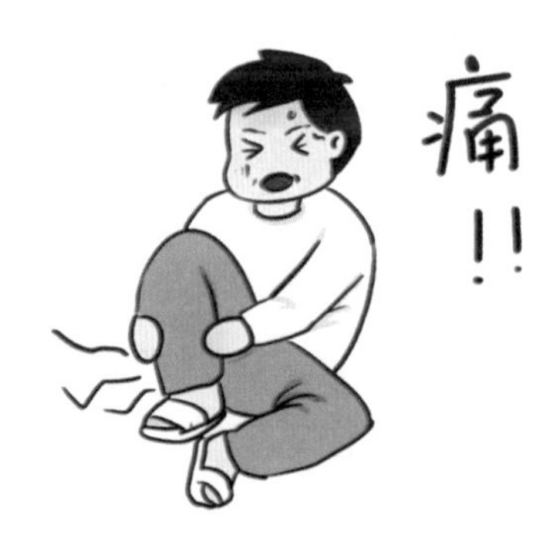


## 2.高血尿酸和痛风发作有什么关系?尿酸高就是痛风吗?

痛风的发作往往伴随高血尿酸，但尿酸高，不一定就是痛风病。据统计，仅 5%～12% 的高血尿酸者发生痛风。如同肺癌的发生与吸烟有关一样，并非吸烟者必定会得肺癌。

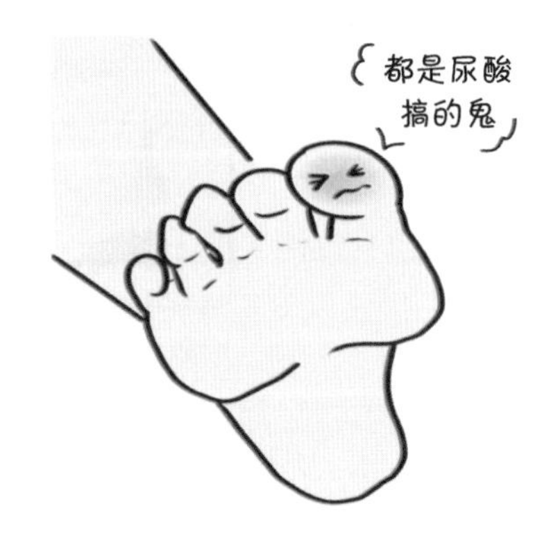


## 3.痛风急性发作有哪些表现?

(1)夜间发病：午夜或凌晨足趾痛如刀割而惊醒，疼痛逐渐加剧，无法忍受，即使被床单轻轻一碰，刺痛就往心里钻，晨起下地寸步难行。

（2）关节剧痛：呈撕裂样、刀割样或咬蚀样，难以忍受，数小时后出现受累关节红、肿、热、痛和功能障碍。

（3）受累的部位：主要是大脚趾关节，其次是足背、踝、膝、指、腕、肘等，而肩、髋关节和脊柱则很少受累。

（4）自限性：急性发作后的2～3天或2周内，即使没有治疗，症状也会自行消失。

### 4.哪些人容易得痛风？

（1）老年人：60岁以上的老人关节老化、钙流失，骨头里的软骨组织所剩无几，尿酸结晶沉淀在骨头缝中，容易引起痛风。

（2）有家族史的人：大多数原发性痛风患者有阳性家族史，属多基因遗传缺陷；原发性痛风有明显的家族聚集性。

（3）肥胖的人：体内的脂肪含量越高，尿酸的浓度就会越高，患上痛风的概率相应越大。

（4）爱喝酒的人：在获取酒精之后，身体产生的尿酸量增多，久而久之尿酸盐结晶体在体内堆积，排泄速度缓慢，容易刺激关节感觉到局部疼痛。

（5）爱吃海鲜、肉食的人：海鲜、肉食中嘌呤含量高，吃多了容易得痛风。

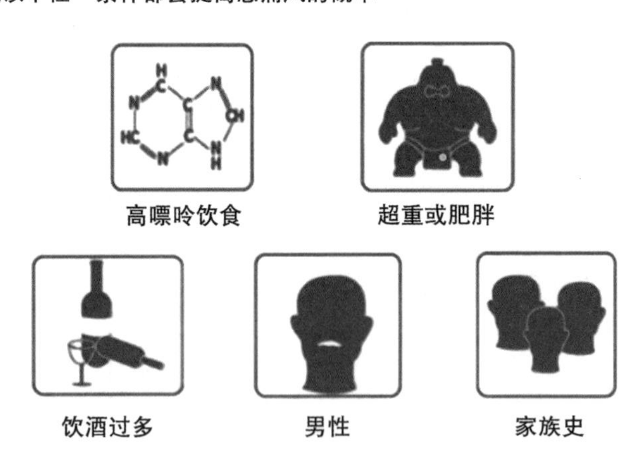


### 5.什么是痛风石？痛风石有哪些危害？

反复发作痛风的人，在耳郭、关节周围可出现灰白色的硬结，称为“痛风石”。

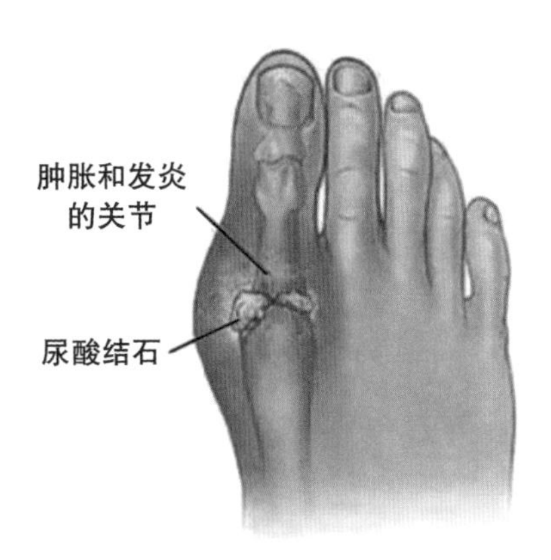


痛风石是痛风特征性病变。典型痛风石位于耳郭，也见于蹰趾、指、腕、肘、膝等处，大小从芝麻至鸡蛋甚至更大。

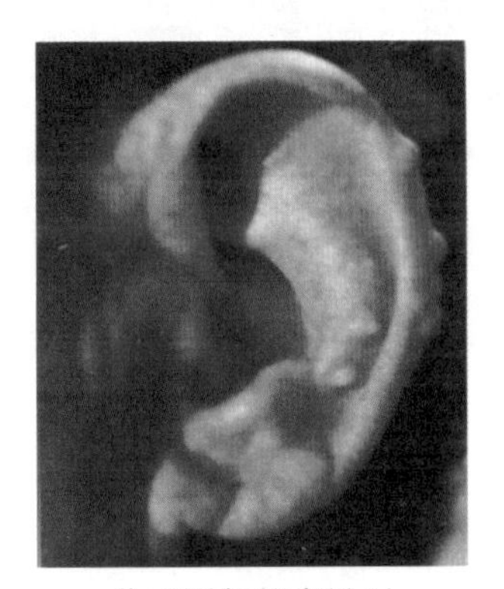

位于耳郭的痛风石

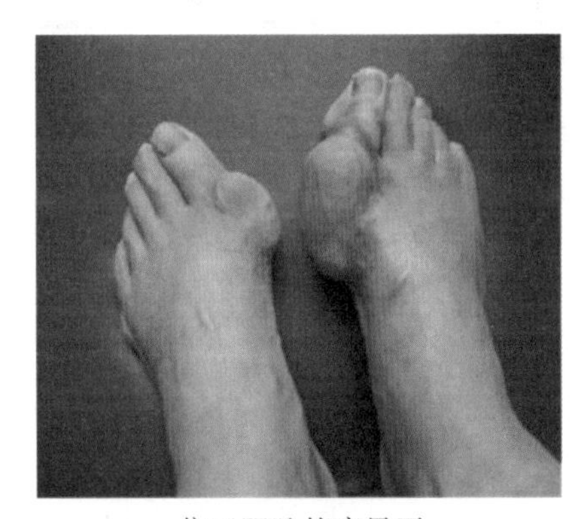

位于蹰趾的痛风石

### 6.限制高嘌呤饮食就可以预防痛风吗？

有一定作用，但不全面。由于痛风是一种嘌呤代谢异常引起的疾病，因此很多人认为，限制高嘌呤饮食的摄入就可以预防痛风。但是，半数以上的痛风患者存在超重现象，还有四分之三的痛风患者合并患有高血压或者高血脂，体重的增加，也会诱发痛风。

### 7.痛风发作时能快速降尿酸吗？

快速降尿酸风险大。痛风后，突然降低血尿酸水平，可能使痛风发作加剧。在痛风患者关节及关节周围的组织中，常有不溶性的尿酸盐结晶沉积，如果血液中尿酸含量突然下降，会引起尿酸盐结晶脱落游离，引发转移性关节炎（急性痛风性关节炎）。

## 8.痛风没出现症状，就不用治疗吗？

别大意，注意规律用药。痛风患者比正常人更容易患各种心脑血管疾病和代谢相关疾病，痛风需要坚持规律用药，不然很容易造成肾功能不全、关节畸形等并发症。

## 9.痛风患者的饮食应该注意什么？

痛风患者应少食中嘌呤食物，不食高嘌呤食物。这样可以降低血尿酸水平，尽可能少产生尿酸盐结晶，避免关节组织受损伤。

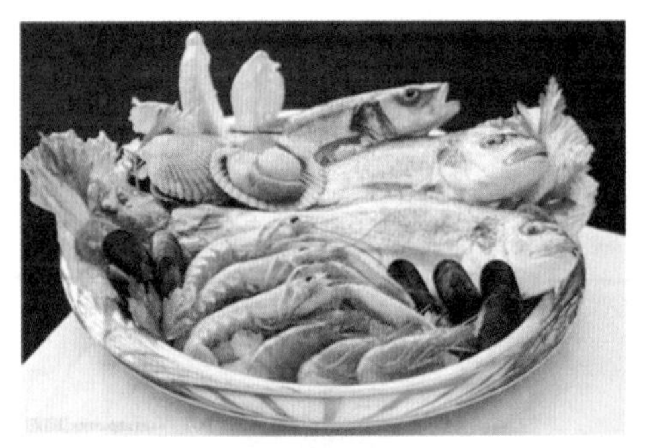
高嘌呤饮食

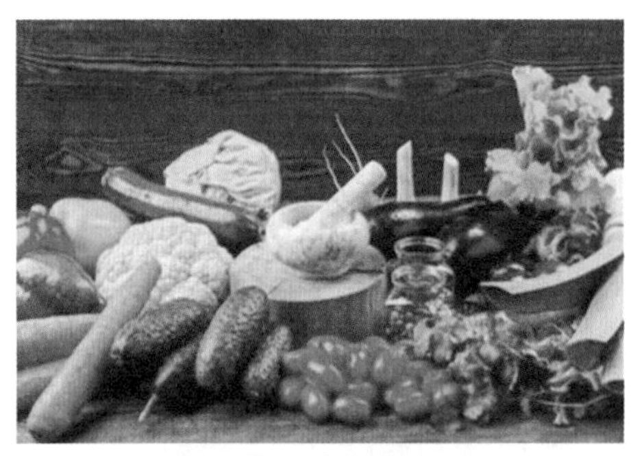
低嘌呤饮食

## 10.痛风患者应选用什么样的蛋白质？

痛风患者如果摄食蛋白质过多，可使尿酸增加，应适当限制蛋白质摄入。应选用牛奶、奶酪、脱脂奶粉和蛋清。酸奶因含乳酸较多，对痛风患者不利，故不宜饮用。

## 11.痛风患者应选用什么样的维生素和矿物质？

痛风患者应选择含有足量B族维生素和维生素C以及较多钠、钾、钙、镁等元素的食物，以及蔬菜、水果等碱性食物。

放心吃

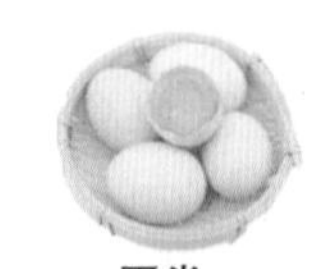
蛋类
（鸡蛋、鹌鹑蛋等）

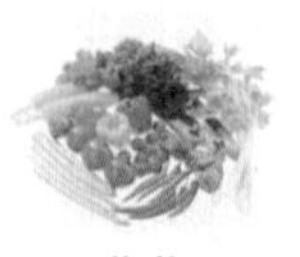
蔬菜
（所有蔬菜）

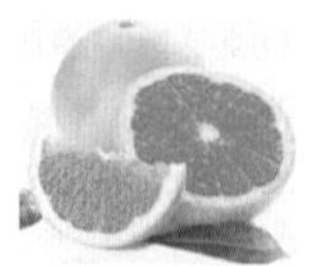
少糖水果
（西柚、柚子等）

## 12.痛风患者的食物在烹调方法上应注意什么?

合理的烹调方法可以减少食物中含有的嘌呤量,如将肉食先煮,弃汤后再行烹调。此外,辣椒、胡椒、花椒、芥末、生姜等食品调料,也应尽量少食用。

不要吃

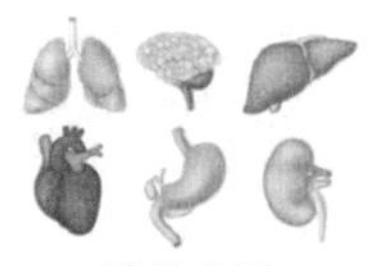

动物内脏
(肝、肾、肺等)

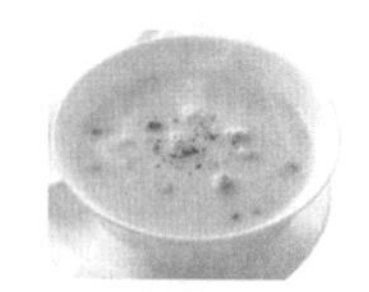

浓汤
(浓肉汤、火锅汤)

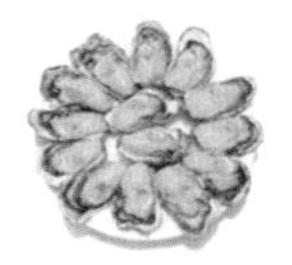

部分海鲜
(小鱼干、牡蛎等)

## 13.为什么痛风常与肥胖、高血压、糖尿病相伴随?

研究发现,高血压、糖尿病、高尿酸血症有相近的遗传基因,痛风和高脂血症都有家族遗传性,并且均有胰岛素抵抗综合征,从而产生糖、脂肪、嘌呤代谢的紊乱,使痛风、肥胖、高血压、糖尿病集于一身。

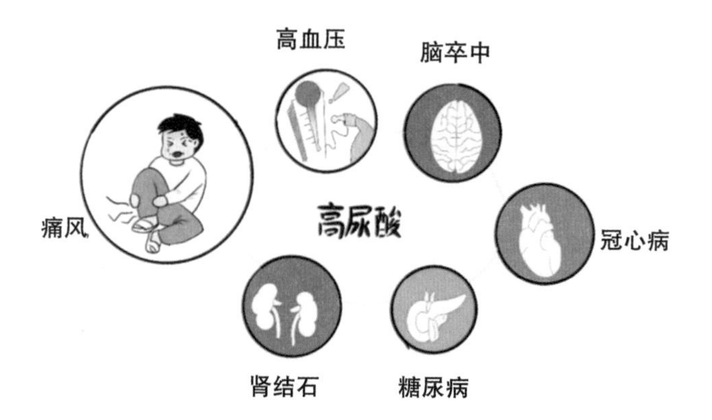


## 14.怎样预防痛风?

痛风是由嘌呤代谢或尿酸排泄障碍引起的疾病,想要预防,应做到控制体重,避免劳累,少食或不食含高嘌呤的食物,多食水果蔬菜等碱性食物,生活规律,忌烟酒,心情舒畅,适当锻炼。

# 下肢深静脉血栓

医生，我前几天小腿肿胀，疼痛，在门诊做了个彩超，提示说我得了深静脉血栓。据说血栓一旦掉下来就会肺栓塞，后果很严重。这是什么病?

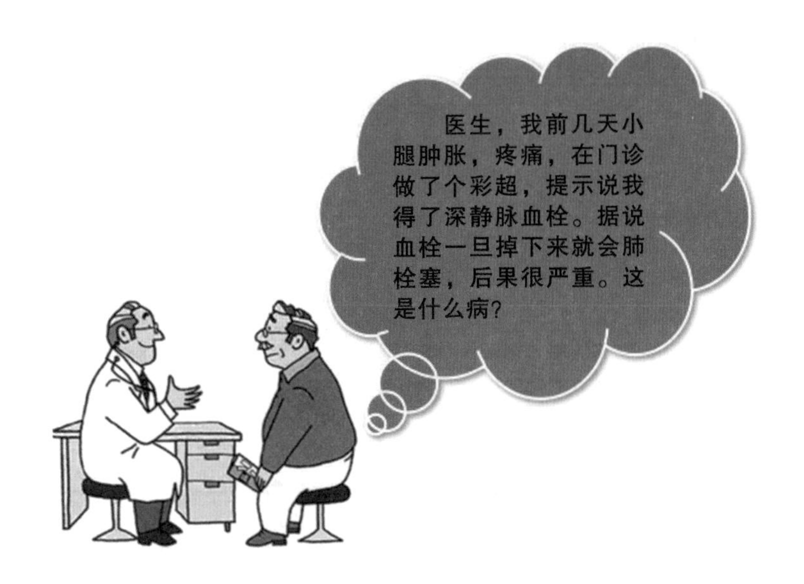

## 1.什么是深静脉血栓?

深静脉血栓形成(DVT)是指血液在深静脉血管内不正常的凝结，阻塞管腔，导致静脉回流障碍。全身主干静脉均可发病，尤其是下肢静脉，又以左下肢最为多见，男性略多于女性。血栓脱落可引起肺栓塞(PE)，合称为"静脉血栓栓塞症"(VTE)。90%的肺栓塞栓子来源于下肢深静脉血栓。

## 2.得了深静脉血栓有哪些危害和并发症呢?

静脉血栓栓塞症(VTE)是继缺血性心脏病和卒中之后位列第三的最常见的心血管疾病，它会引起肺栓塞、肺动脉高压及血栓后综合征等并发症。

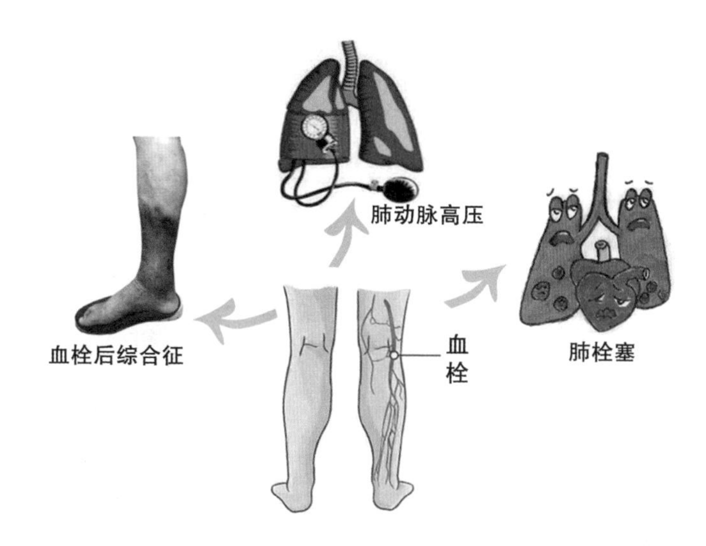


## 3.深静脉血栓有哪些临床表现?

深静脉血栓的临床表现如下图所示。

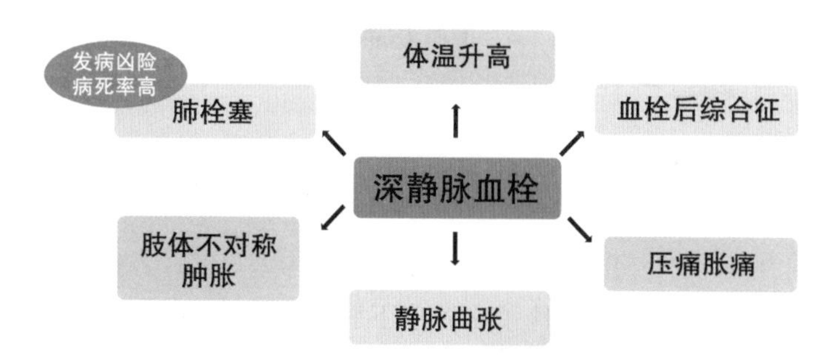


## 4.什么因素会导致深静脉血栓?哪些人群容易患此病呢?

血流滞缓、血管壁损伤、血液高凝状态是导致深静脉血栓的因素。下图所示人群更容易患深静脉血栓。

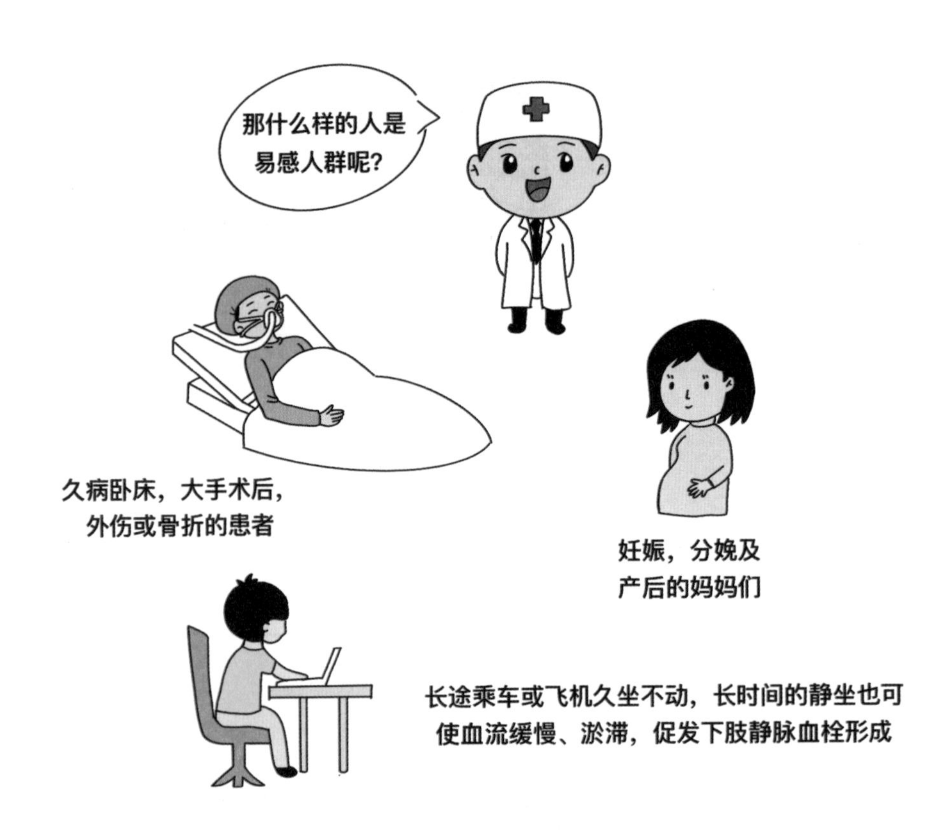


## 5.诊断深静脉血栓都要做哪些检查?

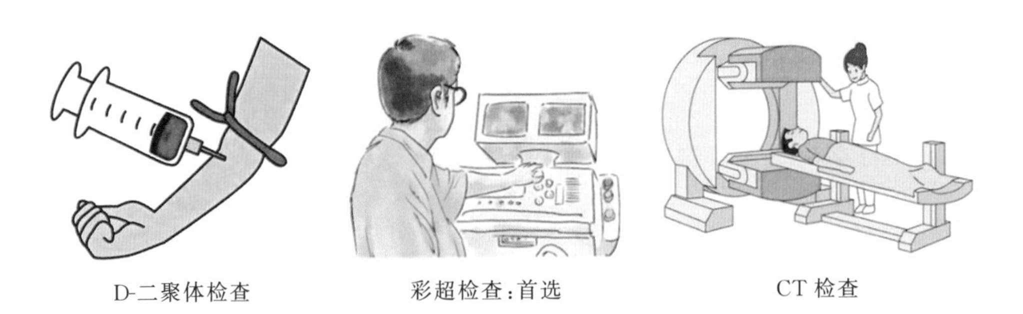

D-二聚体检查　　彩超检查:首选　　CT 检查

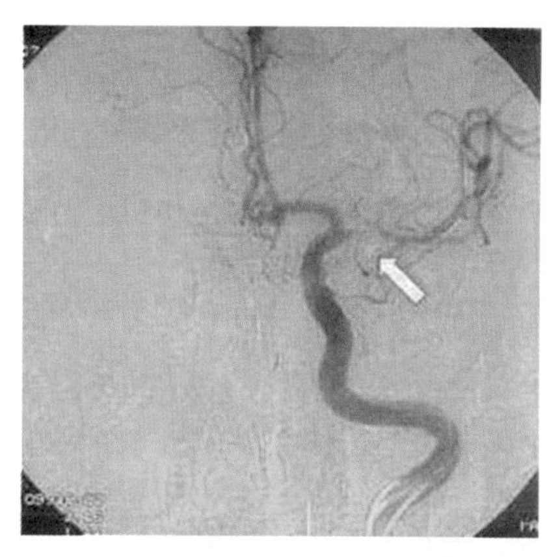

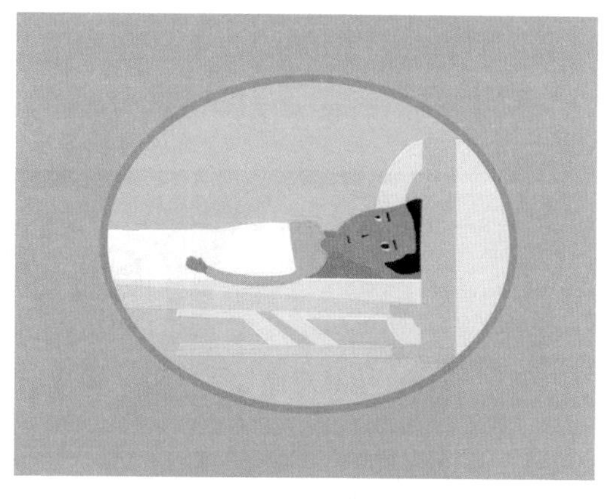

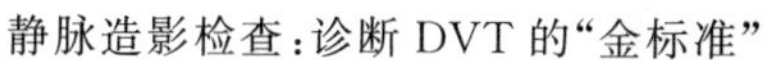

静脉造影检查：诊断 DVT 的“金标准”

磁共振检查

## 6.深静脉血栓都有哪些治疗方法？

深静脉血栓的治疗方法如下图所示。

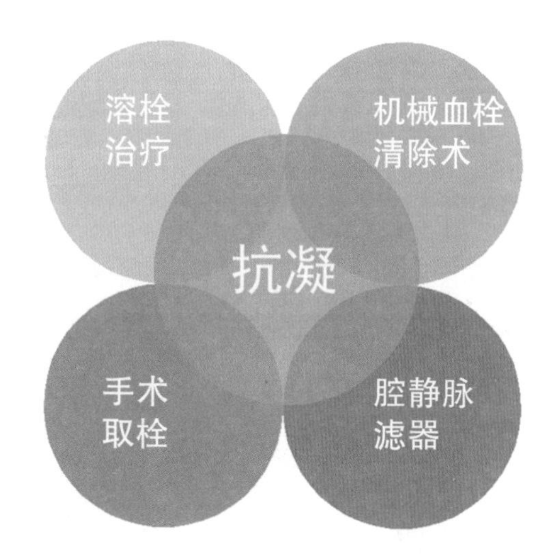

## 7.我们该如何预防深静脉血栓呢?

(1)基本预防(见下图)

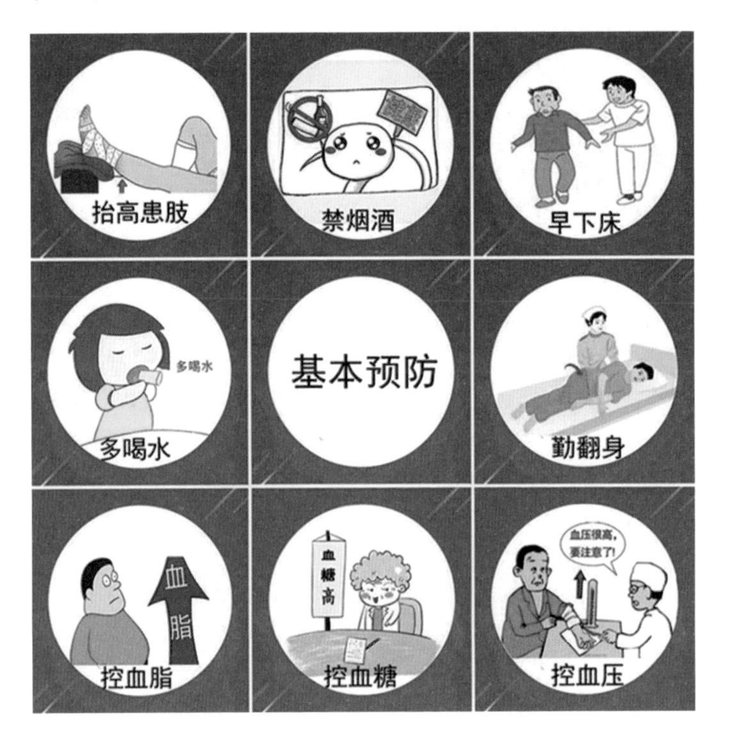

抬高患肢
禁烟酒
早下床
多喝水
多喝水
基本预防
勤翻身
血
脂
控血脂
血
糖
高
控血糖
血压很高,
要注意了!
控血压

(2)物理预防(见下图)

梯度压力弹力
袜或弹力绷带
间歇充气加压装置
足底静脉泵

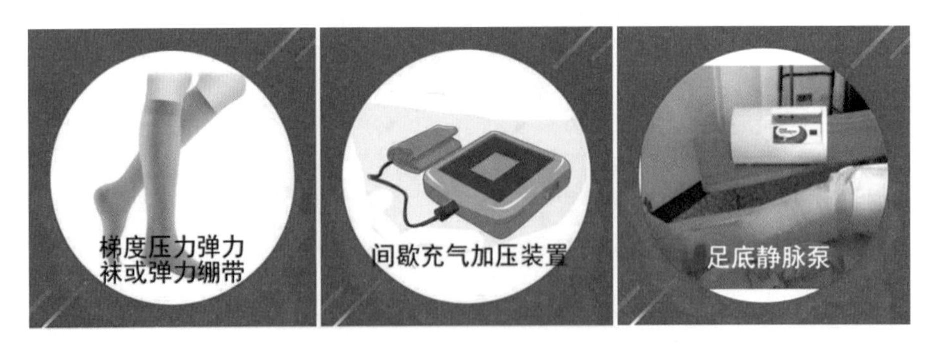

(3)药物预防:①低分子肝素。②黄达肝葵钠。③华法林。④新型口服抗凝药:利伐沙班。

## 8.得了深静脉血栓需要治疗多久，应注意哪些问题呢？

(1)深静脉血栓急性期为14天，出院后还要延续抗凝治疗以防止血栓蔓延和(或)血栓复发。

(2)注意事项

1)急性期禁止按摩患肢，绝对卧床休息14天，有效抬高患肢20°～30°，制动，禁止按摩、热敷、理疗及做剧烈运动，以免造成栓子脱落，并发肺栓塞。

2)抗凝药物服用剂量不足与抗凝疗程不足，是导致深静脉血栓复发的两大原因。切记不要随意停药，请严格遵医嘱用药。

3)服用抗凝药物期间需密切观察有无出血情况，如有异常，请及时就诊。

4)采取低盐、低脂、高纤维素饮食，多饮水，多吃蔬菜水果，保持大便通畅，避免用力排便。

5)如有呼吸困难、胸闷憋气、胸痛，请立即到医院就诊，并首先告知医生有深静脉血栓史。

(吴燕　魏荣　刘莉　季红　陈丽华　张佳怡　李娜　董静　张文忠　徐真真)

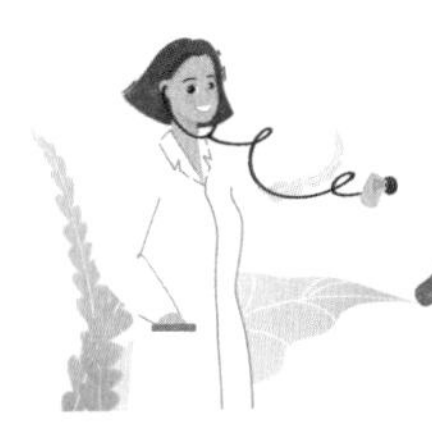

# 人体的第一道屏障——皮肤

皮肤是人体最大的器官，包裹着我们的全身，且和外界接触最为密切，因此皮肤成了人体最重要的第一道防线，随着年龄的增长，皮肤开始有老化的现象。大家知道吗，老年人也是皮肤病多发的人群，很多老年人都有皮肤瘙痒等问题。如何更加关注中老年人皮肤健康，远离皮肤疾病困扰，让我们从认识皮肤开始吧。

## 皮肤结构与功能

### 1.皮肤结构是怎样的?

皮肤有白、黄、棕、黑等颜色，主要因人种、年龄及部位不同而异，这些只是表面展现出来的。那您知道皮肤的构成吗?

皮肤由表皮、真皮、皮下组织、附属器官（汗腺、皮脂腺、指甲、趾甲）以及血管、淋巴管、肌肉、神经等组成，可谓结构复杂。

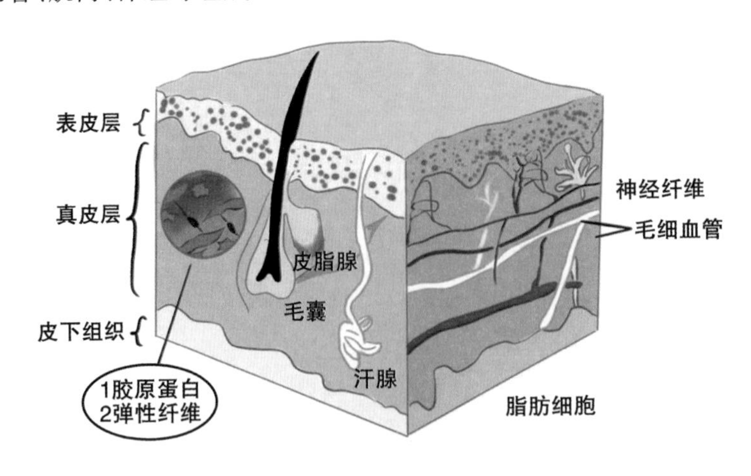

### 2.皮肤有什么功能?

皮肤是人体最大的器官,它不仅能感受温度、压力、疼痛等刺激,更有独特的免疫作用。皮肤是人体理想的“天然屏障”,是防御疾病的“健康盔甲”,是保卫健康的“第一道防线”。

### 3.为什么说皮肤是“健康指导灯”?

皮肤包裹着我们的全身,皮下组织和内脏器官都受到它或多或少的保护,一些内脏器官的疾病也可以反映到皮肤上来。比如,肝病会引起皮肤黏膜黄染;一个长期低热、关节痛者,当出现面部蝶形红斑时,则很可能是患了红斑狼疮。这时皮肤变化就起到了“健康指示灯”的作用。

### 4.哪些疾病应去看皮肤科医生?

有人认为,皮肤病无非是皮肤上出现一些斑斑点点,痒一点、痛一点而已,再严重就是流点血、出些脓,慢慢就会好,不用去看医生,其实不然。

凡是皮肤、黏膜、指甲、毛发疾病及性传播性疾病,能够看到、摸到或感觉到的皮肤斑疹、丘疹、结节、水疱、风团、鳞屑、糜烂、溃疡、皲裂、赘生物、萎缩、苔藓样变、瘙痒、麻木、疼痛等,都应去正规医院皮肤科接受科学的检查、诊断、治疗,非正规治疗常常会贻误病情。

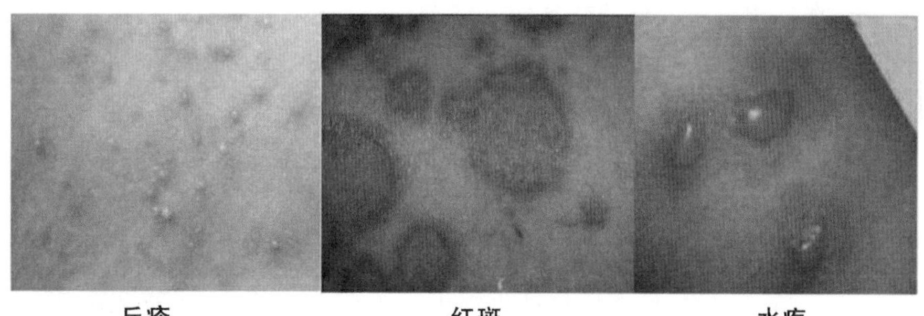

丘疹　　红斑　　水疱

### 5.得了皮肤病,街边小诊所可以去看吗?

患了皮肤病切勿自行盲目用药或去小诊所,普通诊所通常是采用激素药物或者激素软膏治疗,既没有针对性,也容易导致皮肤病复发,甚至使患者对激素产生依赖性。因此,应到正规医院检查、确诊,接受全面针对性的治疗。

### 6.为什么老年人的皮肤比年轻人的干燥得多?

皮脂腺分泌排泄的皮脂起到润滑皮肤,保持水分,防止皮肤干燥、皲裂的作用。老年人随着年龄的增长,皮脂腺逐渐萎缩,皮脂分泌逐渐减少。所以,老年人的皮肤会越来越干燥,尤其是停经后的妇女表现更为明显,男性则在70岁以后才较为明显。

## 带状疱疹:痛死人的水疱究竟是啥

有人说,遇到它,就会"悲痛欲绝",有人说被它缠一圈就"在劫难逃"……"缠腰龙"要重视!如何逃离它的"魔爪"?现在就让我们一起来揭开带状疱疹的神秘面纱。

### 1.什么是带状疱疹?

带状疱疹,就是老百姓口中的"缠腰龙""蛇串疮",它的"罪魁祸首"是潜伏在体内的水痘-带状疱疹病毒。病毒激活就引起了带状疱疹,是皮肤科的常见疾病。

### 2.为什么会患上带状疱疹?

水痘-带状疱疹病毒感染后潜伏于体内,在某些诱发因素(劳累、心情不愉快、外伤、使用免疫抑制剂等)导致身体免疫力下降时,病毒被激活,导致皮肤出现红斑、水疱并伴有明显的神经痛。

### 3.什么人容易得带状疱疹呢?

高龄、精神压力大、劳累、失眠、创伤、使用免疫抑制剂、患有肿瘤、"三高"等人群往往免疫力低下,易患带状疱疹。据调查,50岁以后患带状疱疹的风险会陡然增加,年龄越大越容易患病,病情也更严重。

### 4.带状疱疹好发于哪些部位呢?

带状疱疹最常见于胸背部(肋间神经),其次是腰腹部(腰腹神经),再次是头面部(三叉神经),最后为腰臂部、颈部(颈神经)及其他部位。

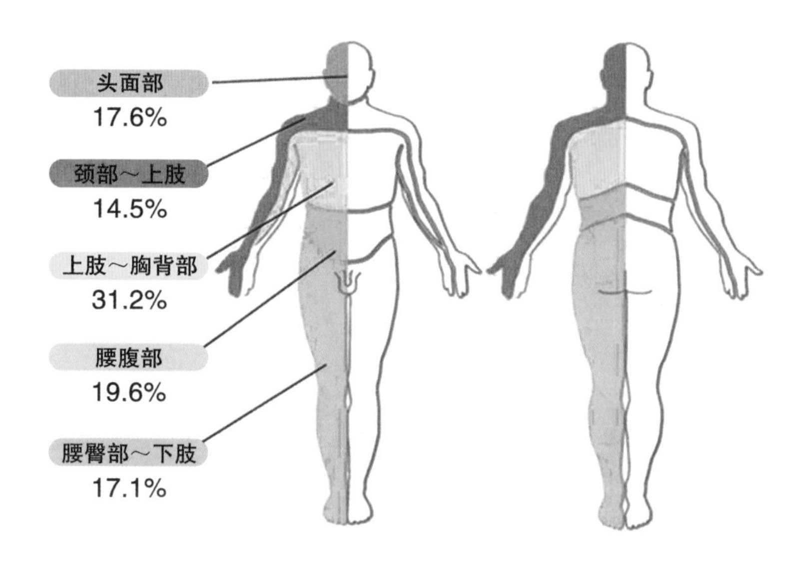


## 5.得了带状疱疹会有哪些表现?

(1)皮肤改变:患处先出现潮红斑,很快出现粟粒至黄豆大小丘疹,成簇状分布而不融合,继而迅速变为水疱。疱壁紧张发亮,疱液澄清,外周绕以红晕。皮损沿某一周围神经区域呈带状排列,多发生在身体的一侧,一般不超过正中线。

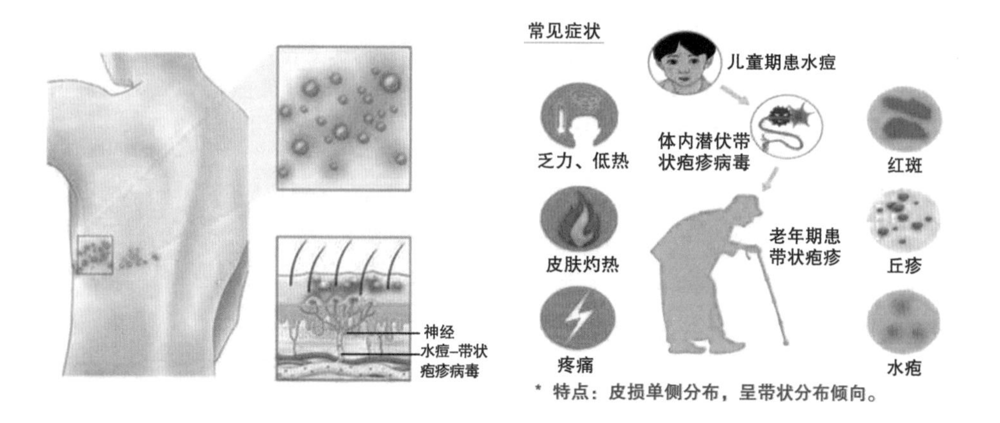


(2)神经痛:可在出疹前、中、后出现,疼痛可为钝痛、抽搐痛或跳痛,常伴烧灼感,为阵发性或持续性,老年人或体弱患者疼痛更为剧烈。

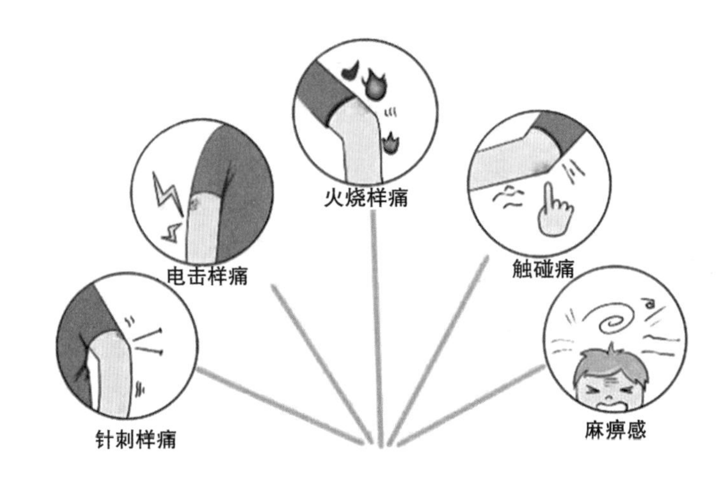


### 6.带状疱疹有哪些特殊类型?

(1)眼带状疱疹:约2%的患者出现眼睛并发症,可能会导致眼睑下垂、视力下降甚至失明等。一般发生在眼部的带状疱疹都应联合眼科医生共同评估、治疗及监测眼睛并发症。

(2)耳带状疱疹:带状疱疹的耳并发症为亨特氏综合征,表现为疼痛、面瘫、外耳道疱疹。一般应联合耳鼻喉科医生进行治疗和随访,初期积极抗病毒治疗非常重要,即便如此,还可能出现永久性面瘫、永久性听力丧失等。

(3)播散型带状疱疹:病毒偶可经血液播散产生广泛性水痘样疹并侵犯肺和脑等器官,是比较严重的一类疱疹。

### 7.带状疱疹怎么治疗?

(1)一般治疗

1)保持皮疹的清洁和干燥,降低感染细菌的风险。

2)穿宽松的衣服,减少摩擦和降低水疱破裂的风险。

3)多休息,不熬夜,不酗酒,禁食辛辣刺激食物,多饮水。

(2)内用药物治疗

1)抗病毒药物:早期足量抗病毒治疗。

2)止痛:可酌情选用普瑞巴林胶囊、布洛芬、吲哚美辛、卡马西平、加巴喷丁、羟考酮等。

3)营养神经:口服或肌注维生素 $B_1$ 和维生素 $B_{12}$、甲钴胺等。

4)糖皮质激素:早期合理应用糖皮质激素可抑制炎症过程,减轻神经损伤,促进水疱消退，改善神经疼痛。急性期可静脉或口服使用，一般使用疗程为 5～7 天。

(3)外用药物治疗以干燥、消炎为主。疱液未破时可外用炉甘石洗剂、阿昔洛韦乳膏或更昔洛韦乳膏；疱疹破溃后可酌情用 3%硼酸溶液或复方黄柏液湿敷，或外用 0.5%新霉素软膏或莫匹罗星软膏。眼部疱疹可外用 3%阿昔洛韦眼膏、更昔洛韦眼膏或滴剂。

(4)物理治疗：微波、频谱治疗仪、红蓝光等局部照射可缓解疼痛，促进皮损干燥和结痂。

(5)其他治疗：神经痛剧烈者可选用神经根阻断镇痛治疗。

## 8.带状疱疹的预后如何？

带状疱疹的皮疹多在 2～4 周内好转，大多数带状疱疹都能痊愈，没有并发症。在免疫力下降的人群中，疾病可能更严重，持续时间更长。带状疱疹恢复之后，人体可以获得比较持久的免疫，故一般不会再发，但免疫力低下的个体除外。

## 9.带状疱疹有什么并发症？

(1)带状疱疹后遗神经痛：是最常见的并发症，往往持续 1 个月及以上。患者表现为持续性疼痛，也可缓解一段时间后再次出现。温度或风速改变时可引起疼痛。

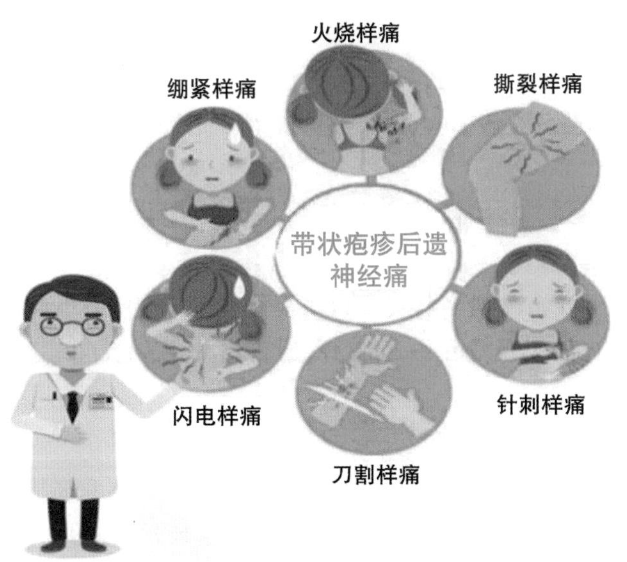

(2)皮肤细菌感染：约2%患者出现皮疹的细菌感染，感染后皮疹延迟愈合。当发现皮疹处红肿或有较多渗出液时，患者应尽快就诊，遵医嘱进行抗感染治疗。

### 10.得了带状疱疹应注意哪些事项?

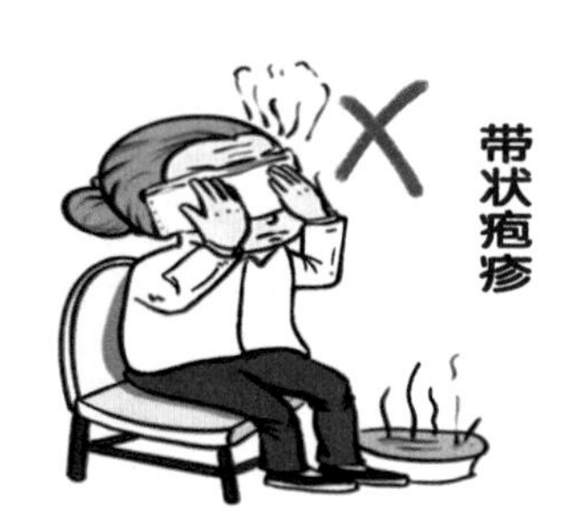

不要热敷

(1)保持良好的心态。有的患者皮肤上可能会出现大疱、血疱，甚至糜烂。此时不要太紧张，只要到正规医院接受正规治疗，10天左右即可痊愈，治愈后一般不会复发。

(2)预防继发细菌感染。不要摩擦患处，避免水疱破裂。

(3)老年重症患者，以及发生在头面部等重要部位的患者，最好住院治疗，以防并发症的发生。

(4)带状疱疹患者身体免疫力较低，应及时采取相应的措施来增强自身免疫力。

### 11.带状疱疹常见误区是什么?

误区一：长了一圈就没救了?

典型的带状疱疹通常呈单侧分布，不会双侧分布，临床上累及腰部一圈的情况极为罕见。但可见到对侧生长或播散性发病的带状疱疹(即全身都长出疱疹)，常见于老年人、长期使用免疫抑制剂或激素等的特殊群体。对这种疱疹的治疗方式同单侧分布者，很快也能治愈。

误区二：只长一次?

带状疱疹一般只发病一次，但少数免疫力较低的个体会多次发病。

## 警惕不起眼的小疙瘩——毛囊炎

很多朋友刚开始出现毛囊炎都以为是上火了，起几个小疙瘩，不去重视。但如果疙瘩长年不消，反复发作，且又痒又疼，您就要注意了!

### 1.什么是毛囊炎，毛囊炎需要口服抗生素治疗吗?

毛囊炎是由细菌感染所致的一种皮肤疾病。头发、体毛都从毛囊口生长出来，因此身体任何有毛发的部位都可能长毛囊炎，最常见的是头皮、面部、臀部和大腿等部位。

毛囊炎的治疗：轻者可自行消退，一般需要清洁处理。严重者需要在医生指导下药物治疗，外用抗菌药膏如莫匹罗星软膏；口服抗生素，可选青霉素类、头孢类，真菌感染可选用氟康唑等，也可根据药敏试验选择抗生素。

# 皮肤疖、痈

## 1.什么是皮肤疖、痈？各有什么表现？

皮肤疖俗称“火疖子”“发际疮”“坐板疮”，是一种化脓性毛囊及毛囊周围深部组织的感染，相邻多个毛囊感染炎症融合形成痈。疖痈主要症状为局部发红，按压有疼痛，严重的患者可以出现发热等情况。

**毛囊炎、疖和痈的区别**

| | 毛囊炎 | 皮肤疖 | 皮肤痈 |
|---|---|---|---|
| 特点 | 毛囊周围 1 mm 左右的红色丘疹或脓疱 | 一个毛囊及所属皮脂腺的化脓性感染，常扩展到皮下组织 | 多个相邻的毛囊及其所属皮脂腺的化脓性感染 |
| 部位 | 出汗和破损的部位 | 出汗和破损的部位 | 颈部、腋窝、背部和大腿 |
| 治疗 | 四环素或红霉素涂抹患处，每日 2 次 | ①切开和刮除术<br>②阿莫西林 | ①切开引流和刮除术<br>②全身敏感抗生素 |

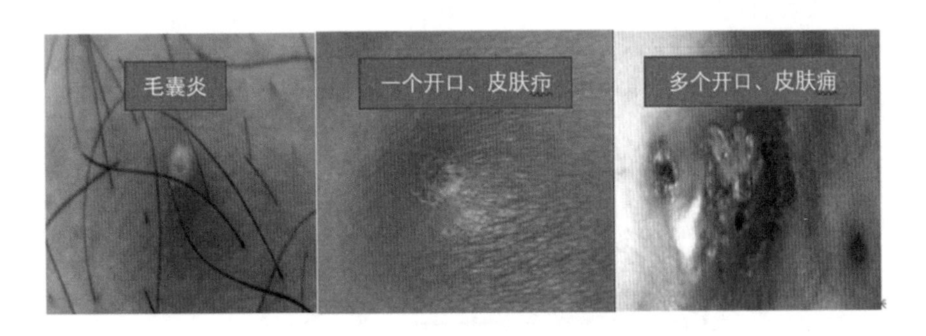


## 2.如何治疗？

轻者按时涂抹抗生素类药膏即可。若已经化脓，则需及时去医院切开排脓。

# 那些被风吹起的疙瘩——荨麻疹

## 1.什么是荨麻疹?

荨麻疹俗称“风疹块”,是由于皮肤、黏膜小血管扩张及渗透性增加而出现的一种局限性水肿反应,通常在2～24小时内消退,但反复发生新的皮疹,病程可以持续几天或者几个月。

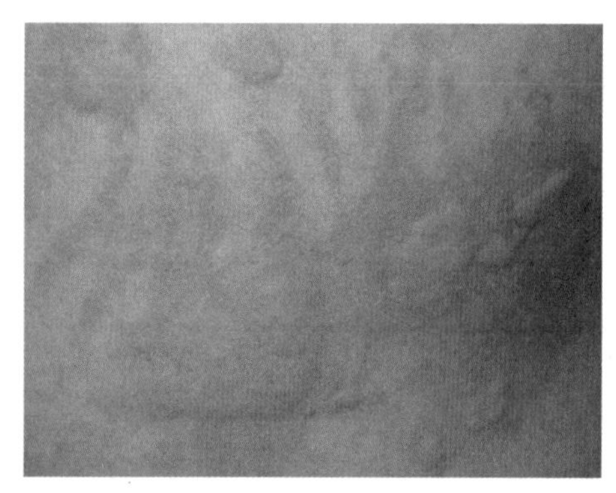

荨麻疹皮肤表现

## 2.荨麻疹的病因有哪些?

(1)食物:以鱼、虾、蟹、蛋类最常见,其次是香料、调味品等。

(2)药物:青霉素、磺胺类、血清疫苗、阿司匹林、吗啡、阿托品、维生素 $B_1$ 等。

(3)感染:病毒、细菌、真菌和寄生虫等。

(4)动植物:昆虫叮咬或吸入花粉、羽毛、皮屑等。

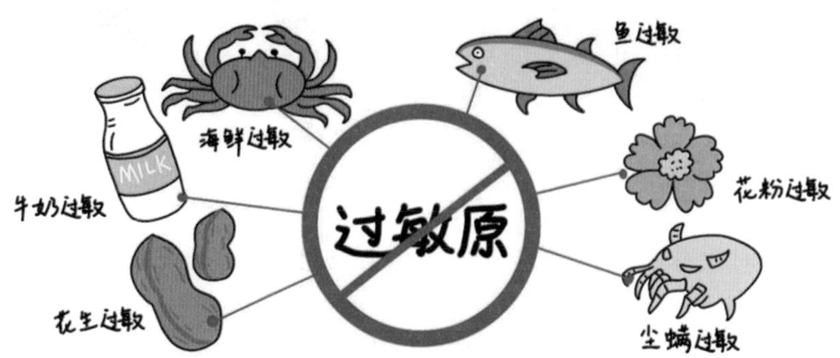

(5)物理因素:冷热、日光、摩擦和压力等。

(6)胃肠疾病、代谢障碍、内分泌障碍和精神因素等亦可引起。

## 3.荨麻疹有哪些表现呢?

基本损害为皮肤出现风团。常先有皮肤瘙痒,随即出现风团,呈鲜红色或苍白色、皮肤色,少数患者有水肿性红斑。风团大小和形态不一,发作时间不定。风团持续数分钟至数小时,少数可延长至数天,消退后不留痕迹。皮疹反复成批发生,以傍晚发作者多见,偶尔风团表面形成大疱。

## 4.什么是慢性荨麻疹?

反复发作超过 6 周,且每周发作至少 2 次者称为"慢性荨麻疹"。一般全身症状较轻,风团时多时少,反复发生,长达数月或数年之久。

慢性荨麻疹皮肤表现

## 5.慢性荨麻疹如何治疗?

首选第二代 $H_1$ 受体拮抗剂,如氯雷他定、西替利嗪、伊巴斯汀等。一种抗组胺药无效时,可 2～3 种连用或交替使用,给药时间应根据风团发生时间进行调整。

## 6.荨麻疹的外用药物有哪些?

夏季可选止痒液,如炉甘石洗剂等;冬季可选止痒的乳剂,如苯海拉明霜。日光性荨麻疹局部使用遮光剂。

### 7.得了荨麻疹,日常生活中应该注意些什么呢?

(1)衣着宽松、轻便,外出使用防晒霜。

(2)避免刮伤或使用刺激性肥皂。

(3)记录荨麻疹发生时间,期间的饮食和活动。

(4)避免已知的诱发因素。

## 银屑病——古稀之年银屑缠身,如何才能驱散阴霾

### 1.什么是银屑病?

银屑病俗称“牛皮癣”,是一种慢性、复发性、炎症性皮肤病,病程较长,有的病例几乎终生不愈。

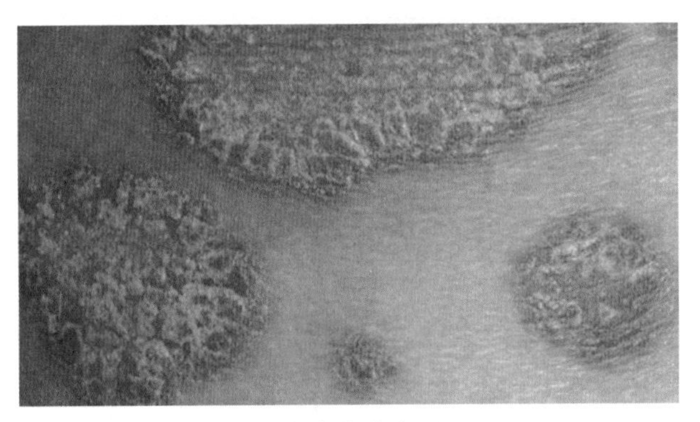

牛皮癣皮肤表现

### 2.银屑病遗传吗?

银屑病是一种遗传相关性疾病,有遗传倾向。在多个基因的背景下,受外界环境刺激、精神因素等多重影响而发病。

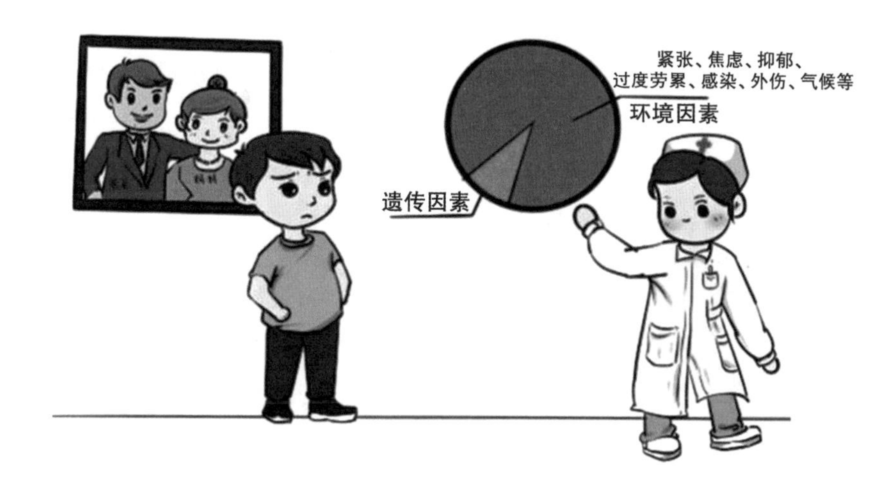


### 3.银屑病的临床表现有哪些?

银屑病的主要表现是身上长红斑,红斑表面覆盖银白色的鳞屑,并伴有瘙痒,而且全身各处皮肤都可能发病。除皮肤受累之外,还可以累及头皮、关节、指(趾)甲,也可以出现顶针状凹陷。

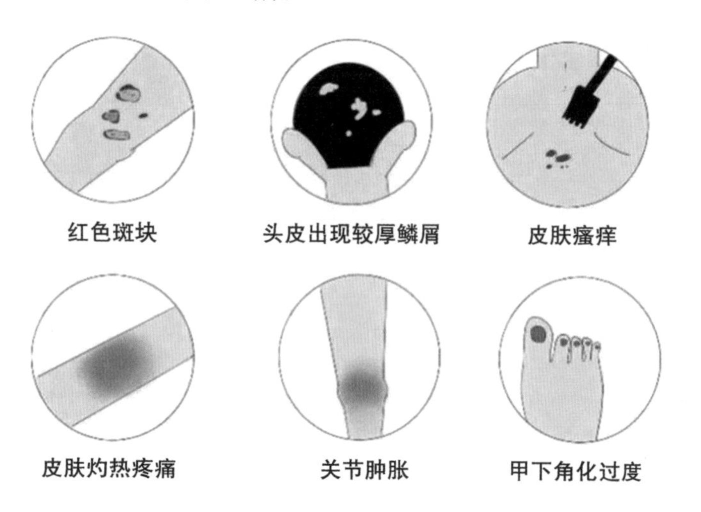


### 4.得了银屑病该怎么治疗呢?

银屑病不可治愈,治疗的目的在于控制病情,减缓发展的进程,减轻皮肤的损害。

(1)外用药物:如糖皮质激素、维生素 D 衍生物、维 A 酸类膏、角质促成剂或角质剥脱剂等，可依病情选用。

(2)内用药物：常用维A酸类药物。中重度银屑病可用免疫抑制剂、生物制剂，临床效果显著。应慎用糖皮质激素，如有感染者可选用抗生素、中药等。

(3)物理治疗：包括紫外线疗法、光化学疗法、浴疗等。

### 5.银屑病患者可以洗澡、游泳或泡温泉吗?

可以。多洗澡对银屑病是有好处的，尤其是冬季。洗澡既能滋润皮肤，去除皮肤表面的污垢和鳞屑，又能促进血液循环、皮肤新陈代谢和药物的渗透。

洗澡、游泳或泡温泉时应注意以下事项：

(1)保持皮肤清洁，防止皮肤干燥，以浸浴为宜。

(2)不可过度搔抓皮损，也不能用力搓擦皮肤。

(3)水温宜保持在39～42 ℃。

## 手足癣是“何方神圣”

### 1.什么是手足癣?

手癣俗称“鹅掌风”，是皮肤癣菌侵犯指间、手掌、掌侧平滑皮肤引起的真菌感染；足癣俗称“脚气”，则主要累及足趾间、足跖、足跟、足侧缘。

### 2.手足癣的传染途径有哪些?

手足癣通过接触传染。用手抓患癣部位或与患者共用鞋袜、手套、浴巾、脚盆等是其主要传播途径。

### 3.手足癣有哪些类型，分别有什么临床表现?

手足癣共分为三型：水疱鳞屑型、浸渍糜烂型、角化过度型。

**水疱鳞屑型**

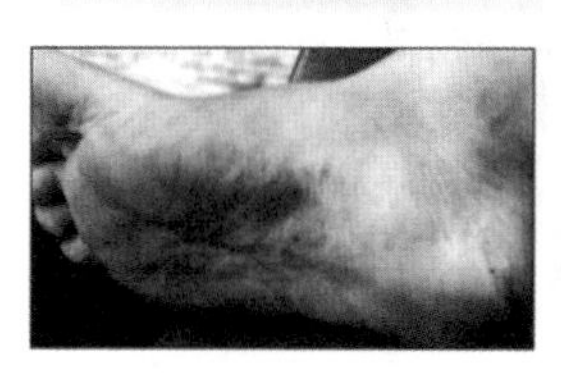

⊗ 累及趾间及足底
⊗ 粟粒大小水疱
⊗ 初期瘙痒明显

**浸渍糜烂型**

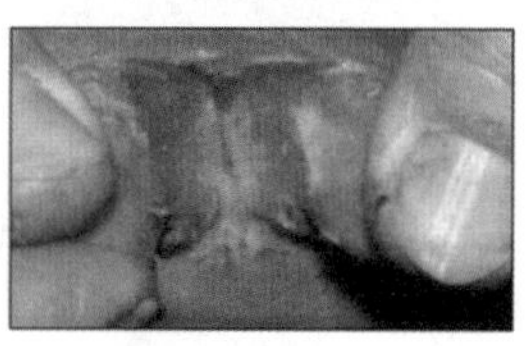

⊗ 初期为浸渍
⊗ 易出现表皮破损、糜烂
⊗ 常发出难闻恶臭
⊗ 易继发细菌感染

**角化过度型**

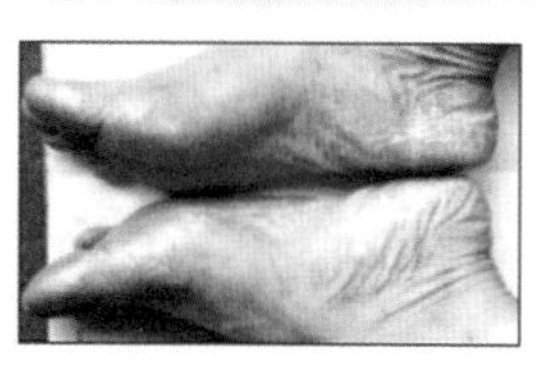

⊗ 足底、侧缘及足跟常见
⊗ 皮肤增厚、脱屑、粗糙
⊗ 冬季易发生皲裂
⊗ 常合并手癣

(1)水疱鳞屑型手足癣:水疱多发生于指(趾)间、掌心、足跖及足侧,撕去疱壁露出蜂窝状基底及鲜红色糜烂面。数天后水疱干涸出现脱屑,伴剧烈瘙痒。

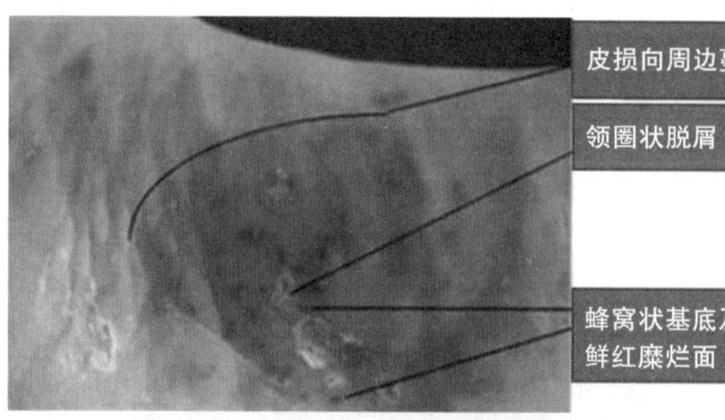


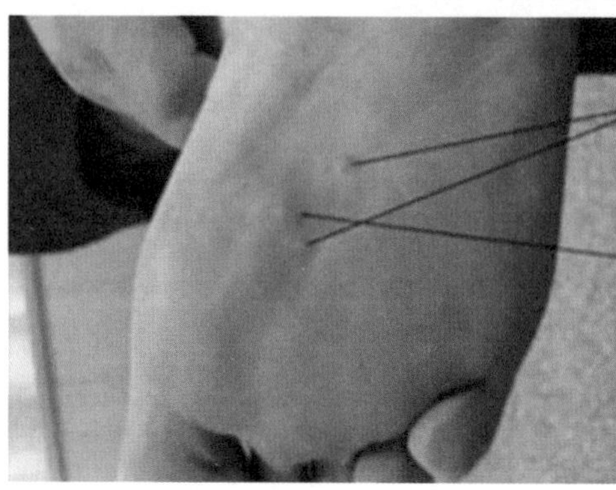


(2)浸润糜烂型手足癣:多发于指(趾)缝,足癣尤以第 3～4 和第 4～5 趾间多见,夏季多发。患者表现为皮肤浸渍发白,表面松软易剥脱露出潮红糜烂面及渗液,常伴有裂隙。瘙痒明显,继发细菌感染时有臭味。

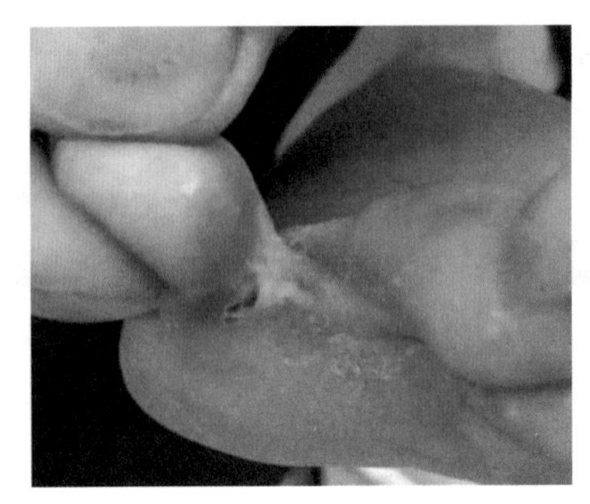

浸润糜烂型足癣临床表现

(3)角化过度型手足癣:本型多发于足跟、掌跖部。皮肤干燥,角质明显增厚,表面粗糙脱屑。冬季有皲裂甚至出血,可伴疼痛,一般无明显瘙痒。

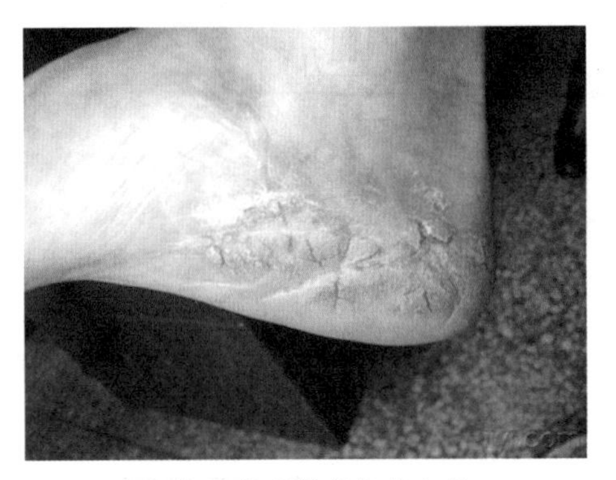

角化过度型足癣临床表现

### 4.手足癣的治疗方法有哪些?

根据手足癣不同的类型选择不同的处理方法:

(1)水疱鳞屑型:应选择比较温和、刺激性小的霜剂和水剂,如联苯苄唑霜或溶液。

(2)浸渍糜烂型:给予3%硼酸溶液等湿敷,渗出减少时给予粉剂,如枯矾粉等,皮损干燥后用霜剂软膏,不能用剥脱性强、刺激性大的药物。

(3)角化过度型:无皲裂时,可用剥脱性较强的制剂,如复方苯甲酸软膏剂等,必要时可采用封包疗法。坚持用药非常重要,疗程一般1～2个月。

(4)对于外用药物疗效不好的顽固手足癣可口服抗真菌药物治疗,如伊曲康唑、特比萘芬等。足癣继发感染需联合应用抗生素。

### 5.患了手癣能下厨房做饭吗?

手癣是真菌感染引起的,主要通过接触传染。做饭时,食物经过高温煮熟后大部分病菌已经被杀灭,传染的可能是比较小的。但建议最好不用患手癣的手接触凉拌食物,从而减少真菌感染食物的机会。同时,做饭前应尽量把手洗净。

### 6.如何预防足癣?

(1)控制传染源,及时、彻底治疗浅部真菌病。
(2)注意个人卫生,穿透气性好的鞋袜,保持足部干燥。
(3)不与他人共用鞋袜、浴盆、脚盆、指甲剪等,切断传播途径,以免感染。

## 帮您认清白斑的真相——白癜风

### 1.什么是白癜风?

白癜风是一种常见的后天色素缺失性皮肤黏膜疾病,肤色深的人群发病率高,无明显性别差异,任何年龄、任何部位皮肤均可发生,病因和发病机制目前尚不完全清楚。病程慢性迁延,分为局限型、泛发型及全身型。

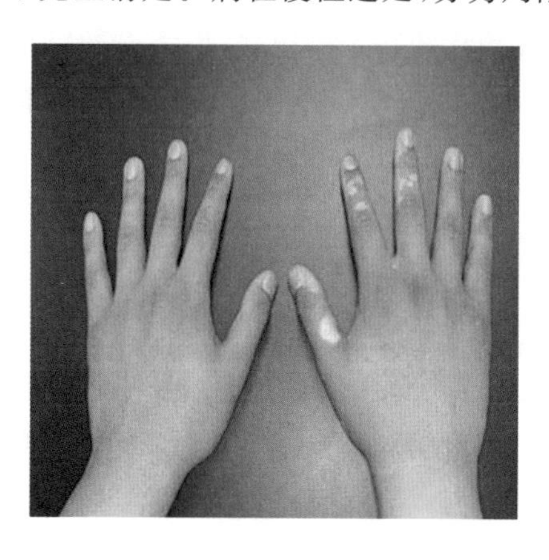

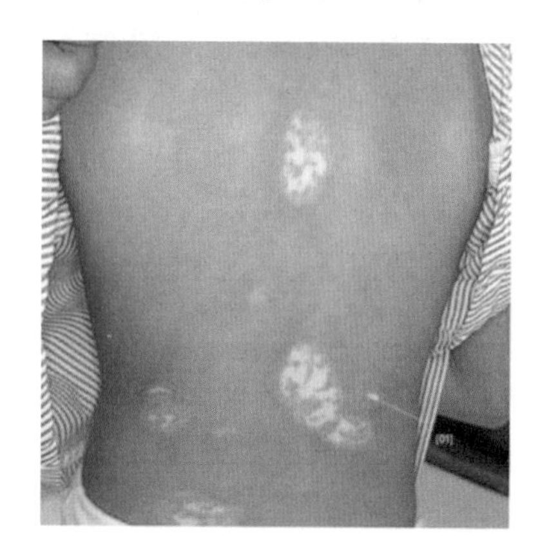

### 2.白癜风不治疗会扩散吗?

白癜风具有很强的扩散性,不治疗是很容易扩散的,有些患者可在短时间内扩散至全身。

### 3.白癜风初期有哪些症状?

初发时,在体表的一些部位出现局限性白斑点或斑片,为米粒至指甲大小不等。

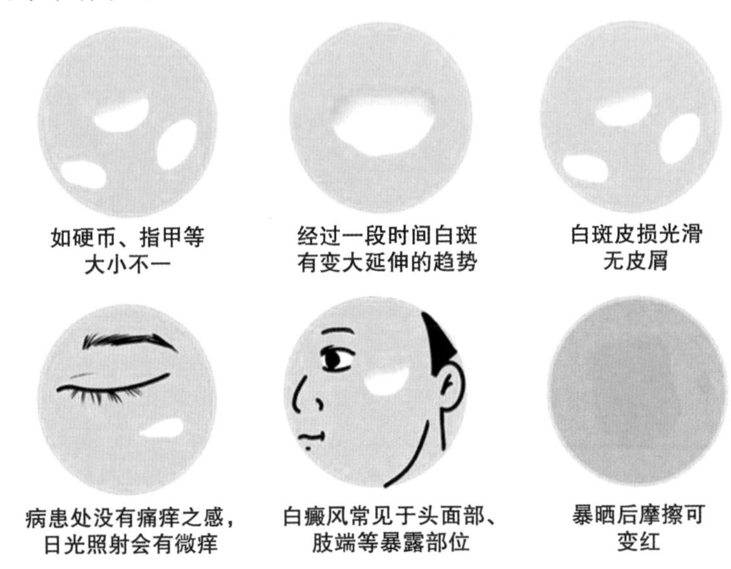


### 4.白癜风能治愈吗?

本病治愈比较困难。虽然治疗方法及治疗药物种类很多,但大多数疗效不能令人满意,临床以控制病情发展为主。如果白斑不幸已经找上您,请保持轻松乐观的心态,坚持治疗,一定可以好转的。

## 小肿瘤,大问题——皮肤肿瘤

一提到肿瘤,大家就会紧张。其实绝大部分人身上都有皮肤肿瘤,那什么是皮肤肿瘤呢?皮肤肿瘤是发生在皮肤细胞的增生性疾病,可分为良性、恶性以及易演变为恶性者的癌前期皮肤病。生活中,我们应该如何警惕这种病变,让其在早期就能被我们识别,并有效预防呢?

### 1.老年朋友需要警惕哪些痣?

(1)痣的形状不对称:好的痣往往是圆形或者形状对称的。大家可以尝试在痣的中轴画一个“十”字，如果左右或上下形状不对称就要注意了。

（2）痣的颜色不均匀：并不是颜色越黑的痣越不好，事实上，同一个痣的颜色不均更值得引起注意。

（3）痣长的位置和直径异常：对于中国人而言，位于手掌、足底、指（趾）甲的痣，直径（宽度）大于 3 mm；位于其余部位的痣，直径大于 6 mm，需留心观察，提高警惕。

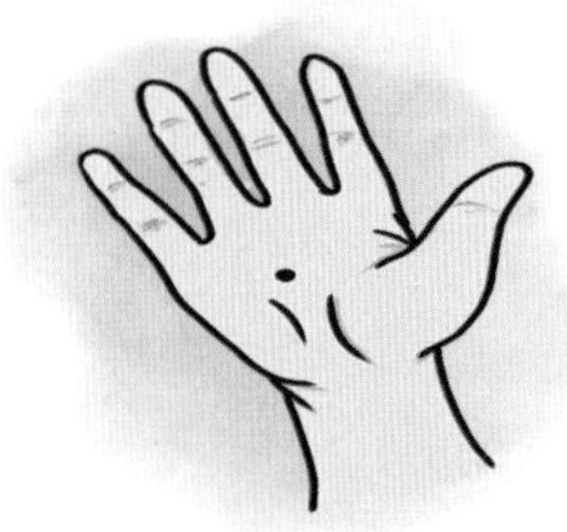

（4）痣隆起：在临床研究中发现，早期痣出现癌变的时候，痣体会有轻微隆起，大家一定要警惕。

## 2.长期日光照射会引起皮肤癌吗？

会。人体黑色素的防护与免疫系统功能的相互作用与皮肤癌发生密切相关。经常接触紫外线的照射会导致皮肤癌的发生，夏天暴晒一定要警惕皮肤癌。因此，日常生活中应做好防晒工作。

## 3.怎样判断皮肤癌？

需关注皮肤癌的六个最早期症状：

（1）指甲上有暗带。

（2）皮肤或疤痕（特别是烧伤疤痕）上的外观变化。

（3）皮肤变暗或变色。

（4）皮肤上的新痣或其他新生长的组织，包括口腔黏膜和头皮。

（5）出血或形成硬皮的不愈合的疼痛。

皮肤上出现的变化并不预示着癌变，如果一旦出现上述情况建议及时就医，必要时应进行皮肤镜、皮肤 CT 及皮肤病理检查。在不清楚皮肤病变的良恶性之前，不建议盲目进行冷冻、激光治疗，因为不良刺激会增加有恶性倾向的皮疹向恶变发展。早发现，早诊断，早治疗，去正规的医疗机构诊治，才是治疗皮肤肿瘤的正确方法。

## 物理性皮肤病

### 1.夏天应该如何预防长痱子？

痱子是夏季最常见的皮肤炎症，可通过以下方式预防：

(1)温度控制：湿热的环境特别容易长痱子，可通过空调、风扇等设备，保持室内通风散热。室温最好控制在25 ℃左右，湿度控制在60%左右。

(2)夏季服装：要轻薄、柔软、宽大一些，最好是吸水和透气好的纯棉织物。

(3)饮食清淡：食物宜清淡易消化，营养适当，可多补充富含蛋白质和维生素的食品。

(4)多喝水：可饮用绿豆汤、冬瓜汤、菊花水等，起到清热祛暑的作用。

### 2.冻疮应该如何防治？

冻疮防治主要包括以下几个方面：

(1)尽量避免皮肤受寒，注意保暖，鞋袜尽量宽松。

(2)平时加强锻炼，促进血液循环，提高对寒冷的耐受能力。

(3)避免用凉水或者过热的水进行洗漱。

(4)如果长了冻疮，应积极治疗，用维生素E软膏、多磺酸黏多糖软膏外擦治疗；破溃者外擦百多邦软膏等抗感染治疗；还可采用紫外线/红外线灯照射促进血液循环治疗。

## 老年性皮肤瘙痒症

很多老年人在晚上脱衣服准备睡觉时，就会感觉周身瘙痒，而且越抓越痒，直至抓得遍体鳞伤，严重影响了睡眠，出现了这些症状就说明得了“老年性皮肤瘙痒症”。

### 1.什么是老年性皮肤瘙痒症？

老年性皮肤瘙痒症是一种与季节、天气、冷热变化和机体代谢变化有密切关系的皮肤病；表现为老年人(≥60岁)仅有皮肤瘙痒而无明显原发疹，并持续6周以上，容易在冬天发病。

## 2.什么原因能引起老年性皮肤瘙痒症?

(1)老年人皮肤萎缩退化,皮脂腺和汗腺分泌减少,导致皮肤干燥、屏障功能下降。

(2)系统疾病影响

1)全身性瘙痒症:与贫血、白血病、习惯性便秘、大脑动脉硬化、甲状腺机能异常、糖尿病、肝胆疾患等有关。

2)局限性瘙痒症:肛门瘙痒多与蛲虫病、前列腺炎、肥胖等有关;女性外阴瘙痒多与阴道滴虫病、真菌病、内分泌失调、更年期自主神经功能紊乱等有关。

(3)心理精神因素:如焦虑、急躁易怒、精神创伤等,引起瘙痒发作或加重。

(4)外在因素:主要为各种外界刺激,包括季节的变换、温度的突然改变、机械性摩擦、接触各种化学物品、辛辣刺激性食品及花粉的刺激等。

## 3.老年性皮肤瘙痒症应该如何治疗呢?

(1)一般治疗:尽可能去除一切可能引起或加重本病的因素,如避免热水洗澡、过度洗澡,避免搔抓和局部刺激等。

(2)药物治疗:包括局部外用药和全身系统用药。

1)局部外用药物包括屏障保护剂、外用止痒制剂、外用糖皮质激素等药膏。

2)全身系统药物包括减轻皮肤瘙痒的药物以及治疗原发疾病的相应药物。

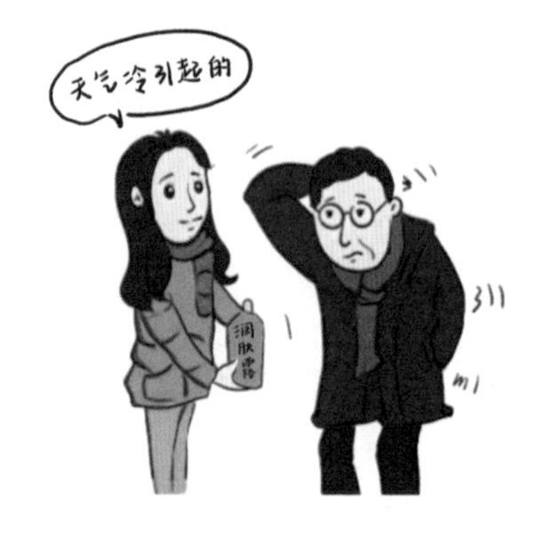


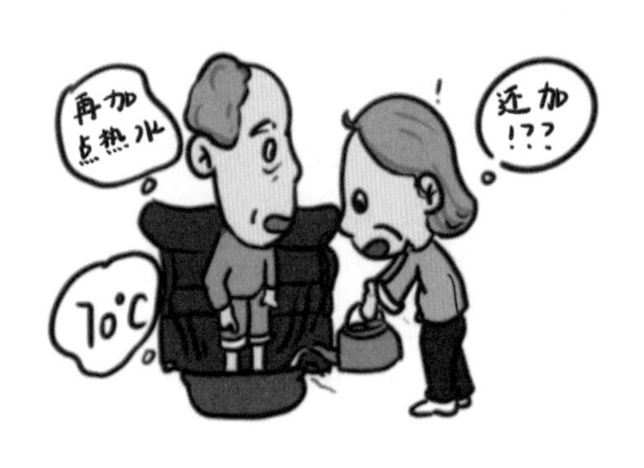


(魏荣 陈丽华 闫帅 郭曼洁 张文忠)

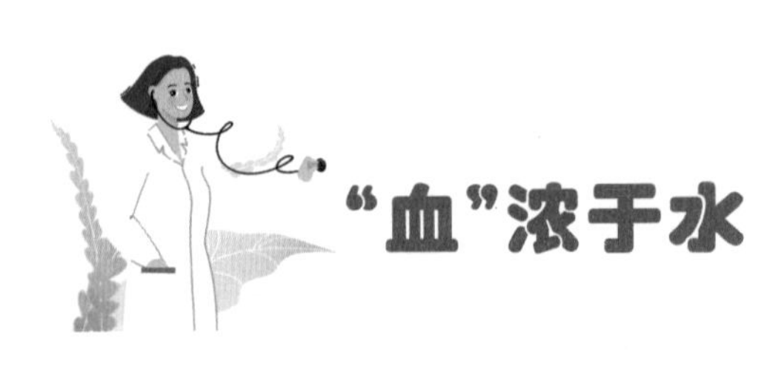

# “血”浓于水

我们人体全身都流淌着血液，如果将血管里流动的血液看成涓涓细流的长河，那么血浆就相当于水，红细胞相当于船，血红蛋白是船舱，氧就是货物，为我们的躯体功能担负起了运输营养、维持内环境的平衡以及防御疾病的重要作用。

## 贫血

您是否会经常感到疲乏、困倦？眼睛的睑结膜、口唇看起来苍白，没有血色？当您有以上症状或体征的时候要警惕贫血的发生哦，让我们一起来了解贫血的相关知识吧。

### 1.什么是贫血？

贫血是指在一定比例的周围血液中血红蛋白浓度（Hb）、红细胞计数（RBC）和（或）血细胞比容（HCT）低于正常值低限的一种常见的临床症状。可以通过抽血化验检查血红蛋白浓度，作为贫血诊断及其严重程度判断的依据。贫血按照血红蛋白浓度可分为四个等级：

**贫血程度分级**

| 贫血的严重程度 | 血红蛋白浓度 | 临床表现 |
|---|---|---|
| 轻度 | >90 g/L | 症状轻微 |
| 中度 | 60～90 g/L | 活动后感心悸、气促 |
| 重度 | 30～59 g/L | 静息状态下仍感心悸、气促 |
| 极重度 | <30 g/L | 常并发贫血性心脏病 |

## 2.日常生活中如何判断自己是否贫血呢?

疲乏、困倦、软弱无力是贫血最常见和最早出现的症状,而皮肤黏膜苍白是贫血最突出的体征,一般以眼睛的睑结膜、口唇与口腔黏膜、舌质、甲床及手掌等部位的结果较为可靠,但也要注意环境温度、人种肤色及人为因素(如化妆等)的影响。

贫血时还可出现头晕、耳鸣、眼花、失眠、多梦等症状,严重者可出现晕厥,老年患者还可出现神志模糊及精神异常。日常生活中还可有心悸、气促,活动后明显加重等表现,严重贫血者还会有低热症状。当您出现以上症状时,请及时就医检查。

贫血常见症状
疲倦
头晕
免疫力下降
容易喘
心悸
脸色苍白
体力较差

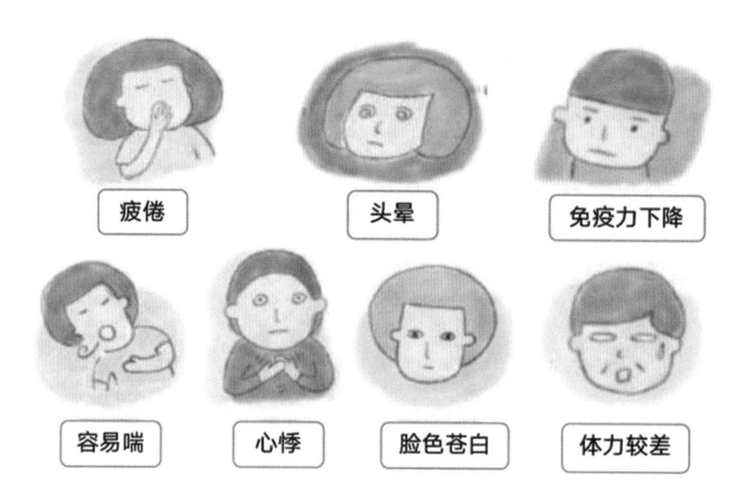

## 3.哪些食物有助于纠正贫血?

(1)对于缺铁性贫血患者,需补充含铁丰富的食物,如各种动物内脏(猪肝、鸡鸭肝等)、海鲜(银鱼干、鱿鱼、海蜇、虾米等)、蔬菜(菠菜、油菜、荠菜、韭菜、豆腐皮等)以及水果(桃、橘、枣等)。

(2)对于叶酸和维生素 $B_{12}$ 缺乏性贫血患者,应补充动物肝及肾、瘦肉、绿叶蔬菜等。

(3)对于蛋白质供应不足引起的贫血,应补充瘦肉,鸡、鸭、牛羊肉等,以及豆类制品。

需要注意的是，由于贫血患者胃肠功能较弱，补充食物应循序渐进，不可过度，以免加重胃肠道负担，引起消化吸收不良。

## 白血病

如果被诊断了白血病，会有什么表现呢？怎样才能避免这种疾病的发生呢？我们一起来看一下吧。

### 1.什么是白血病，是什么原因导致的呢？

白血病是由于造血系统中某一系列细胞的异常肿瘤性增生，并在骨髓、肝、脾、淋巴结等各脏器广泛浸润，导致贫血、出血、感染等临床表现的造血系统的恶性肿瘤性疾病。白血病的诊断需要通过体格检查、抽血检查、骨髓穿刺等一系列检查来确诊。

目前白血病的发病机制尚不完全清楚，可能与放射因素、化学因素、病毒因素、遗传学因素有一定关系。

### 2.白血病的具体表现是什么？

白血病分为急性白血病和慢性白血病，临床表现具体如下：

(1)急性白血病在成年人和老年人中可缓慢起病，患者常因低热、乏力、脸色苍白、活动后气急、牙龈肿胀、皮肤紫癜和月经过多而就医。发热多为早期表现，可低热，也可高达 40 ℃以上。感染最易发生在呼吸道和皮肤黏膜交界处，呼吸道和肺部感染、扁桃体炎等最常见。出血可发生在身体各部，以皮肤淤点、淤斑、鼻和牙龈的出血最为多见。抽血化验可见贫血，且呈进行性发展。对于白血病细胞增多的患者还会有淋巴结和肝脾变大、骨关节疼痛等一系列表现。

(2)慢性粒细胞性白血病起病缓慢，早期常无自觉症状，随着病情发展，可有乏力、低热、多汗或盗汗、体重减轻等表现。

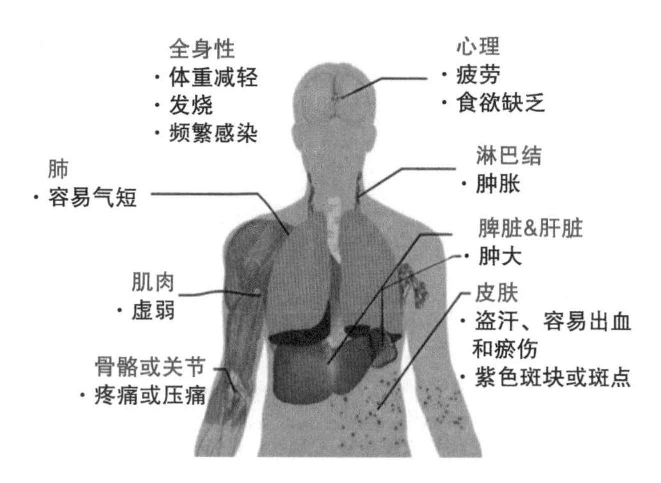


### 3.如果得了急性白血病，生活中应该注意什么？

(1)保证充足的休息和睡眠。

(2)适当运动，做好防护，避免磕破摔伤，防止皮肤出血。

(3)沐浴时水温不可过高，温度以 37～40 ℃为宜，避免皮肤血管扩张。

(4)注意饮食卫生，避免食用生冷、隔夜或变质食品；水果必须洗净、削皮后再食用。避免食用坚硬食品，防止刺破口腔黏膜，导致口腔溃疡或继发局部感染。

(5)注意膳食结构的合理搭配，饮食宜选高蛋白、高热量、高维生素，清淡、易消化、少渣软食，避免食用辛辣刺激的食物，多饮水，多吃蔬菜、水果，保持大便通畅。

(6)保持心情愉悦，避免感冒。

(7)常规监测生命体征，经常查看有无发热、头痛、呕吐伴意识改变的表现，注意有无出血倾向；注意有无淋巴结肿大、骨骼关节疼痛、牙龈增生、皮肤结节等情况。

(8)遵医嘱按时服药，定期随访，坚持治疗。

### 4.白血病患者如何预防感冒？

白血病患者预防感冒应遵循以下四个原则：

(1)限制公共场所的活动:公共场所是呼吸道疾病最易传播的地方,白血病患者应避免前往商场、电影院等人群聚集处。

(2)防止过度紧张和劳累:过度紧张和劳累可导致代谢功能紊乱,容易造成疲倦和抗病力下降,故合理安排工作和休息非常重要。

(3)做好个人防护:根据气温变化及时添加衣物,每天漱口 3～4 次,碗筷每周定期煮沸消毒,外出佩戴口罩等。

(4)保持室内空气新鲜:每天开窗通风 2 次,每次 30 分钟,开窗时注意保暖,避免风直吹患者。感冒流行季节,可预防性地进行空气消毒。

(李慧　季红　王青　王堃)

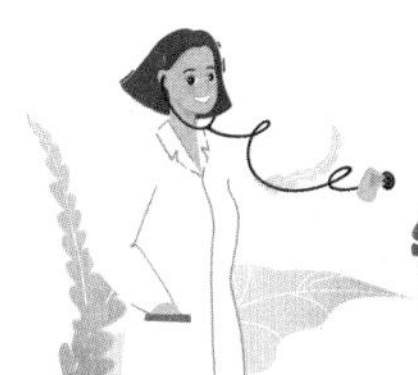

# 告别“三高”，为您支招

我们可以通过天天洗澡、洗脸来保持身体干净，却无法给我们的血管、五脏六腑进行洗澡清洁。“茶有茶垢，水有水垢”，当我们的血管、脏器变得越来越“脏乱差”时，高血压、高血糖和高血脂便悄悄找上门来。我们应时刻保持健康理念，改善生活方式，告别“三高”给我们带来的一系列疾病。

## “高”处不胜寒——高血压

高血压是一种常见病，多发病，是人类健康的最大威胁之一。中国大约有2亿人患高血压。高血压对身体造成的损害是个慢性过程，大约有60%的患者不知道自己患高血压。了解高血压发生的原因、并发症，改变生活方式，就能预防高血压。在医生的正确指导下，配合药物和非药物治疗就能控制高血压，防止心脏病、卒中、肾功能衰竭的发生。无论您是否有高血压，都希望您尽量杜绝一切不良习惯，如吸烟，大量饮酒，饮食无度，生活不规律；保持乐观平衡的心理状态，常测血压，维持体重在正常范围。当您读完以下关于高血压常见问答后，会发现治疗高血压比您想象的要容易一些。

### 1.敬业的“血泵”——血压是怎样形成的?

血管内血液的流动对血管壁产生的侧压力，就是血压。

心脏通过收缩和舒张产生动力，推动着血液在人体内的循环，而血液的循环又可以将氧气和养分输送到全身。当心脏收缩时，动脉内的压力上升，产生的压力叫“收缩压”，也叫“高压”。当人的心脏舒张时，动脉血管弹性回缩，产生的压力称为“舒张压”，又叫“低压”。高压和(或)低压超过正常值，就是我们常说的高血压。那正常值是多少呢?

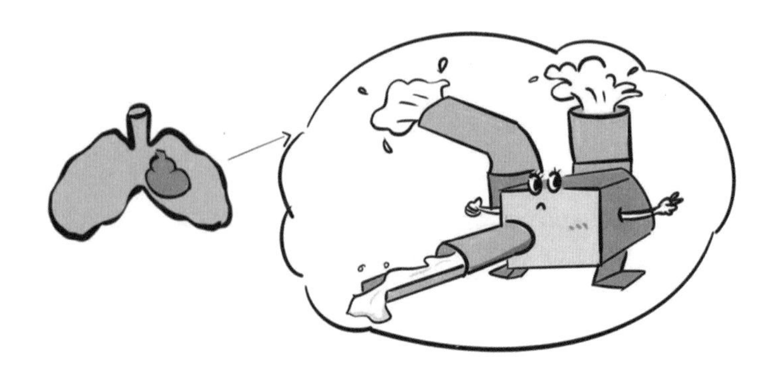

根据国家卫生健康委员会发布的高血压诊断标准：在未使用降压药物的情况下，非同日 3 次诊室血压测量收缩压≥140 mmHg 和(或)舒张压≥90 mmHg，可诊断为高血压。家庭连续规范测量血压 5～7 天，平均血压≥135/85 mmHg 可考虑高血压，建议就诊。

## 2.高血压病的危险因素有哪些？

家族史
吸烟饮酒
高钠低钾饮食
肥胖
精神紧张
高血压高危因素

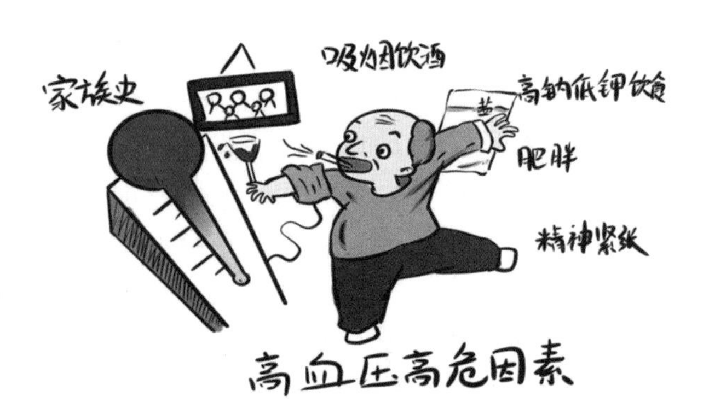

(1)年龄：发病率有随年龄增长而增高的趋势，40 岁以上的人发病率就比年轻人高。

(2)食盐：摄入食盐过多，也会导致高血压。我国广东地区膳食口味淡，其高血压发病率明显比北方高盐地区低。

(3)体重：肥胖者发病率高。高血压的发病与肥胖有着不可忽视的联系。

(4)遗传：大约半数高血压患者都有家族遗传史。有高血压家族史的人群比正常人群患高血压的概率要大很多。

## 3.高血压病为什么需要治疗？

高血压会引起心、脑、肝、肾以及周围血管的动脉粥样硬化，也会引起冠心病、肾脏疾病、脑梗死的发生。所以有高血压，一定要积极治疗，以免引起严重的并发症。

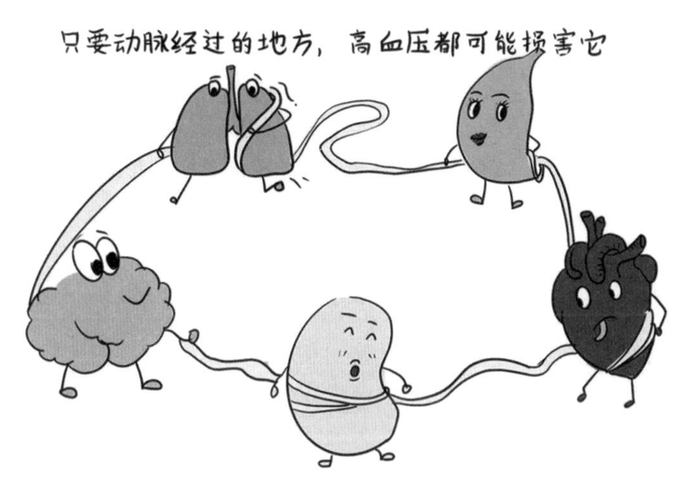


### 4.怎样正确使用降压药?

降压药物的正确服用方法由血压特点来决定，大部分人血压呈勺形分布，如下面的绘图所示，在上午 6～10 点和下午 4～8 点有两个血压高峰值，夜间尤其在凌晨 2～3 点血压值最低，呈现两峰一谷的特点。根据此特点，往往选择长效降压药，在晨起后服用，有助于控制血压。

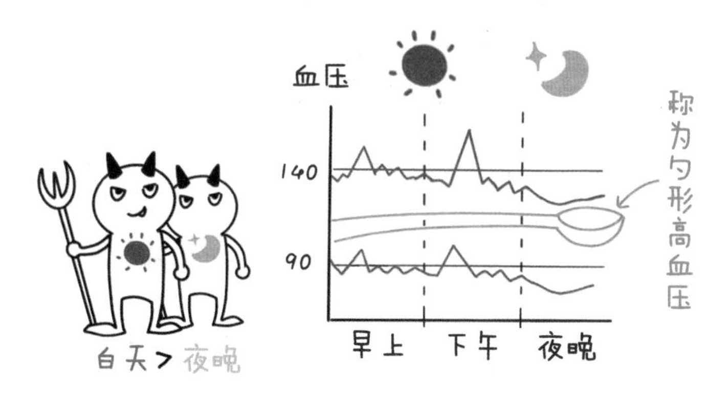


也有一部分高血压患者白天血压不高，一到晚上血压就上升，临床通常称为反勺形血压，此时可以考虑睡前服用降压药。

建议高血压患者进行 24 小时动态血压监测，根据血压情况选择合适的服药时间。

### 5.突发高血压急症时，应如何采取急救措施？

(1)让患者立即停止目前活动，马上坐位或平躺休息。

(2)观察患者意识状态、神志、脉搏、心率等情况，并予以安抚，同时拨打急救电话。若患者意识丧失、呼之不应，需立即进行心肺复苏并紧急入院。

(3)若患者意识清醒，且为长期慢性高血压病患者，可口服自备降压药，并拨打急救电话送入医院；若患者既往无高血压病史，需在医师指导下予以降压治疗。

(4)若患者有头痛、头晕、眼眶疼痛、恶心、呕吐等症状，需立即禁食、禁水，前往就近医院及时完善颅脑 CT 排除脑出血等情况。

### 6.怎样家庭自测血压？

在家测量血压是日常监测血压的重要部分。患者在测量血压时的注意事项如下：

坐有靠背的椅子
捆绑袖带的左上臂
和心脏要在一个水平线上
两腿放松
脚落地

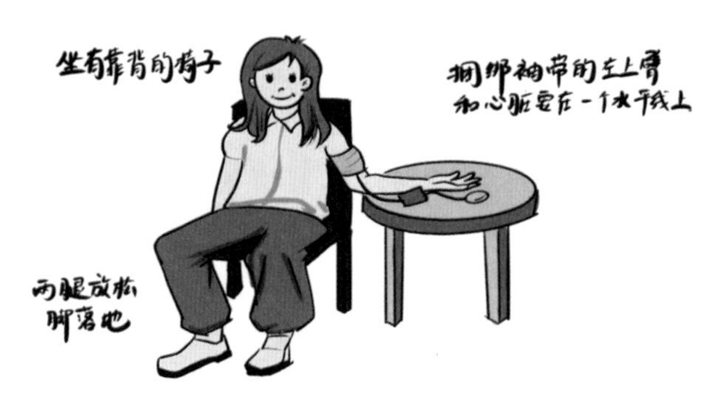

(1)环境：在安静、舒适的环境下测量，并且测量前 30 分钟避免剧烈运动、情绪激动、饮用兴奋性饮料，如浓茶、咖啡、酒精饮料等。

(2)坐位测量：尽量采取坐位测量，选择舒适的椅子和高度适合的桌子，保持上臂和心脏在同一水平。

(3)血压计的选择：建议选择肱动脉测量血压，袖带捆在上臂，袖带下缘距离肘窝 2～3 cm。

### 7.想要笑得甜，生活别太咸——老年高血压患者怎样合理饮食？

(1)高血压患者需要清淡饮食，推荐一天 3 顿饭，总共摄入 6 g 盐；少吃油腻的食物，油腻会导致血脂问题，血脂高对动脉血管有影响。

再也不吃
那么多盐了！

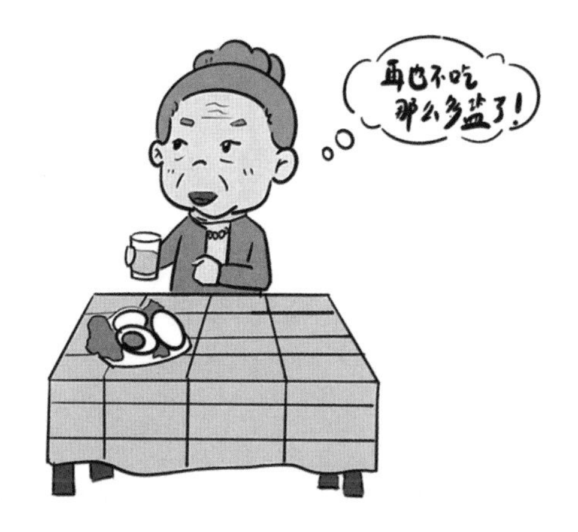

（2）老年人的共性问题是身体消化功能较差，需要吃易消化、含纤维素多的食物。

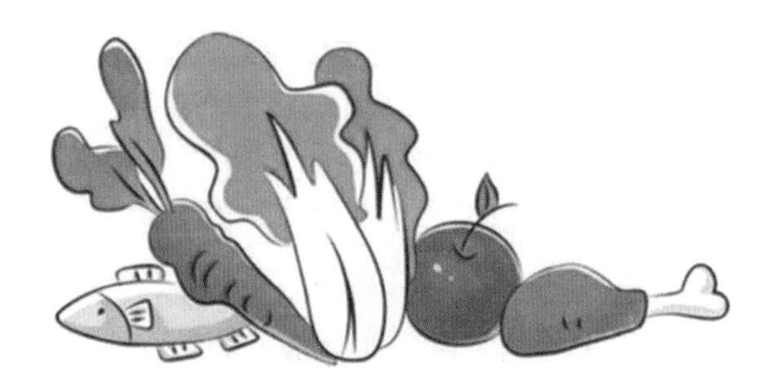

### 8.血压降下来以后可以停药吗？

血压已经正常了，
这药还吃不吃？

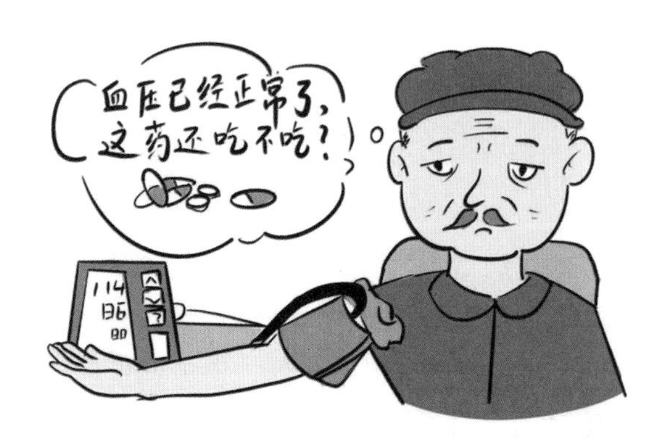

血压降到正常以后，不可以停药。如果血压降到正常以后，停用降压药物，血压会再次升高，甚至比平时更高。所以对于高血压患者，降压药是要终身服

用的。在医生的建议下可以根据血压的状况来调整药物的剂量和种类，但是绝对不能随意停用。

### 9.“每临大事有静气”——老年高血压患者为什么要保持情绪稳定，切忌激动？

血压高容易引起心脑血管疾病急性发作，例如急性脑出血、急性脑梗死、急性心肌梗死等。所以，高血压患者，尤其是老年患者，需要保持情绪平稳，避免情绪激动。

### 10.“两情若是久长时，必须朝朝暮暮！”——高血压患者是否需要长期服药？

高血压患者必须长期吃药。临床常用的降压药物，主要是通过扩张血管、减轻容量负荷、抑制交感神经来使血压维持到正常标准，从而减少高血压并发症，降低心血管风险。

### 11.“药”执着——降压药物需要经常更换吗？

降血压药物不需要经常更换，降血压药有五大类（钙通道阻滞剂、血管紧张素转换酶抑制剂、血管紧张素Ⅱ受体拮抗剂、β受体阻滞剂、利尿剂），医生会根据患者具体情况、化验检查、有无合并其他疾病选出合适的降压药。

部分患者担心长期吃药有不良反应，现在经过筛选后得到推荐的药物不良反应小，不必过分担心。患者若想换药，一定去正规医院咨询医生，听从医生的建议，勿盲目更换药物。

## 甜蜜的“杀手”——糖尿病

大家都知道得了糖尿病后，很多甜美可口的食物都不能再吃了，生活似乎缺失了很多色彩。其实糖尿病也是可以预防的，老百姓都知道“管住嘴，迈开腿”就不会得糖尿病了，这句话说得很有道理。俗话说得好：“知己知彼，百战不殆”，想要战胜糖尿病，首先要了解认识它，下面我们一起来了解一下糖尿病的临床表现、治疗以及预防保健知识吧！

## 1.如何判断自己患了糖尿病?

糖尿病的典型症状是“三多一少”，即吃得多、喝得多、尿得多、体重下降，常伴有软弱、乏力，许多患者会出现皮肤瘙痒。当有明显“三多一少”症状，空腹血糖≥7.0 mmol/L 和(或)餐后两小时血糖≥11.1 mmol/L 时，即可确诊糖尿病。

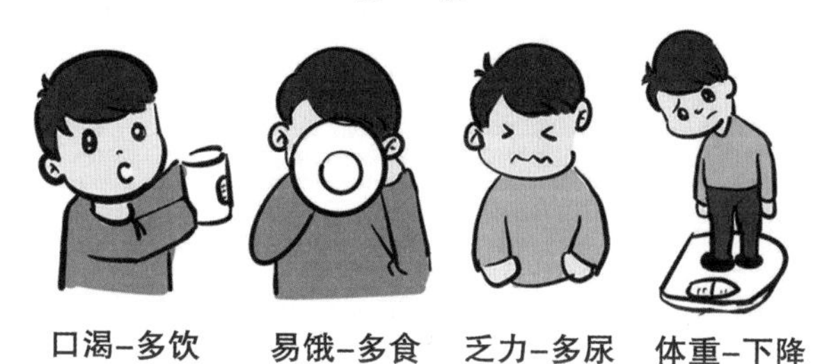


## 2.治疗糖尿病的药物有哪些?

糖尿病的治疗药物种类较多，主要分为以下几大类：

糖尿病的治疗药物分类及用法

| 作用类型 | 药名 | 用法 |
|---|---|---|
| 磺脲类 | 甲苯磺丁脲、格列本脲(优降糖)、格列齐特(达美康)、瑞易宁、格列喹酮哇(糖适平)、格列美脲(迪北) | 餐前 30 分钟口服 |
| 非磺脲类 | 瑞格列奈(诺和龙、孚来迪)、那格列奈(唐力、唐瑞、万苏欣) | 餐前 30 分钟口服 |
| 双胍类 | 二甲双胍(甲福明)、苯乙双胍(苯乙福明)、格华止 | 餐中/餐后口服 |
| α-糖苷酶抑制剂 | 阿卡波糖(拜糖平)、伏格列波糖、米格列醇 | 与第一口饭同时嚼服 |
| 胰岛素增敏剂 | 罗格列酮、吡格列酮 | 空腹或进餐时口服 |

老年性糖尿病常用二甲双胍治疗，安全有效，有时还会配合其他药物治疗，应依据血糖变化听从内分泌医生的建议。

### 3.“一旦使用胰岛素治疗，就会有依赖性”，这种说法对吗？

不正确。如果是血糖特别高或是手术等情况需要尽快降血糖时，通常会使用胰岛素治疗，血糖平稳后可以恢复到口服降糖药物治疗。

### 4.注射胰岛素时针头可以反复用吗？

不能。针头是一次性的，反复使用会导致针头弯曲、阻塞甚至折断等，还会引发注射部位的感染，影响胰岛素的吸收，所以注射胰岛素的针头需要每次一换。

### 5.得了糖尿病应如何控制饮食？

根据《中国糖尿病膳食指南》，简明的饮食食谱主要是：

(1)主食：一般每天 100～400 g。年轻的、不爱吃肉的重体力劳动者，也不应超过 450 g。主食可以粗细结合，要轮换食用或混合食用，以提高营养价值。

(2)肉类：每天 100～150 g，以鸡肉、鱼肉、猪瘦肉、牛羊瘦肉为宜。

(3)蔬菜：记住“321”模式：“3”是指 3 两(150 g)叶菜类，主要为绿叶蔬菜，如白菜、油菜、卷心菜、菠菜等；“2”指 2 两(100 g)其他任意蔬菜，但不包括土豆、山药、红薯、藕、芋头等；“1”指 1 两(50 g)菌藻类食物，如蘑菇、金针菇、海带、紫菜、黑木耳等。中餐、晚餐都按照这个模式选择蔬菜。

(4)豆制品：每天可进食 50～150 g，如吃豆腐则可加倍。但已发生糖尿病肾病的患者不能再进食豆制品。

(5)蛋类：在胆固醇不高的情况下每天 1～2 个鸡蛋。

(6)牛奶：每天 250～400 g。

(7)水果：根据血糖情况，在加餐时可选择 150～200 g 的低糖水果。如西红柿、草莓、胡柚等，避免吃香蕉、红枣、椰子等对血糖影响大的水果。

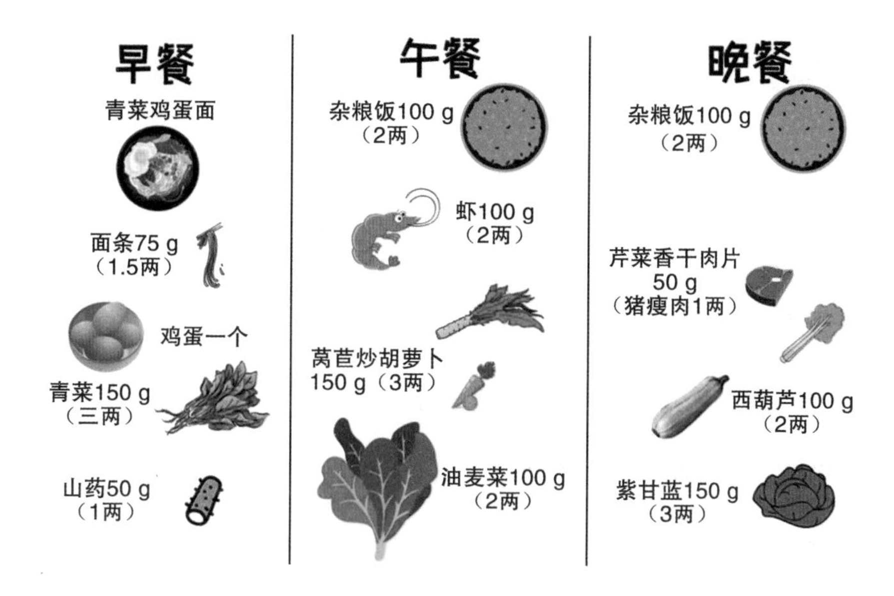


### 6.糖尿病患者日常如何自我管理?

糖尿病是慢性疾病，患者自我管理很重要。自我管理包括糖尿病教育、医学营养治疗、运动治疗、血糖监测、药物治疗等。

（1）糖尿病教育：患者全面接受糖尿病教育，充分认识糖尿病并掌握自我管理技能。

（2）医学营养治疗：医学营养治疗是糖尿病治疗的基础，主要是合理控制总热量，均衡分配糖类、蛋白质、脂肪等各种营养物质。

（3）运动治疗：特别是肥胖的 2 型糖尿病患者，运动可增加胰岛素敏感性，有助于控制血糖和体重，餐后 1 小时运动较合理，运动量以微微出汗而不感心慌疲惫为佳。

（4）血糖监测：包括血糖、脑血管危险因素、并发症的监测等。

（5）药物治疗：饮食、运动治疗血糖不能达标时应及时应用降血糖药物。

### 7.血糖控制到多少是比较理想的?

糖尿病患者血糖控制的目标根据患者的年龄、糖尿病病程、并发症以及预期寿命情况的不同而略有差别，分为以下几种情况：

（1）大部分患者应当控制空腹血糖低于 7.0 mmol/L。

（2）如果患者年龄大，合并有多种并发症以及频发低血糖，可以适当放宽目标，空腹血糖低于 8.0 mmol/L，非空腹血糖低于 11.1 mmol/L 即可。

(3)如果患者预期寿命非常有限，生活不能自理，无法监测血糖等，保持空腹血糖不高于 10.0 mmol/L、非空腹血糖不高于 13.9 mmol/L 即可，血糖控制以防止急性代谢紊乱为主。

### 8.低血糖的症状有哪些?

成人常见低血糖症状为心慌、出汗、震颤、饥饿，严重者可出现神志改变甚至意识丧失。

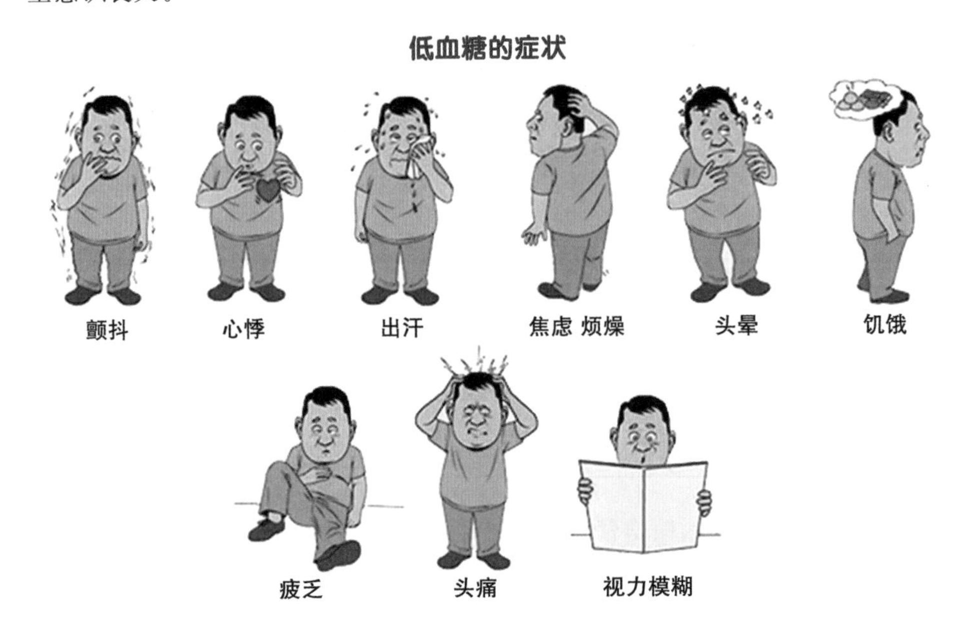

低血糖的症状
颤抖
心悸
出汗
焦虑 烦躁
头晕
饥饿
疲乏
头痛
视力模糊

### 9.如何预防低血糖发生?

1.定时定量进餐
2.运动量适度
酒
3.避免酗酒和空腹饮酒
4.随身携带饼干糖果

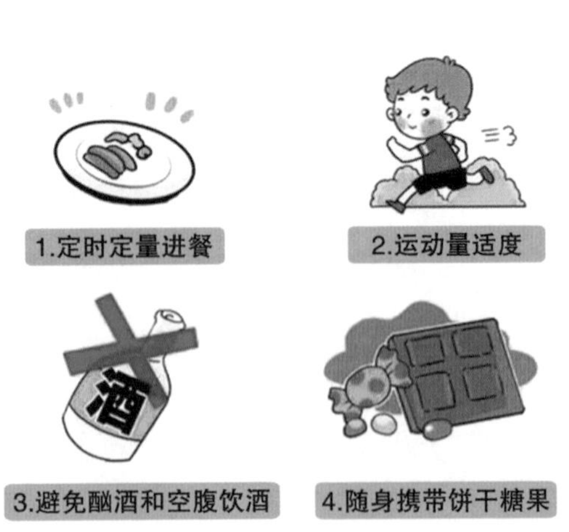

一日三餐要规律，饥饿时适当加餐，同时避免空腹时剧烈运动。运动量最好每天固定，在外出运动的时候随身携带糖果。同时要加强血糖的监测，特别是在刚刚调整降糖药物以后，以便及时了解血糖控制的情况。要遵医嘱用药，不要自行减药或增量，每天用药前核对药

品的质量、剂量，特别是胰岛素的剂量。服用降糖药物或注射胰岛素以后一定要及时进食。另外，还应避免酗酒和空腹饮酒。

## 10.发生了低血糖应如何处理？

(1)症状轻者：低血糖发作时，若患者意识清楚，应立刻进食葡萄糖水、糖果、点心等含糖量高的食物和饮料，来升高血糖，纠正不适症状。如果吃上述含糖食物后，血糖 10 分钟之内没有升高，可以再吃一次，同时观察不适症状是否好转。

(2)症状重者：患者症状比较严重，处于昏迷状态，意识不清，这时不要摄入任何含糖食物，也不要喝水，以免发生呛咳而危及生命。应保持呼吸道通畅，同时立刻送至医院，静脉输注葡萄糖或其他升高血糖的药物，以尽快脱离危险。

低血糖的发作对于患者是比较危险的，还会增加发生心脑血管并发症的风险。所以在低血糖症状缓解后，还要查明引起低血糖的原因，避免再次发作。

## 11.糖尿病并发症有哪些？

糖尿病并发症可分为急性并发症和慢性并发症两大类：

(1)急性并发症包括糖尿病酮症酸中毒、高血糖高渗状态、乳酸性酸中毒、低血糖昏迷等。

(2)慢性并发症是糖尿病致残、致死的主要原因，主要包括：①大血管并发症，如心脑血管和下肢血管的病变等；②微血管并发症，如糖尿病肾病和眼病；③神经病变，如糖尿病足；④各种感染。

## 12.如何预防糖尿病？

2 型糖尿病有一定的遗传倾向，在遗传基础上，不健康的生活方式是最重要的诱因。在此提醒大家，要合理进食脂肪、蛋白质和淀粉，不要过度摄入。另外，要进行规律的运动，每周至少 3 次超过半小时的有氧运动有助于热量的消耗和体重的控制，也利于预防 2 型糖尿病。肥胖者一定要减重，尤其是伴有睡眠呼吸暂停综合征者，这样的人群要特别关注血糖，要尽可能地通过减重来改善疾病。另外，如果家族内或者本身有高血压、冠心病、高脂血症、高尿酸血症等，也要特别关注血糖，通过降压、降脂、抗凝以及降尿酸等综合干预，来预防糖尿病的发生。

老年朋友们得了糖尿病也不用太紧张，要按时复查，听从医生的建议，规律饮食，适当运动。在血糖控制理想的情况下，可有效避免并发症的发生，同样可以享受美味佳肴，享受健康人生，回归精彩生活。

## “三高”之高脂血症

“高血脂”是老百姓耳熟能详的“三高”之一，与它伴随的疾病有高血压、动脉硬化以及冠心病，它们都会严重影响我们的生活质量，但是高血脂是可防可控的，下面由我带领大家来了解一下高血脂相关的疾病知识和预防措施。

### 1.高脂血症是怎样一种疾病?

高脂血症就是血脂高于正常。血脂中包括甘油三酯、总胆固醇、高密度脂蛋白和低密度脂蛋白。其中高密度脂蛋白是对人体有好处的，其余各项升高均会对人体产生不利的影响。

### 2.高脂血症有哪些危害?

长期高脂血症会导致动脉硬化、脂肪肝、痛风、糖尿病、高血压及心脑血管疾病，甘油三酯的水平过高还会引发胰腺炎，所以一定要引起重视。

高脂血症的危害

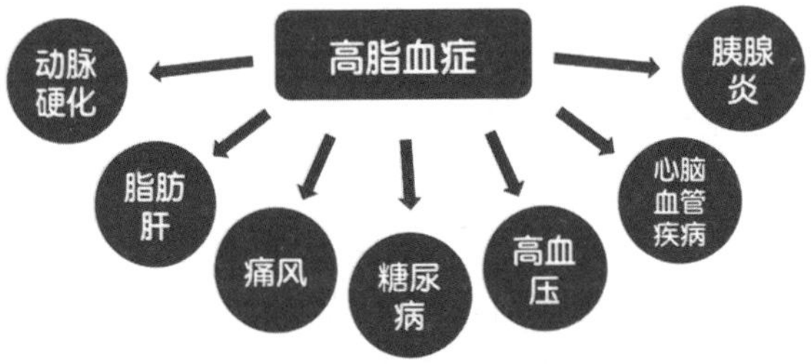

高脂血症
动脉硬化
胰腺炎
脂肪肝
痛风
糖尿病
高血压
心脑血管疾病

### 3.有了高脂血症应该怎么办?

如果以胆固醇升高为主，要服用他汀类的降脂药物，常用的是立普妥；如果以甘油三酯升高为主，要服用贝特类的降脂药物，常用的是力平之。降脂药物对肝功会有一定影响，在服药期间要定期监测肝功的水平。平时要清淡饮食，控制高脂肪、高热量食物的摄入，要加强运动，再配合降脂药物治疗，通常会使血脂得到有效控制。

### 4.已经有了高脂血症，应该吃哪些食物？

良好的饮食调理可以辅助控制血脂。血脂高的人，可以在日常生活中多食用以下这些新鲜食物，食用时注意烹饪方法，避免用油过多。

（1）玉米：含有丰富的钙、镁以及不饱和脂肪酸、维生素 E 等，有降低血清胆固醇的作用。

（2）燕麦：含有丰富的不饱和脂肪酸和维生素 E、膳食纤维，可以降低血中胆固醇。

（3）牛奶：含有丰富的钙质和优质蛋白质，可抑制胆固醇合成和吸收。

（4）洋葱：除降低血脂外，还可预防动脉粥样硬化，对动脉血管有保护作用。

（5）苹果：含有丰富的果胶，可降低血胆固醇，防止脂肪聚集。果胶还可与维生素 C、果糖等结合，增强降血脂效果。

### 5.已经有了高脂血症，应该避免进食哪些食物？

如果已经存在高脂血症了，在日常生活中应避免暴饮暴食，尽量将体重维持在正常水平。避免进食动物内脏、鱼子、蟹黄、蛋黄等含胆固醇高的食物；少吃肥肉、奶油、花生、油炸食品等脂肪含量高的食物；限制蛋糕、甜点等糖分高的食物；同时避免饮酒。

### 6.如何预防高脂血症？

（1）控制体重，体重指数（BMI）要维持在正常范围内（18～24）$kg/m^2$，体重指数（BMI）$=\frac{体重(kg)}{身高(m)^2}$。

（2）运动锻炼，运动强度以心率达到个人最大心率的 80%左右为好。每次运动持续 20～30 分钟，以快步走、慢跑、游泳等有氧运动为主，在运动前后要做适当的预运动或者放松活动。

（3）戒烟、戒酒。

（4）饮食治疗，详见问题 4。

（5）如果做到以上几点血脂仍不达标，可用药物进行降脂治疗。

（李建新　季红　李静　贾国安）

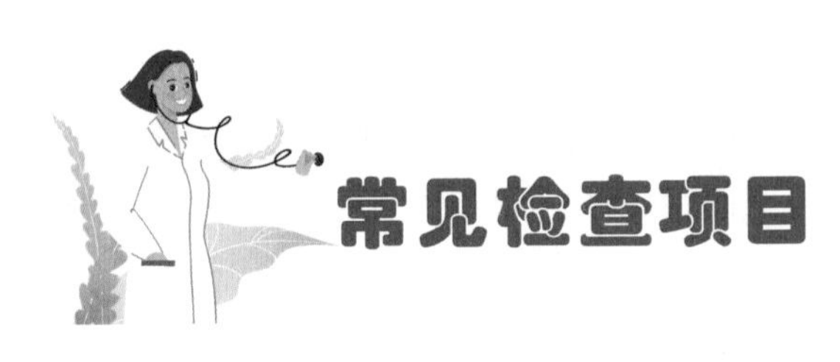


我们无论是健康查体还是就诊看病都离不开各项检查，临床中常见的检查项目有哪些呢？让我们一起来逐项了解吧！

## 超声检查

超声检查就是我们常说的B超检查，是临床诊断中常见且重要的医疗检查项目之一，有助于各项疾病的诊断。那么超声检查都能查什么？又有哪些注意事项呢？让我们来一起看看吧！

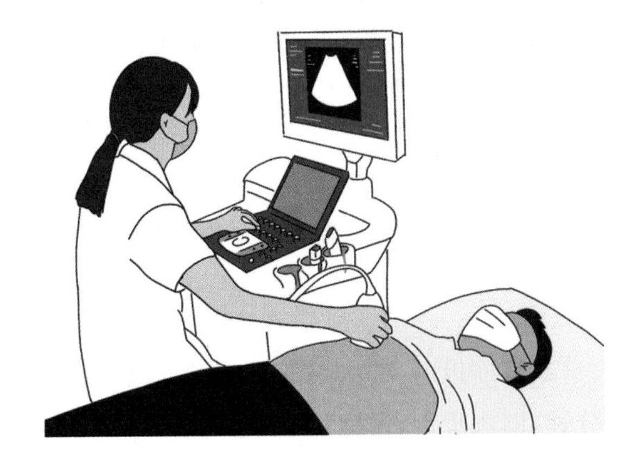

### 1.超声检查都能查哪些疾病或部位？

超声检查作为临床诊断中最常见的检查项目之一，可以看到组织器官的大小、结构和病理学病灶。具体的常见检查部位如下：

(1)最常用于浅表部位器官的检查：比如甲状腺、乳腺的疾病，以及一些骨骼、四肢肌肉、关节、皮下组织筋膜的病变，如血肿、脓肿和肿瘤等。

(2)胸腹部、盆腔的检查：包括上纵隔的胸腺囊肿、胸腺瘤、胸膜腔积液等；

消化系统脏器如肝、胆、胃肠疾病和胰腺疾病等；泌尿生殖系统脏器：如肾脏、膀胱、前列腺、尿道、子宫附件和阴囊等部位的病变。

(3)颅脑疾病的检查：经颅多普勒可以检测缺血性脑梗死、蛛网膜下腔出血和脑动脉瘤等疾病。

(4)心脏、血管疾病：包括常规超声心动图检查，颈部动静脉、腹腔动静脉、肾动脉、四肢大动脉及深静脉的形态结构、血流动力学检查。

### 2.超声检查有辐射吗？医生检查前涂抹的黏糊糊的东西是什么？

超声检查是一种基于超声波的医学影像学诊断技术，超声波在人体内传播时不会产生电离辐射，安全性高，对肌肉和软组织显像良好，诊断率高且无放射性损伤。

医生检查前使用的黏糊糊的东西学名叫“医用超声耦合剂”，是一种水性高分子凝胶，它能有效隔绝超声探头和皮肤间的气体，确保图像显示更加清晰准确。该耦合剂无毒、无味，不刺激皮肤，容易擦除，因此检查后擦拭干净就可以了。

### 3.做超声检查有什么要注意的事项吗？哪些项目需要空腹？

超声检查根据检查项目的不同，需要预约；做超声检查时宜穿着宽松衣物就诊，不要佩戴项链等饰物。

腹部的肝胆胰脾肾、肾上腺、上腹部肿块、腹腔大血管（如肾动脉、髂血管等）超声检查等都需要空腹，应该在检查前一天晚上 9 点以后禁食，24 点以后禁水，需要空腹 8 小时以上，保证胆囊胆管内充盈胆汁，并减少胃肠道内容物和气体的干扰，有利于腹部脏器图像清晰显示。

### 4.哪些检查需要充盈膀胱(俗称“憋尿”)？哪些检查不需要？

做膀胱、前列腺、精囊及妇科（经腹）检查应在充盈膀胱（憋尿）后检查，有利于膀胱、子宫等部位图像显示得更加清晰。妇科（经阴道）超声检查前需要排空小便，且宜经期后检查，以免感染。

## CT 检查

CT 检查作为现代医疗技术中方法简单、迅速安全，参考价值高的检查方法之一，我们在检查前需要注意些什么呢？一起来了解一下吧。

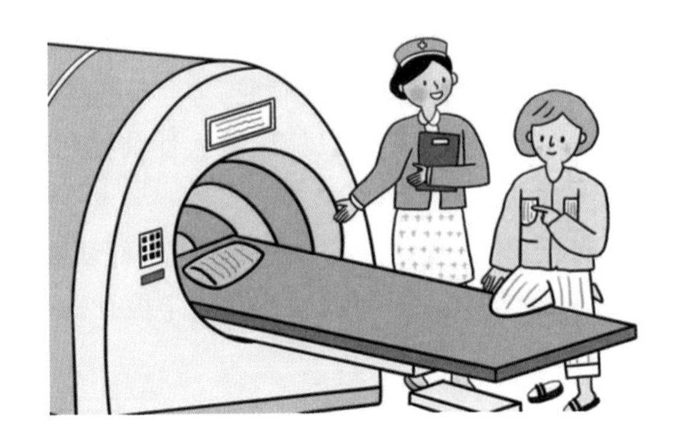

### 1.什么是 CT 检查，该检查有辐射吗？

CT 检查是利用电子计算机 X 射线进行的断层扫描技术。利用 X 线环绕人体进行扫描，根据人体不同组织部位对 X 线的吸收与透过率不同，经计算机处理后得到人体内部结构的断层影像，一般包括 CT 平扫、CT 增强扫描。该检查密度分辨力高，可直接显示 X 线检查无法显示的器官和病变。

CT 检查有一定的辐射性，根据检查部位的不同，辐射剂量也不同。

### 2.CT 检查有什么注意事项吗？

CT 检查前应将检查部位的金属物品移除，如拉链、钥匙、手表、腰带、文胸、手机等，以免产生伪影，干扰图像；按医务人员的要求摆好扫描体位后，不要随意移动。检查时，扫描床会根据扫描需要移动，无须担心。

### 3.增强 CT 检查有什么注意事项吗？

CT 增强扫描前需要注射对比剂，人为提高血管、占位与周围组织的对比，利于病灶的显示，并且通过对比剂进出病灶的特性为判断其良恶性提供诊断依据。因此，检查前需要置入一个留置针，用于检查时对比剂的注射。

注射对比剂后，少数检查者可能出现对比剂的过敏反应，极少数可能出现喉头水肿、休克等严重过敏反应，因此严重的过敏体质、肾功能不全的检查者一定要谨慎进行检查，需有家属陪同。

腹部增强检查前需禁食 4～6 小时。糖尿病患者检查当日须慎用降糖药物，肾功能正常的糖尿病患者，增强检查前不必停用二甲双胍，如不能确认肾功能是否正常，则建议检查前后各停药 48 小时；有肾小球滤过率异常、肾脏手术、蛋白尿、高血压、高尿酸血症、糖尿病病史的患者均应在检查前检测肾功能。

### 4.冠脉 CT 检查主要检查哪些疾病，有什么注意事项吗？

冠脉 CT 检查主要用于：①原因不明的胸痛或劳累后心绞痛；②静息心电图 ST-T 改变，考虑有心肌缺血者；③临床无症状而心电图有改变，负荷试验阳性或可疑阳性者；④支架植入术后或冠脉旁路移植术后的随访等。

对患有甲状腺功能亢进、肾功能不全、碘造影剂过敏、妊娠者不建议做该项检查。

冠脉 CT 检查前应禁食 4 小时，但不禁水，确认肾功能（肌酐）正常，并由家属陪同。糖尿病患者若正在服用二甲双胍类药物，应在检查前后 48 小时停用；若正在服用 β 受体阻滞剂（倍他乐克等药物），检查当日应停用，到检后，CT 室护理人员根据体检者心率情况，决定给药情况，一般要求心率在 70 次/分以下；冠脉 CT 检查当日可口服降压药，血压维持在 150/90 mmHg 以下。检查后 24 小时内大量饮水。

## 磁共振检查

当机体受到创伤或者软组织受伤时，医生会开具磁共振检查以评估组织损伤程度，或者在治疗过程中做磁共振检查以评估治疗效果，让我们一起来了解一下磁共振检查吧。

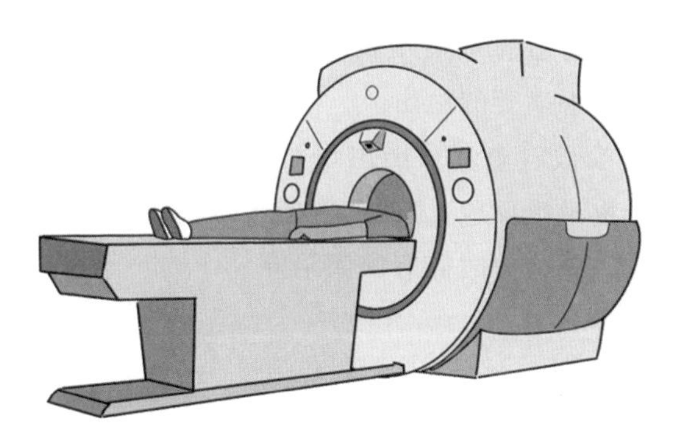

### 1.什么是磁共振检查，该检查有辐射吗？

磁共振检查目前在临床上比较常用，它利用磁共振现象从人体中获得电磁信号，并重建出人体图像信息。这种检查技术适用于大部分疾病检查，具有无辐射、三维断层成像、软组织分辨率高于 CT 等特点。磁共振对于人体没有任何损害，也没有放射性。

### 2.磁共振检查时间长吗？戴假牙或体内有金属植入物可以做这个检查吗？

一次磁共振检查用时20～40分钟，为保证图像质量，检查过程中身体必须保持相对静止（切勿移动、晃动等）。检查时有噪声，可能会出现身体局部发热，属于正常现象。婴幼儿及重症躁动检查者检查前予以镇静后再行检查。有昏迷病史、精神类疾病患者或幽闭恐惧症患者不建议进行该项检查。

检查前注意：移除携带的各种金属物品（钥匙、硬币、首饰、发夹、眼镜、手表、假发、假牙、助听器、打火机、银行卡、身份证、护腰、膏药、口罩内的塑形条等）、衣服上的金属物品（金属丝线、金属挂钩、钢托胸罩、拉链、磁疗内衣裤等）、电子仪器（胰岛素泵、化疗药物灌注泵、手机等）。假牙如果是金属的则不能做该项检查。

若体内有人工耳蜗、动脉瘤夹片、血管支架、心脏起搏器、除颤器等，行磁共振检查前应找出手术时详细病历、植入物器材说明书交给检查医师。体内置入了可被磁化的含铁植入物（人工瓣膜、髓内钉、钢板等）的患者禁止磁共振检查。

### 3.增强磁共振和普通磁共振有什么区别？

磁共振增强检查就是在检查前打一个留置针，检查的过程中通过留置针向血管内注入对比剂，注射造影剂后不仅可以使病变组织发生强化，也可以使正常结构强化，有助于微小病变的检出。

注射对比剂后，少数检查者可能出现对比剂的过敏反应，极少数可能出现喉头水肿、休克等严重过敏反应，因此严重的过敏体质、肾功能不全的检查者一定要谨慎进行该检查，做检查时需有家属陪同。

## 化验检查

化验检查是所有检查项目中应用最多的检查，且能够查的项目也是最多的，能够对各种疾病的诊断及治疗提供支持，让我们来看看应当怎样去准备化验检查吧。

## 1.如何留取合格的血标本?

不同的检验项目需要不同的血标本,具体要听取医务人员的指导。

(1)空腹采血标本:一般以清晨空腹抽血为宜,适用于多数生化项目检查,比如糖代谢、血脂、血黏度。2020年国家卫生健康委员会发布最新的《静脉血液标本采集指南》中指出,空腹是指至少禁食8小时,以12～14小时为宜,但不宜超过16小时,采血前24小时内应避免饮酒。

(2)指定时间标本:因检验目的不同,需要在规定的时间内采集标本,如诊断糖尿病的口服葡萄糖耐量试验、药物浓度监测、促肾上腺皮质激素及皮质醇的检测等。

## 2.有时候留取的尿标本被说不合格,那怎样留取合格的尿标本?

(1)尿标本可分为晨尿、随机尿、24小时尿和无菌尿。其中随机尿多为门诊就诊人员的留尿检验方法。尿标本留取前先注意会阴的卫生,避免污染;女性患者避免混入阴道分泌物或经血;男性患者避免混入前列腺液。

(2)留取的容器应干净,避免容器污染。

(3)留取尿标本时应先排出前段尿液,只留取中间段尿液,尽量避免留取最后排出的尿液。

(4)留取尿标本后应尽快送检,以免细菌污染和各种成分的改变。

## 3.怎样留好粪便标本?

(1)使用检验专用的容器留取,一般留取指尖大小的粪便送检,避免混入其他物质污染标本,不要混入尿液。

(2)大便正常时,最好在粪便的多个部位采集后混合,以提高异常检出率;如果有脓血便的话,一定要采集含脓、血、黏液处的粪便,但不能只取脓液、黏液或血液。

(3)标本采集后应尽早送检。

## 4.怎样留好痰液标本?

真正的痰液,是指气管、支气管的分泌物或肺泡内的渗出物,绝非唾液、鼻咽部的分泌物等,一般留取清晨第一口痰。

留取痰标本一般采用自然咳痰法:检查者早上起床后,先用清水漱口,然后深吸一口气，用力将气管内深部的痰液咳出，不可吐入唾液，咳在痰培养容器内，立即送检。

## 胃肠钡餐检查

胃肠钡餐检查是胃部不适的常用检查方法之一，让我们来了解一下这项检查的注意事项吧。

### 1.什么是钡餐检查?

钡餐检查就是消化道钡剂造影，此项检查需要检查者空腹状态下口服钡餐造影剂，在X线照射下，检查消化道有无病变，是消化道疾病筛查的方法之一。一般情况下对溃疡病变、肿瘤性病变、胃蠕动、排空和胃下垂等的诊断有一定的阳性率。

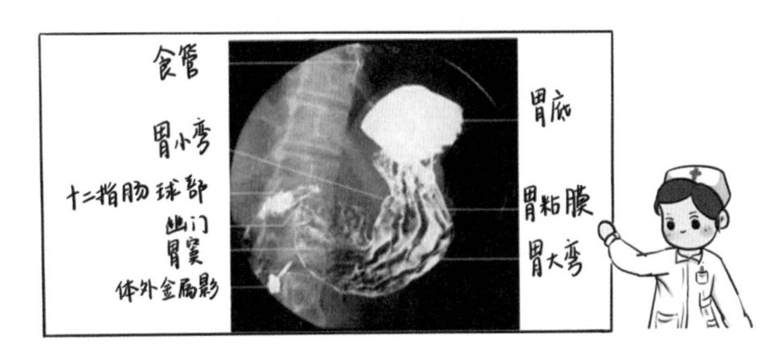


钡餐造影

### 2.口服的白色药物(硫酸钡)会对人体有影响吗?

钡餐检查可以对整个消化道，尤其是上消化道，进行清晰的放射性检查。服用的白色药物硫酸钡对人体一般是没有毒性的，而且不具有致敏性，不会被胃肠道黏膜吸收，服后随大便排出体外。所以钡餐检查后1～2天会解白色大便，不必紧张。

### 3.做胃肠钡餐检查有什么需要注意的吗?

(1)检查者如果有食管胃肠道穿孔，不建议做钡餐检查。

(2)检查前1日吃少渣易消化的食物，晚饭后禁食。

（3）一般检查需要数小时，未经医生同意不要吃任何食物，也不要离开；少数检查者当日下午还需复查。

（4）检查时最好穿没有纽扣的内衣。

（5）检查完毕后应大量饮水，好尽快排出钡餐。

## 胃肠镜检查

胃肠道检查最直观的方法就是做胃肠镜，那么和大家聊一聊做胃肠镜的那些事儿吧。

### 1.胃肠镜检查痛苦吗?

胃肠镜检查是发现胃肠道疾病最直观、最有力的武器。但是，许多患者却因为惧怕而放弃，延误治疗时机。胃肠镜分为普通胃肠镜和无痛胃肠镜。

普通胃肠镜检查会引起不同程度的恶心等症状，由于消化道是空腔脏器，在空腹或清洗肠道后必须注入一定的气体才能将胃腔、肠腔撑开到适宜的程度，此过程可能会引起患者不同程度的腹胀或腹痛等不适。

无痛胃肠镜通过使用药物引起中枢镇静，使患者提高耐受力，降低应激反应，可在无痛状态下完成整个检查和治疗过程，从而消除恐惧感和不适感。其具有并发症少、恢复快等优点，大部分患者术中及术后感觉良好。

### 2.做胃肠镜检查需要的时间长吗?

胃镜检查一般只需 10～20 分钟，结肠镜只需 30 分钟左右。检查和治疗后，一般休息 15～30 分钟即可回家。做胃镜检查前不能吃任何食物，而做肠镜检查前则需要吃泻药清空肠内容物，便于观察。

### 3.胃肠镜检查要注意哪些事情?

（1）检查前要进行心电图等术前检查，空腹静脉采血查凝血四项、血常规等，并进行麻醉评估。

（2）70 岁以上老年人或既往有心脏病史者建议做心脏超声检查。

（3）检查者需由直系亲属陪同就诊。

（4）如服用抗凝药物，则应停药 7～10 天，使用活血药物（三七粉、丹参等）需停药 3 天以上方可行息肉切除等内镜下治疗。

(5)穿着宽松衣物,女士避免着连衣裙,不要佩戴金属饰物或隐形眼镜;取出活动性假牙。

(6)胃镜检查 2 小时后方能进食软质食物。

## 阴道镜

### 1.阴道镜检查是什么?

阴道镜检查主要用于观察宫颈局部的病变,其次用于阴道以及外阴的病变观察。阴道镜检查可以将检查的组织放大 40 倍,然后观察局部是否有变化,是临床上常用的妇科检查之一。

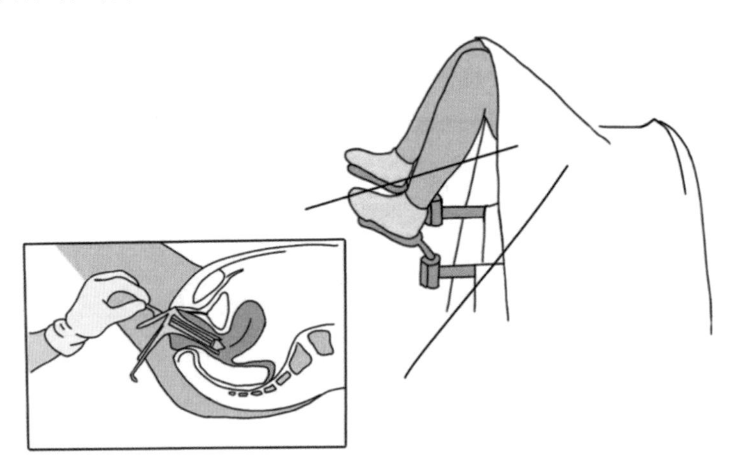

### 2.什么情况下要做阴道镜检查?

阴道镜检查是有适应证的,比如在临床上宫颈有高危 HPV 感染;另外,如果宫颈的慢性炎症经过药物治疗而经久不愈,怀疑宫颈有病变可以做阴道镜检查;再有就是怀疑有宫颈癌时,也需要做阴道镜的检查。最好在月经干净 3～7 天内进行阴道镜检查,因为此时宫颈的分泌物相对比较少,这样检查的视野会更清楚一些。

### 3.做阴道镜检查时会感到难受不适吗?

因检查中会使用到醋酸溶液,可能会出现轻度的不适感,但一般可以耐受;

检查中可能会出现下腹坠胀感，如难以耐受，需及时告知医护人员以做处理。

### 4.阴道镜检查都有哪些注意事项？

（1）如检查中需要取活检，则耗时较长，患者需保持耐心，尽量避免烦躁不安情绪。

（2）需注意调适情绪，不要紧张、焦虑，必要时可与医护人员交流；由于检查后会使用棉球压迫止血，患者需遵医嘱在检查 24 小时后取出棉球。

（3）在检查结束后 24 小时应避免重体力劳动和剧烈运动，以免宫颈创面出血。

（4）检查后 2 周内，应禁止性生活及盆浴。

（5）需保持外阴清洁、卫生，以预防局部感染，也可在医生指导下服用消炎药。

（6）如果不需要进行活检，一般当时即可给出报告；如果需要进行活检，7～10 个工作日可给出报告。

（7）患者需按时复诊，根据医生的建议进行下一步治疗。

（李慧　季红　相裕华）

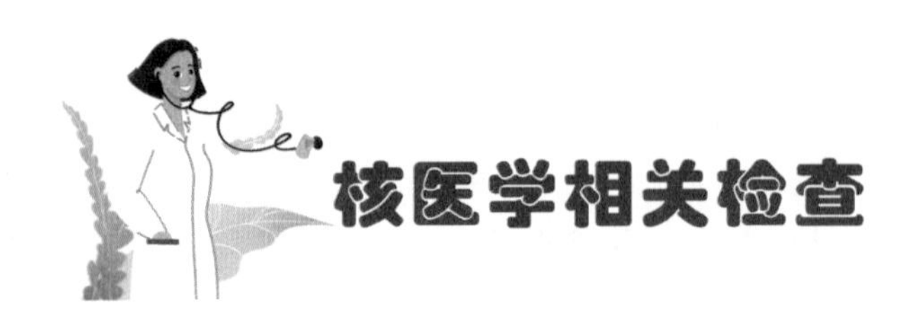

# 核医学相关检查

当遇到疑难疾病，临床不好查找病因时，核医学检查可对疾病的诊断和治疗提供强有力的支撑，让我们来了解一下核医学科的相关检查吧。

## 核医学是怎么一回事？

### 1.核医学科是什么科，主要包括哪些检查项目？

核医学科是医院的主要医技科室之一，它利用核科学技术和手段对人体进行检查，对诊断肿瘤复发或转移等有明显的优势。核医学检查包括全身骨显像，肾动态显像，甲状腺、甲状旁腺显像，心肌灌注显像，PET-CT、PET-MRI 等。核医学成像为代谢成像，可以更早发现疾病，如核医学检查应用最多的全身骨显像，能比 X 射线检查早 3～6 个月发现肿瘤骨转移病灶。

### 2.核医学检查还需要注射放射性药物吗？

需要注射放射性药物。放射性药物是指用于人体内诊断或治疗的由特定放射性核素标记的化合物或生物制剂，它在特定的器官和组织中分布，可以反映机体代谢和功能的变化。

核医学检查目前主要用到的是锝类和氟类放射性药物，半衰期短是它们共同的特点，锝类药物在注射到体内后 60 小时、氟类药物在注射后 20 小时就完全没有了。

### 3.注射放射性药物会对检查者的身体有什么影响吗？对陪检者、家人及周围人群有影响吗？

目前使用的常见放射性药物是用生理盐水、脱氧葡萄糖标记的核素，其化学量极微，所以不会对人体造成影响。检查结束后，检查者体内仍会留存少量的放射性药物，应避免与他人近距离接触，与周围人群保持 1 m 以上的距离是安全的，对于孕妇和儿童，则不要接触；另外，检查者上厕所后注意清洁马桶，可以有效降低对周围的辐射。

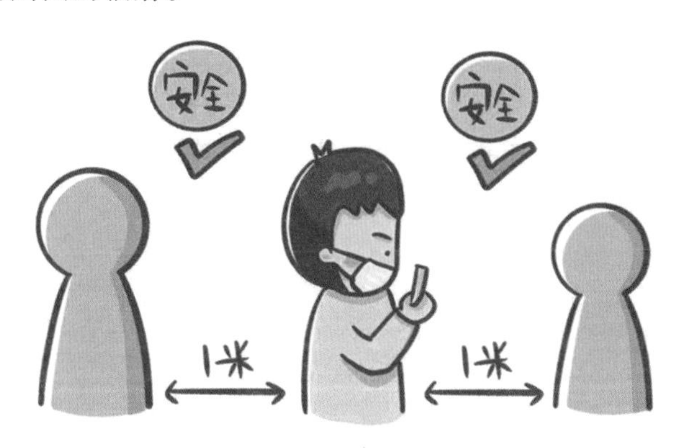


### 4.检查时，为什么不能佩戴金银饰品？体内有金属植入物，还能做核医学检查吗？

金银饰品会对图像质量造成一定的影响，干扰医生读片的准确性。因此，上机做检查前，需要摘下各种饰品，并注意妥善保管。

有的检查者身体内有金属植入物，比如心脏起搏器、假牙、人工膝关节等，是可以进行全身骨显像、肾动态显像、甲状腺显像和 PET-CT 检查的，但是不能做磁共振类的检查，比如 PET-MRI 检查。

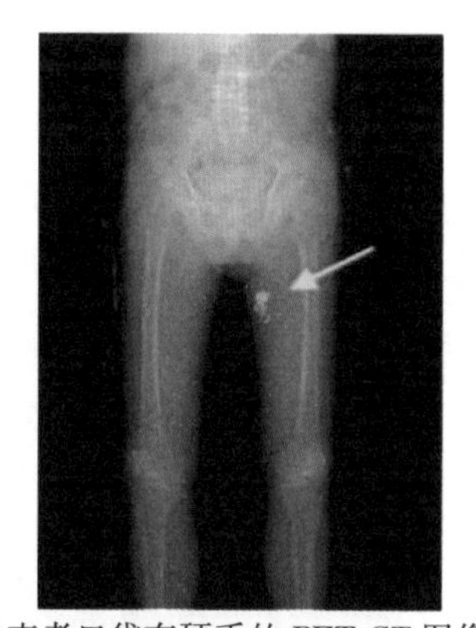

检查者口袋有硬币的 PET-CT 图像

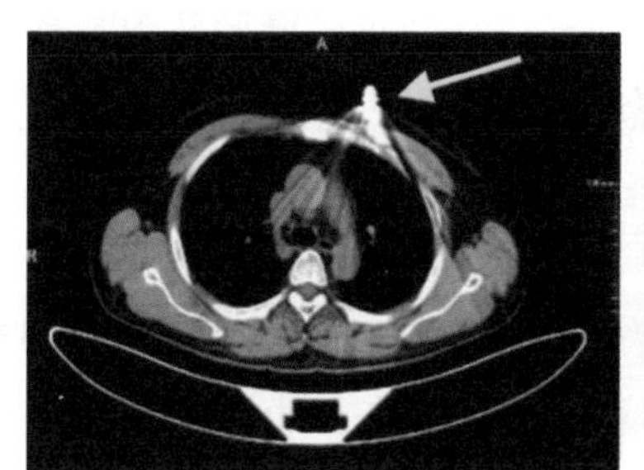
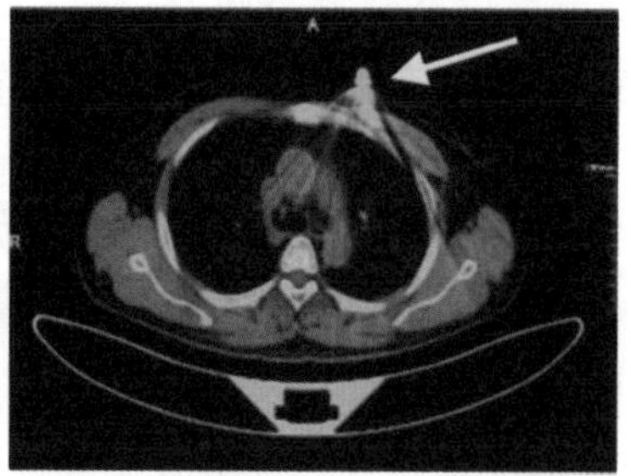

检查者佩戴项链的 PET-CT 图像

### 5.做完核医学检查,检查者的饮食有什么需要注意的吗?

做完检查后,正常吃饭即可,注意多喝水,促进药物在体内的代谢,通过尿液排出。

### 6.老年人检查还需要注意什么吗?

老年人检查前尽量着宽松、保暖的衣物,穿合脚的鞋子,不要穿拖鞋以避免跌倒、滑倒。做检查时须有家属陪同。对于听力不好的老年人,在上机检查过程中,也需要有家属陪同。

## 全身骨显像

### 1.什么是全身骨显像,它常用于检查哪些疾病?

全身骨显像是将亲骨性的放射性药物经静脉注入体内并聚集于骨骼,在体外通过检查仪器探测药物发出的射线,从而进行骨骼成像。

全身骨显像常用于检查:

(1)有肿瘤病史,怀疑有骨转移、诊断转移性骨肿瘤;一般骨显像能比X射线检查早3～6个月发现肿瘤骨转移病灶,为肿瘤骨转移诊断的首选检查方法。

(2)不明原因的骨痛,排除肿瘤转移。

(3)骨肿瘤、肿瘤骨转移放、化疗或核素治疗后的疗效评价。

(4)确定X线难于发现的细微骨折等。

### 2.全身骨显像需要空腹吗?为什么要带水杯喝水?

全身骨显像不需要空腹,检查当天正常饮食即可。静脉注射放射性药物后,多喝水会促进药物在体内的代谢分布,促进药物在骨骼上快速沉积。

### 3.全身骨显像为什么注射药物后要等2个多小时才能上机检查?

由于放射性药物在静脉注射后2～3小时,有50%～60%的显像剂逐渐沉积在骨骼中,显像效果才会好,图像质量清晰,有利于诊断。期间可随时上厕所,解小便时注意避免污染衣服和皮肤。

# 肾动态显像

## 1.肾动态显像是检查什么的?

肾动态显像可以显示双肾位置、大小及功能性肾组织形态,尤其在判断肾功能方面敏感性高、准确性好,是泌尿系统最主要的核医学检查方法,是唯一测定双肾的分肾功能的方法,可以测定肾小球滤过率(GFR)和肾有效血浆流量。

## 2.检查当天需要空腹吗? 检查前半小时为什么要喝水?

检查当日可正常饮食。患者检查前30～60分钟饮水300～500 mL,能确保肾脏的充分水化,保证肾动态结果的准确性。

## 3.注射的放射性药物会对肾脏有影响吗?

首先,肾动态显像使用的放射性药物锝喷替酸盐注射液($^{99m}$Tc-DTPA)剂量低(6 mCi),几乎不会在体内引起化学危害。其次,该药物经静脉注射后9～15秒腹主动脉上段就会显影,1分钟左右双肾显影,并随时间逐渐增强。2～4分钟肾实质影像最清晰,20～25分钟双肾影基本消退,大部分显像剂清除排入膀胱,经尿液排出。多喝水,很快就会代谢,因此,不会对肾脏有影响。

# 甲状腺、甲状旁腺显像

## 1.什么情况下要做甲状腺、甲状旁腺显像?

(1)指导甲亢、甲状腺癌的治疗。
(2)判断甲状腺结节功能及肿瘤的良、恶性。
(3)判断颈部肿块与甲状腺的关系。
(4)功能性甲状腺癌转移灶的诊断和定位。
(5)诊断甲旁亢、甲旁癌。

## 2.甲状旁腺检查需要反复上机吗,每次检查的时长也不一样吗?

是的,甲状旁腺显像需要在注药一定时间后反复上机2～3次,每次检查的时长也不完全一样，需要听从医生的安排，耐心检测。

## 心肌灌注显像

### 1.什么情况下要做心肌灌注显像？

心肌灌注显像是国际公认的无创性冠心病的诊断和评价手段，它从心肌血流储备、心肌有无缺血和（或）梗死的范围和程度来早期诊断冠心病和反映其危险度，评价各种手段治疗冠心病的疗效。同时也是心肌冠状动脉搭桥手术判断预后的重要指标。

心肌灌注显像可提示心肌细胞的活性。静脉注入显像剂后，正常心肌显影，而局部心肌缺血、损伤或坏死时，摄取显像剂功能降低甚至丧失，则出现局灶性显像剂分布稀疏或缺损，据此可判断心肌缺血的部位、程度、范围。

### 2.检查当天需要空腹吗？为什么要带油煎鸡蛋和（或）全脂牛奶，可以不吃这些油腻的食物吗？

心肌灌注显像检查当日需禁食 4 小时以上。

由于注射的显像剂锝甲氧异腈是一种脂溶性的小分子化合物，主要从肝胆系统和肾脏排出，所以在注射显像剂后的一定时间，检查者需要进食脂餐[油煎鸡蛋和（或）全脂牛奶]，以加速排泄，减少肝胆对心肌的影响，让心肌的显影更加清晰，更好地做出诊断。

## PET-CT 检查

### 1.什么是 PET-CT 检查，是不是任何人都可以做 PET-CT 检查？

PET-CT 是正电子发射断层及 X 射线计算机断层摄影成像系统，它将功能代谢成像的 PET 部分和解剖成像的 CT 部分结合，其独有的融合图像，可以同时反映病灶的代谢和解剖信息，在早期诊断疾病的同时，明显提高诊断准确性，优势互补，产生 1+1>2 的完美效应。

基本上各个年龄段的人都可以做 PET-CT，但是怀孕的妇女除外。

## 2.明天要做 PET-CT 检查，今天晚上要做哪些准备？

该检查容易受各种生理因素、病理状态的影响，应做好显像前准备，消除紧张情绪，尽可能减少与疾病无关的干扰。检查前两天避免剧烈活动，前一天晚上睡个好觉。

晚餐进食易消化、无刺激的食物，最好选择高蛋白、低糖膳食，避免食用含糖量较高的水果。晚上 10 点以后不再进食，保证禁食 4 小时以上，可以少量饮水，但不可饮用含糖饮料。

检查当天穿着注意宽松、保暖，女士避免穿着连衣裙，衣服上尽量不要带有贵重饰物。摘下身上佩戴的金属饰物，留在家中，避免遗失。

## 3.检查前为什么要测定空腹血糖？血糖值应该控制在什么范围？

PET-CT 检查中肿瘤糖代谢显像使用的显像剂是葡萄糖的类似物 $^{18}$F-FDG，测定空腹血糖是成功进行肿瘤糖代谢显像的保证，只有在血糖浓度符合要求的前提下，结果才具有可信性。因此，空腹血糖需控制在 11.1 mmol/L 以内。

## 4.为什么检查前两天要尽可能放松，避免运动？

因为精神负担会造成四肢肌肉紧张，而紧张的肌肉摄取的葡萄糖（$^{18}$F-FDG）会增加；同样，如果剧烈运动的话，骨骼肌也会增加葡萄糖的摄取，这样，肌肉组织竞争了一部分 $^{18}$F-FDG，对影像质量会有一定的影响。

## 5.糖尿病患者做 PET-CT 有什么要注意的吗？

糖尿病患者如果平时服用二甲双胍药物，PET-CT 检查前须停服 48 小时，因为二甲双胍会导致结肠对葡萄糖（$^{18}$F-FDG）药物摄取的弥漫性增强，导致部分肠道肿瘤或转移灶漏诊。对此类患者，可通过咨询内分泌科医生调服其他降糖药物或注射胰岛素来控制血糖。

糖尿病患者在检查时可以准备一些糖或巧克力等食物，以备发生低血糖时食用。

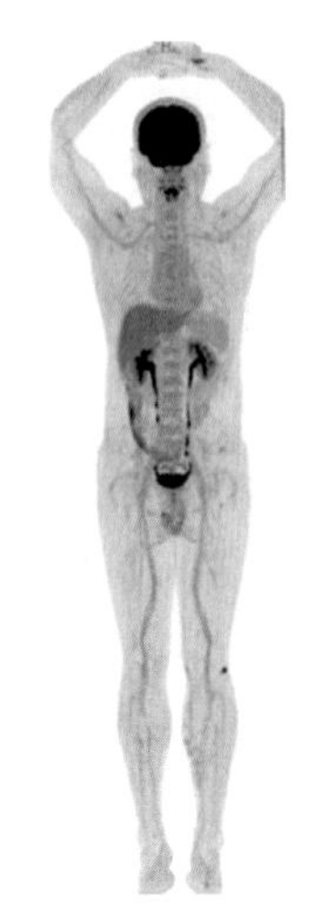

停服二甲双胍 48 小时患者 PET-CT 图像

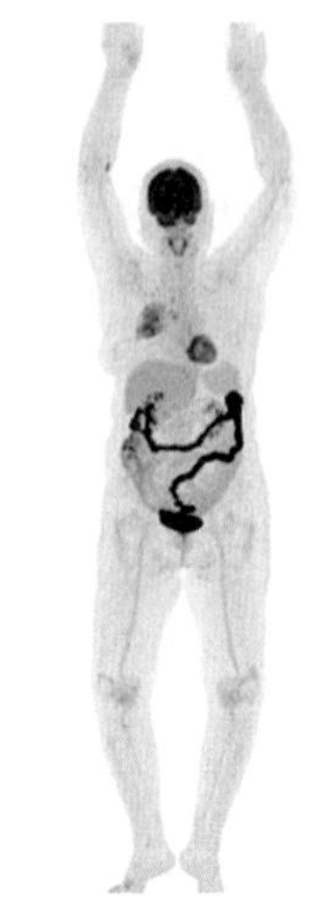

服用二甲双胍患者 PET-CT 图像

（李慧　季红　边令梓）

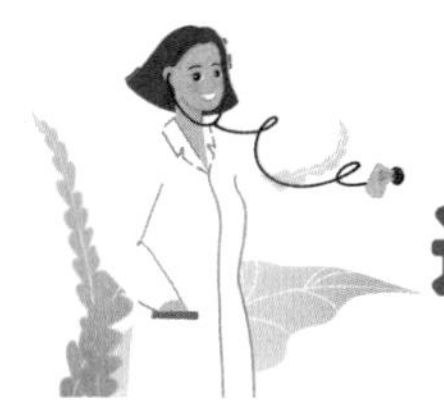

# 还心灵一方净土

“人生忧乐，存乎一心。”往往生活中的事情还未“压垮”我们，不健康的心理却已经悄悄折去了我们快乐的翅膀，遮挡住了那一抹温暖的阳光。不管雨下得多大，总会有雨过天晴的时候，希望我们都能与压力“和解”，与乐观幸福“牵手”，悦纳自我、肯定自我、欣赏自我、发展自我，还心灵一方净土。

## 心灵的感冒——抑郁症

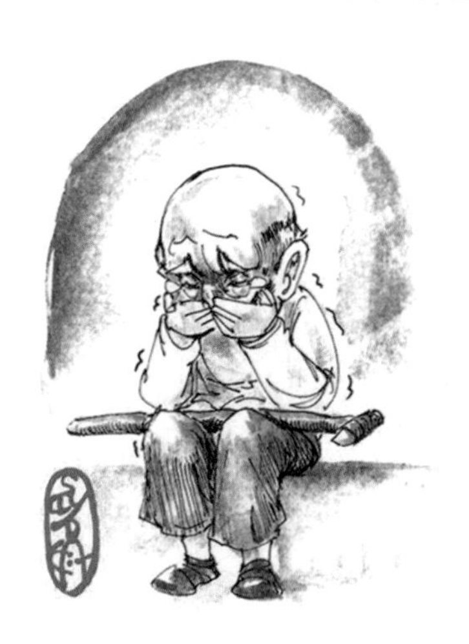

近年来人们通常把抑郁症称为“心灵感冒”，可见抑郁症是一种非常普遍的疾病。它是以情绪低落、思维迟缓、意志活动减退为主要症状的一类精神障碍，可伴有焦虑、自杀观念和行为、幻觉、妄想等精神病性症状及睡眠障碍、食欲紊乱、躯体不适等症状群，绝大部分患者自知力完整，主动求治；但自杀观念强烈、出现精神病症状者自知力常缺乏。抑郁症每次发作持续至少 2 周以上，有的甚至长达数年，虽然大部分患者可以缓解，但具有反复发作的倾向，部分患者可有残留症状或转为慢性病程。

### 1.老年抑郁症有哪些表现?

老年抑郁症患病率高达15%,临床表现往往不太典型,很难做出准确的判断。一般以抑郁心境、疑病观念、注意力不集中、记忆力下降、躯体不适为主要临床表现,还可表现为思维迟缓、兴趣减低、自我评价低、智力衰退、言语和动作减少等。糖尿病、高血压等慢性疾病会增加老年人患抑郁症的风险,脑梗后约有三分之一的患者并发抑郁症,因此这类患者家属更需要了解老年抑郁症,早发现早治疗。

### 2.抑郁情绪和抑郁症是一回事吗?

抑郁症与日常生活中伤感和灰心不同,其基本表现是显著而持久的情绪低落,同时伴有相应的思维和行为异常。在日常生活中,每个人都会遇到挫折和失败,会体验到悲伤、痛苦,甚至绝望,这些明确的事件引起的抑郁和悲伤,是一种正常的情绪反应和情感表现,持续时间一般不会太长。但是,有些人的抑郁症状没有明确的诱因,如果在生活中发生了不良生活事件,抑郁症状持续时间超过2周甚至更长,且日渐加重,对工作、生活造成严重的影响,这种情况很有可能是抑郁症,应及时到精神科就诊。

### 3.怎么会得上抑郁症呢?

抑郁症的病因目前尚不清楚,但大多数研究认为抑郁症“偏爱”以下人群:

(1)有抑郁症阳性家族史的人群。

(2)女性人群。女性患病率约是男性的两倍。

(3)长期承受较大的心理压力、处于激烈竞争中的人群。

(4)处于应激状态的人群,如某些社会事件、天灾人祸的受害者等。

(5)情绪化、低自尊、内向性格、焦虑、强迫特质人群。

(6)存在不良嗜好的人群,如对酒精或其他成瘾物质的滥用、依赖等。

(7)处于更年期、老年期的人群。

(8)童年有过悲惨经历的人及离异或独居者。

### 4.抑郁症有哪些治疗方法?

抑郁症是可防可治的,目前主要的治疗方法有药物治疗、心理治疗和物理治疗。药物治疗是治疗抑郁症最主要的治疗方法,药物控制急性症状,情绪有所稳定后可进行认知行为治疗、团体治疗、精神分析治疗等心理治疗和经颅磁刺激治疗，对自杀观念强烈、抑郁性木僵患者可采用无抽搐电休克治疗(MECT治疗)。此外，好的兴趣爱好、健康的生活方式以及宽容豁达的心态对治疗也有所帮助。

### 5.吃抗抑郁药会上瘾吗?

吃抗抑郁药不会成瘾，也不是一经服药便终生不能停药。抗抑郁的治疗时间通常比较长，有些患者突然自行停药或减量，可能会出现撤药反应，比如焦虑、出汗、头晕、消化道不适等，应当在医生指导下逐渐减停。另外，抗抑郁药虽然本身不会上瘾，但不排除某些患者对药物有心理依赖，这种依赖可通过健康的生活方式、适度运动、转移注意力、疾病宣教、认知行为治疗等得到改善。

### 6.运动能治疗抑郁症吗?

运动可改善抑郁症患者的食欲下降、睡眠障碍等生理症状。针对老年抑郁症患者，建议在专业人士监督下进行每周3次以上、每次至少30～60分钟的规律运动，如快走、慢跑、跳绳、游泳、广场舞、瑜伽等，年龄大或者体质差的患者根据自身情况每天可进行1～2小时的户外散步。相比对抑郁症的治疗作用，运动对老年人群抑郁症的预防作用更明显。

### 7.抑郁症的运动处方小贴士有哪些?

(1)平时要减少久坐，挑选喜欢的运动项目，在身体能耐受的情况下，强度越大越好。只要动起来，就是在预防抑郁了。

(2)当出现抑郁症状时，可以尝试运动处方，在专业人员指导下进行的运动项目，能得到更好的效果。如果1～2个月没有明显改善，建议尽快到精神科就诊。

(3)在接受药物治疗、心理治疗时，也可以配合运动疗法，这样不仅会增强疗效，而且能提高治疗的依从性。

(4)社会支持也是运动疗法起效的助推器，与朋友或家人一起运动，会增加治疗成功的机会。

### 8.日常生活中，如何使自己保持好心情?

(1)保持活泼开朗、愉悦自信的日常心态。面对各种突发事件，树立正确的心态和积极乐观的态度。

(2)正确面对挫折。遭遇挫折时及时调整心态,不被挫折创伤阴影所笼罩。

(3)养成良好的生活习惯。做到规律生活,锻炼身体,合理饮食,睡眠充足。

(4)扩大人际交往。闲暇时和亲朋好友一起互相倾诉自己的心事,商讨解决办法,做出理性的思考。

(5)培养兴趣爱好。人的兴趣越广泛,适应能力就越强,心理压力就越小,对预防心身疾病有很好的效果。

(6)管理压力与情绪。学会至少一种自我调节方法,比如定期去旅游、运动、欣赏音乐、阅读等,这些美好的感觉会增加愉悦与自信。

### 9.面对抑郁症患者,家属应注意什么?

(1)心理支持:由于抑郁症患者常缺乏自信、悲观甚至绝望,家属应多与患者交谈,多鼓励患者。

(2)密切观察:家属应加强观察,防止抑郁症患者发生自杀、自伤等行为。

(3)督促用药:家属应了解抗抑郁症药物的基本知识,督促患者用药,配合医生一起支持患者的治疗。

(4)生活护理:注意调理饮食,保证充足的睡眠。对病情较轻者,应多陪患者运动、减压。

(5)鼓励社交:鼓励患者回到亲朋好友的社交圈子中,接受他人快乐的感染,获取社会支持的力量。

## 您焦虑吗?

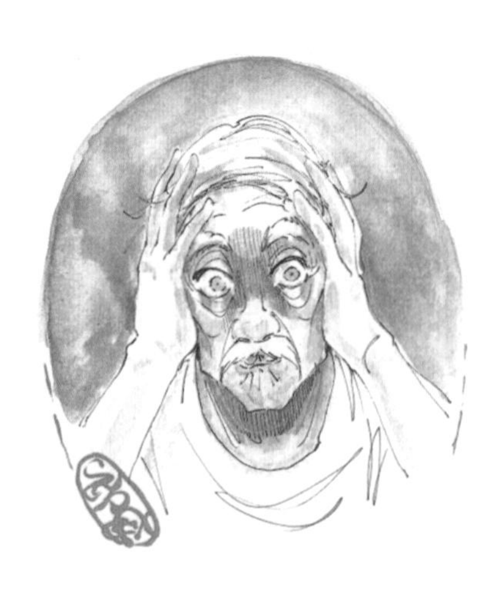

焦虑症是以广泛而持续性的焦虑或以反复发作的惊恐不安为主要特征的神经症性障碍，往往伴有头昏、胸闷、心悸、呼吸困难、口干、尿频、出汗等自主神经系统症状和运动性不安等症状。患者的紧张程度与现实处境不符，且其焦虑情绪亦非来自实际的威胁或危险。焦虑症的发生与遗传因素、个性特征及心理社会因素有很大关系。老年人由于身体机能下降、躯体疾病困扰、离退休、独居等负性生活事件影响容易罹患焦虑症。

## 1.焦虑症有哪些具体表现?

(1)精神症状：莫名的恐惧、焦虑，持续的紧张不安，警觉性增高，非现实性地评估自身或他人所遇危险。

(2)行为表现：运动性不安(坐立不安、搓手顿足、肢体发抖、无目的小动作)。

(3)躯体症状：主要表现为自主神经功能亢进症状，如心慌、气短、胸闷、口干、出汗、肢体颤抖、面色潮红或苍白、便秘、腹泻、尿频、尿急等，严重者可表现为昏厥、胸骨压榨感、喉部堵塞感或喘不过气、呼吸困难等。

## 2.容易焦虑就是病吗?

焦虑是人们面对压力和困境时常见的情绪反应，但焦虑并不意味着都是有临床意义的病理情绪。适度的焦虑具有积极的意义，可以充分地调动身体各脏器的功能，提高大脑的反应速度和警觉性，帮助人们集中注意力，保持对周围环境的敏感性。病理性焦虑是指持续的无具体原因的紧张不安，无充分现实依据预感到威胁或大难临头，常伴有明显的自主神经功能紊乱症状(如心慌、出汗、胸闷、肌肉紧张等)、主观痛苦感或社会功能受损。只有以病理性焦虑为主要表现的，才称为焦虑症，应该及时治疗。

## 3.焦虑症有哪些治疗方法?

焦虑症的治疗目前包括药物治疗及心理治疗。药物治疗包括具有抗焦虑作用的抗抑郁药、苯二氮䓬类、丁螺环酮等抗焦虑药；心理治疗主要是认知行为治疗(CBT)，CBT能显著减轻焦虑症状，还能提高治疗的依从性，对于妊娠妇女等不宜药物治疗的患者，应属首选。心理治疗可以与药物联合使用，也可以单独使用。通常认为药物治疗起效快，急性期效果更好，而心理治疗作用更持久，但需要的时间精力更多。

### 4.焦虑症自我应对的方式有哪些?

(1)增加自信:对导致自身产生焦虑的对象,要正确接纳它们带来的焦虑,勇敢面对,并积极进行自我暗示增加自信,逐渐适应来缓解焦虑。

(2)寻求支持:可以向朋友、家人等理解自己的人倾诉自身情况,表达内心真实想法,这种表述可有效减轻焦虑的痛苦程度。

(3)分析原因:与专业人员共同探讨压力源或诱因,制定出合适的压力应对方式。

(4)转移注意力:焦虑发作时脑中总是胡思乱想,坐立不安,异常痛苦,而这种思维往往会形成恶性循环,越焦虑越想,越想越焦虑,从而无法摆脱。此时,可通过一种强烈的分散注意力的刺激物来阻断负性情绪。

(5)自我放松:平时可通过做自己感兴趣的事,如做手工、听音乐、旅行等,放松心情、舒缓焦虑。过度紧张、焦虑时,尝试轻闭双眼,全身放松,做几次均匀而有节奏的深呼吸,反复地自我暗示:“不要着急”“放松、放松”,几分钟后,情绪就会平稳。

## 老年痴呆症

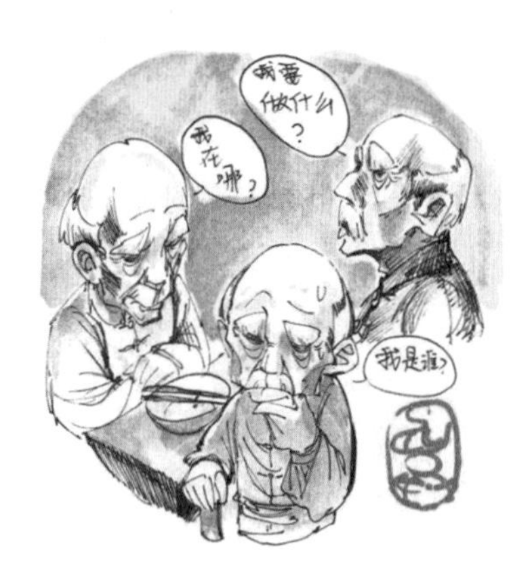


老年痴呆症是一种中枢神经系统原发性退行性变疾病,患者在意识清醒的状态下出现持久的全面的智能减退,表现为记忆力、计算力、判断力、注意力、抽象思维能力、语言功能的减退,情感和行为障碍,独立生活和工作能力丧失。其中阿尔茨海默病(Alzheimer's Disease,AD)是最常见的类型。阿尔茨海默病一般发生在65岁以后,起病不易察觉,发展缓慢,最早期往往是从逐渐加重的健忘开始。有些老年人说："哎！人老了，记性也变差了！"这可能就是阿尔茨海默病的先兆。

### 1.老年痴呆症会有哪些日常表现？

（1）记忆力日渐衰退，尤其是近期记忆，影响日常起居活动，如炒菜放两次盐、做完饭忘记关煤气。

（2）难以完成熟悉的工作，如难以胜任日常家务，不知道穿衣服的顺序、做饭菜的步骤。

（3）对时间、地点及人物日渐感到混淆，如不记得今天几号、自己在哪个省份。

（4）语言表达出现困难，如忘记简单的词语、说的话或写的句子。

（5）常把东西乱放在不适当的地方，如将熨斗放进洗衣机。

（6）判断力日渐减退，如在烈日下穿着棉袄，寒冬时却穿着单衣。

（7）理解力或合理安排事物的能力下降，如跟不上他人交谈的思路，或不能按时支付各种账单。

（8）情绪表现不稳，行为较前显得异常，如情绪快速涨落，变得喜怒无常。

（9）性格出现转变，如变得多疑、淡漠、焦虑或粗暴等。

（10）失去做事的主动性，如终日消磨时日，对以前的爱好也没有兴趣。

### 2.家中的老人得了老年痴呆症应该怎么办？

（1）督促治疗，定期带领老人去医院做检查，遵从医嘱。

（2）一如既往地陪伴他，亲情并不会因为疾病而改变。

（3）包容他、关心他、爱护他。

（4）多给他一点时间，多给他鼓励，做错事情时不要责备他。

（5）配合他的速度，与他一起聊天、做家务、做小游戏。

### 3.如何应对老年痴呆症患者的记忆障碍？

记忆障碍是老年痴呆症患者经常出现的症状，表现为记不住词语和事情，出门找不到回家的路，对很久以前的事可回忆起来，新近发生的事情却经常忘记。

（1）对待健忘老人，应多鼓励，避免大声训斥，对容易忘的事情反复提问。

（2）使用小便条、日历、闹钟等提醒物帮助记忆。

(3)对家中或常去环境中的家具、物品等做上标记,如标明方向、名称,这样有助于定位,减少因忘词而产生的挫败感。

(4)携带备忘录,把重要的信息写在本子上,如名字、电话号码等,以帮助提醒记忆。

(5)应尽量用简单明确的字句与老人对话。

(6)外出时有人陪同,并在口袋里放上写明老人情况、家庭地址及联系电话的便条,以方便老人走失后和家人联系。

(7)制订日常计划,按一定的顺序安排每天的生活,避免突发事件导致的混乱。

(8)规划每天的生活,选择老人每天状态最好的时候,处理某些复杂的事情。

### 4.如何应对老年痴呆症患者的认知障碍?

认知障碍是老年痴呆症患者经常出现的症状,表现为记忆力减退、健忘、重复问题、找词困难、人格改变、生活能力受损等。以下方式能帮助应对老年痴呆症患者的认知障碍:

(1)多帮助患者回忆往事。

(2)尽量按照患者过去的生活习惯安排生活。

(3)多训练和指导患者做些力所能及的日常生活中的事情。

(4)多带患者外出参加集体活动,有利于改善认知功能。

### 5.如何应对老年痴呆症患者的语言交流障碍?

语言交流障碍是老年痴呆症患者的一个常见问题,他们有时候很难找到合适的词语表达自己的意思,也很难理解其他人的话,这样直接造成与周围人的交流障碍,使患者觉得孤独和不被理解。以下方式能改善与老年痴呆症患者的语言交流:

(1)与患者交谈时目光注视对方,让患者把注意力集中在听您说话上。

(2)内容正面、直接、简单,一次只说一件事。

(3)当患者想不起时及时提醒,减少挫折感。

(4)患者出现错误,并坚持己见时,不要与其争论或企图纠正。

(5)患者不懂时,多重复两遍,或借助图片表达意义。

(6)切忌催促,留给自己和患者必要的交流时间。

### 6.如何应对老年痴呆症患者的睡眠障碍?

老年痴呆症患者因环境变化及身体不适、幻觉、妄想等症状影响，容易出现睡眠时间颠倒等睡眠障碍，应从以下方面改善其睡眠障碍：

(1)创造入睡条件，周围环境安静，空气新鲜，温度适宜等。

(2)注意观察睡眠情况，记录入睡时间，追踪心理反应。

(3)了解失眠的原因，因精神症状或躯体不适引起的失眠，可遵医嘱给予适当的镇静剂或催眠剂，并耐心解释，加强心理护理，消除恐惧、焦虑等情绪。

(4)对睡眠时间颠倒的患者，白天尽量减少睡眠时间，鼓励患者到室外散步、看电视等；晚间入睡时，避免兴奋，保持床铺舒适、周围环境安静，为患者创造良好的入睡条件，必要时遵医嘱服用帮助睡眠的药物。

### 7.如何应对老年痴呆症患者的行为障碍?

在患病初期，老年痴呆症患者的行为障碍主要表现为行为紧张，随着病情的发展可出现易激惹、冲动、攻击行为。这些行为会增加家人和照护者的负担，让家人和照护者感到苦恼。

(1)尽量找到引发行为变化的因素，避免再次发生。

(2)通过交谈、爱抚来安慰患者，使其保持冷静，避免发怒。

(3)带患者参加喜爱的活动，分散注意力。

(4)积极鼓励患者的正向行为，不以任何行为惩罚患者。

(5)如果患者喜欢藏东西，尽量找到他们的规律，喜欢藏什么，藏到什么地方，这样您一定有重要发现。

(6)如果患者有攻击行为，尽量不要训斥或激怒他们，要站在患者的立场去考虑他们的感受。

(7)突然发生的冲动、攻击行为会让家人和照护者感到痛苦、心力交瘁，应找一些方法缓解自己的情绪，尽早带患者到精神专科医院就诊，遵医嘱采用相应的药物治疗。

### 8.如何做好老年痴呆症患者的居家护理?

(1)安全护理：由于记忆障碍，患者经常丢三落四，外出后容易走丢，因此要保证环境安全，在家中妥善管理家电、煤气等危险物品，外出时有人陪伴或给患者配备定位设备或联系卡片(包括患者姓名、地址、联系方法等)以防意外走失。

（2）生活护理：合理安排患者有规律的生活，加强日常生活照顾，协助处理个人卫生，定期为患者洗澡、更衣、剪指甲、理发等。合理安排患者的作息时间表，睡眠时间保持在 8 小时左右。加强患者的营养，给予营养丰富易于消化的食物，专人看护进食，防止噎食。密切观察大小便情况，防止便秘、尿潴留。

（3）功能锻炼：鼓励患者多参加力所能及的体育锻炼，如体操、太极拳、散步等；坚持日常生活能力锻炼，保持生活自理能力。

（4）心理护理：关心尊重老人，不嫌弃、不嗤笑，多给予陪伴，尊重老人的生活习惯和自尊心，多给予心理支持，鼓励老人进行社会交往。

（5）观察病情：因患者感觉迟钝，又缺乏主动能力，因此会经常出现各种并发症，故一定要加强病情及躯体观察，以便及早送医。

（6）对伴有明显精神行为症状的患者，如幻觉、妄想、抑郁、焦虑、睡眠障碍、冲动躁闹、拒食等，一定要及时到精神专科医院就医，寻求专业人员的帮助。

## 9.预防老年痴呆症有什么方法吗？

（1）调整生活方式。老年人要保持良好的生活习惯，如戒烟限酒、规律锻炼、健康饮食及充足睡眠；发展自己的兴趣，保持脑力活动，多阅读、下棋等；积极参加社交活动，保持心情舒畅。

（2）管理身心疾病。老年人要定期监测血压、血糖、血脂及体重，规律到医院体检，获得医生的用药、治疗及康复保健的建议；对于老年抑郁及失眠等常见疾病要及时予以关注。

（3）定期评估病情。老年人要定期对记忆、情绪等方面进行评估，动态了解自己脑部功能的变化，防患于未然。

## 10.老年痴呆症照护者如何管理好自己的情绪？

老年痴呆症是一种进行性疾病，病程比较长，疾病发展到晚期患者生活不能自理，需要照护者全面的照顾。长期、繁重的照护会给照护者的身心造成极大的影响，容易产生疲劳感、受伤感、失落感和紧张、焦虑、抑郁等负性情绪，下面的建议可帮助照护者缓解负性情绪：

（1）了解老年痴呆症的相关知识和护理技巧，理解患者的病中表现，有针对性地护理患者。

（2）自我调节，帮助处理负性情绪，保持乐观的心态。

（3）正确面对现实，给予自己鼓励。

(4)安排好自我照顾时间，经常与朋友保持联系，与外界保持接触。

(5)主动控制自己的情绪，适当地倾诉和表达，合理释放压力。

(6)积极参加娱乐活动，放松心情，缓解负性情绪。

## 您睡得好吗?

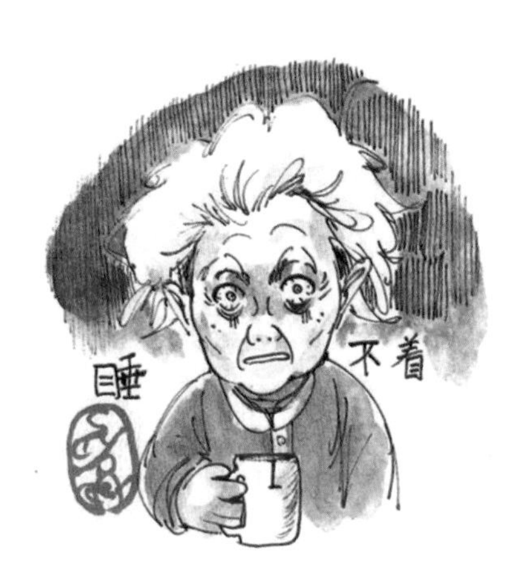


睡眠是一种周期性的、可逆的静息现象，它与醒觉交替进行，且与昼夜节律相一致。如果正常睡眠的启动和调节过程发生障碍，就会产生各种睡眠障碍。常见的睡眠障碍包括失眠症、原发性睡眠过多、睡行症、夜惊和梦魇等。失眠症是最常见的睡眠障碍，主要表现为入睡困难、睡眠不深、易惊醒、自觉多梦、早醒、醒后不易再睡、醒后感到疲乏或缺乏清醒感。对失眠的焦虑、恐惧心理可形成恶性循环，导致工作学习效率下降，甚至影响社会功能。

### 1.为什么会失眠?

(1)心理因素：精神紧张、不安恐惧、考前焦虑、遭遇生活事件等可引起失眠。

(2)躯体因素引起的失眠：各种躯体疾病引起的疼痛、瘙痒、鼻塞、呼吸困难、气喘、咳嗽、尿频、呕吐、腹泻、心悸等。

(3)生理因素：生活工作环境的改变或初到异乡陌生的环境因素，或饮浓茶、咖啡等。

(4)药物因素：利血平、苯丙胺、甲状腺素、咖啡因、氨茶碱等药物可引起失眠。

(5)大脑病变:慢性中毒、内分泌疾病、营养代谢障碍、脑动脉硬化等各种因素引起的大脑弥散性病变。

(6)其他:人格特征、遗传因素等。

### 2.使用安眠药,有哪些注意事项?

(1)安眠药作为辅助治疗手段,可短期使用,避免长期用药,一般以1～2周为宜。如果长期应用会产生耐受和依赖,要及时到医院评估用药风险,严格按照医嘱服药,尤其注意不能自行加药。

(2)长期服用安眠药后,不宜突然停药。睡眠改善后,要遵医嘱逐渐减少剂量。需要避免突然停药而出现撤药反应,如症状反弹、烦躁不安,以及心慌、胸闷、手抖等躯体不适。

(3)饮酒后不可再服用安眠药。酒精进入大脑后会与安眠药协同作用,抑制大脑呼吸中枢,存在极高的安全风险。

(4)某些特殊人群如儿童、孕妇、哺乳期妇女、重度睡眠呼吸低通气综合征患者等应尽量避免使用安眠药。

### 3.日常生活中,我们如何调节睡眠?

(1)养成规律的生活习惯,三餐、睡眠、工作的时间尽量固定。

(2)白天多在户外活动,接受阳光照射。

(3)白天避免睡太多,午睡以20～30分钟为宜。

(4)下午避免摄入浓茶、咖啡、巧克力、可乐等让人兴奋的食品。

(5)睡前放松,用温水泡脚、听舒缓的音乐、肌肉放松训练等,避免易兴奋的活动。

## 老年“空巢”综合征

老年“空巢”综合征是指子女长大后,相继分离出去,只剩下老年人独自生活,这些家庭就成了“空巢”。老年人生活在“空巢”环境下产生被分离、舍弃的感觉而出现孤独、空虚、伤感、精神萎靡、情绪低落等一系列心理失调的症状,甚至出现悲观、抑郁、焦虑情绪,严重者会导致精神障碍,生活质量严重受损。

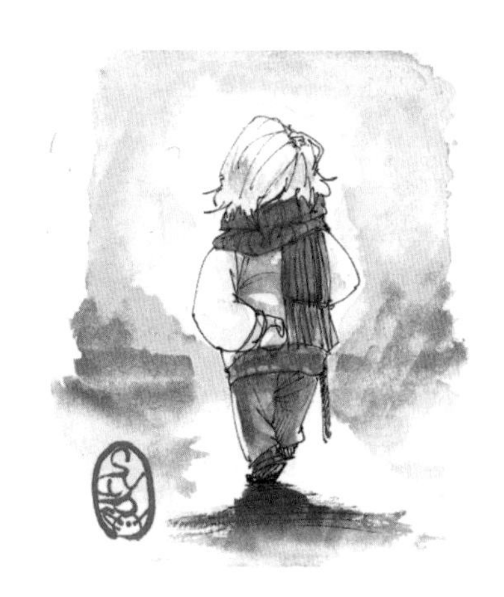

### 1.老年“空巢”综合征产生的原因有哪些?

(1)老人自身机体功能下降。老年人因为身体机能老化,各种疾病明显增多,自身疾病的痛苦及活动能力的受限,与老年“空巢”综合征形成恶性循环。

(2)家庭结构的改变。传统的几代同堂的家庭结构发生改变,老人处于独居状态之中,缺少子女的亲情和精神慰藉,心理产生不可调和的失落感、挫折感。

(3)离退休因素。部分老年人对离退休后的生活变化不适应,从工作岗位上退下来后感到冷清、寂寞。

(4)心理行为因素。心境抑郁、行为退缩的老人可能由于本身性格方面的缺陷,对生活兴趣索然,缺乏独立自主、重新设计晚年生活的信心和勇气。

### 2.老年“空巢”综合征有哪些行为表现?

(1)精神空虚,对生活缺乏热情。子女离家之后,父母从原来多年形成的紧张有规律的生活,突然转入松散无规律的生活,无法很快适应,进而产生抑郁、悲观、无助、失落、空虚等情绪。

(2)孤独、悲观、交往少。对自身存在的价值表示怀疑,陷入无趣、无欲、无望、无助状态,行为上疏于同他人交往,甚至出现自杀的想法和行为。

(3)躯体化症状。主要表现为内分泌、中枢神经和免疫系统功能的紊乱、失调和减退,抵抗力下降,出现入睡困难、早醒、睡眠质量差、头痛、乏力、消化不良、心慌气短等症状,有的甚至可诱发或加重冠心病、高血压、支气管、胃及十二指肠溃疡等躯体疾病。

### 3.如何避免老年“空巢”综合征的发生?

(1)老年人应在子女生活独立之前注意调整日常生活的模式和规律,以便适应即将临近的“空巢”家庭生活。

(2)老年人在孩子“离巢”后要增强夫妻间的情感,互相关心。要培养自己的业余爱好和丰富自己的家庭生活,积极主动参与各种文体社交活动,并保持同亲友之间的往来,增加社会支持,排解内心的孤独和思念情绪。

(3)子女应常回家看望和照顾父母,多关心父母的身心健康,了解和满足老人的生活和情感需求。

### 4.独居老人如何远离“空巢”综合征?

(1)加强自我心理调适,树立乐观向上的生活态度。保持情绪稳定、乐观,精神愉悦,能提高机体免疫功能,减轻老年人的衰老及无用感。

(2)独居老人应积极地正视“空巢”。把子女长大“离巢”看作是自己的成就,把独自生活当作锻炼自己适应社会能力的机会,善于安排好自己的生活。

(3)培养兴趣爱好,积极参加各种文娱活动。扩大社会交往,丰富精神和社会生活。

(4)正视现实,发挥余热。老年人经验多、阅历深,离退休后可在单位或家庭做一些力所能及的事情,这样不但有益于社会,也有利于减少老朽感、颓废感和空虚感。

## 离退休综合征

离退休综合征是指老年人离退休之后不能适应新的社会角色、生活环境和方式变化而出现焦虑、抑郁、悲哀、恐惧等消极情绪,或因此出现偏离常态的行为,是一种适应性心理障碍。这种障碍还会引发其他生理疾病,直接损害离退休老人的身心健康,加速衰老过程,因此必须及时有效地加以控制和消除。

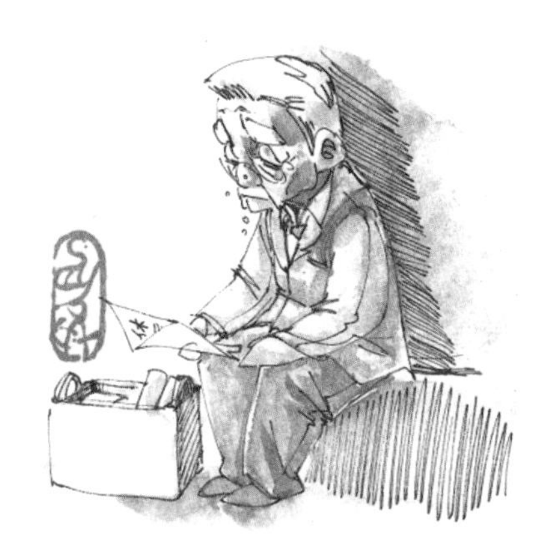

## 1.离退休综合征的主要表现有哪些?

(1)焦虑症状:突出的孤独空虚感、严重的失落感和无价值感,心烦意乱、坐立不安、焦虑紧张、急躁易怒,注意力不能集中,做事缺乏耐心,易被激惹而发怒。

(2)抑郁症状:心情忧伤、郁闷、沮丧,精神消沉、萎靡不振,有强烈的失落感、孤独感、衰老无用感,自信心下降、兴趣减退,行为退缩,懒于做事情。

(3)躯体不适症状:不健康的心理和不良情绪会严重干扰和损害老年人的生理功能,引发或加重各种心身疾病,常出现头痛、晕眩、全身疲乏、四肢无力、失眠多梦、胸闷心悸等症状。

## 2.什么人容易得离退休综合征?

(1)个性特点:平时固执守旧,以自我为中心,坚持自己的观点,不接受社会新鲜事物,好钻牛角尖,敏感多疑的人。

(2)人际关系:部分人人际交往不良,朋友少或者没有朋友,社交活动少,生活单调,对身边事物毫无情趣,经常感到孤独、苦闷、烦恼。

(3)个人爱好:退休前除工作之外无特殊爱好的人,退休后失去精神寄托,缺乏处理家庭和个人生活的能力,空闲时间不知如何安排,生活变得枯燥乏味、缺乏情趣,容易产生心理障碍。

(4)职业性质:离退休之前工作岗位比较重要,尤其是担任领导职务的人,突然从原来的工作岗位上退下来,生活方式发生了重大改变,承受巨大的心理落差,容易产生失落、孤独、空虚、自卑等心理变化。

### 3.离退休综合征需要治疗吗?

一般情况下,离退休老年人通过自己积极的调节或家人的帮助,都能很好地接受离退休之后新的生活习惯、人际关系,逐渐适应新的晚年生活。不能适应的老年人,如果出现情绪低落、身体不适,甚至影响正常生活和社会功能,则需要尽快到精神专科医院就诊,找精神心理方面的专家咨询、治疗,切莫讳疾忌医。

### 4.老年人如何度过离退休后的不适应期?

(1)调整心态,顺应规律。衰老是不以人的意志为转移的客观规律,离退休也是不可避免的。老年人离退休前应在心理上接受这个事实,根据自己的人生阅历、生活习惯和个性特点,预先设想适合自己的离退休生活模式。

(2)发挥余热,重归社会。离退休人员如果精力旺盛又有一技之长,可以继续做一些力所能及的工作,既能发挥余热,为社会做贡献;又能使自己精神上有所寄托,充实生活。

(3)培养爱好,寄托精神。可利用退休后的闲暇时间培养一些兴趣爱好,丰富和充实自己的生活,既陶冶情操,又锻炼身体,增进身心健康。

(4)扩大社交,丰富生活。营造和睦的家庭气氛,建立协调的人际关系,多与亲戚朋友交往,良好的人际关系可以开拓生活领域,排解孤独寂寞,增添生活情趣。

(5)生活自律,保健身体。生活起居要有规律,制订切实可行的作息时间表,采取适合自己的休息、运动和娱乐形式,学会释放心理压力,缓解紧张心情,建立以保健为目的的生活方式。

(李芳华　孙庆祥)

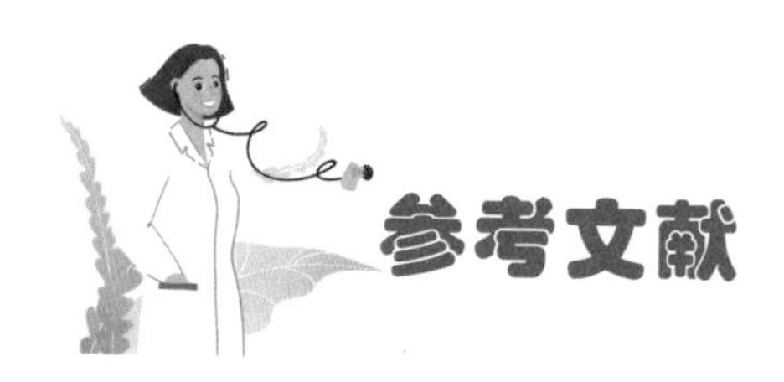

# 参考文献


1.黎晓新,王宁利.眼科学[M]. 5 版.北京:人民卫生出版社,2016.

2.孙虹,张罗.耳鼻咽喉头颈外科学[M]. 9 版.北京:人民卫生出版社,2018.

3.张志愿.口腔科学[M]. 9 版.北京:人民卫生出版社,2018.

4.(美)林恩.哈特曼,(美)查尔斯.洛普利. 梅奥拯救乳房全书[M].沈松杰,王昕,译. 北京:北京科学技术出版社,2017.

5.魏碧蓉. 妇科护理学[M]. 北京:人民卫生出版社,2009.

6.张英泽,翁习生.骨科学[M]. 2 版.北京:人民卫生出版社,2018.

7.张学军,郑捷,陆洪光.皮肤性病学[M]. 9 版.北京:人民卫生出版社,2018.

8.尤黎明,吴瑛.内科护理学[M]. 6 版.北京:人民卫生出版社,2017.

9.李乐之,路潜.外科护理学[M]. 6 版.北京:人民卫生出版社,2017.

10.王荣福,安锐.核医学[M]. 9 版.北京:人民卫生出版社,2018.

11.刘哲宁,杨芳宇.精神科护理学[M]. 4 版.北京:人民卫生出版社,2017.

12.中华医学会神经外科学分会,中国医师协会急诊医师分会,中华医学会神经病学分会脑血管病学组,高血压性脑出血中国多学科诊治指南[J].中华神经外科杂志,2020,36(8):757-770.52

13.李际强,白晓辉,蔡倩,等.肺康复运动处方指南解读(ATS/ERS、BTS、ACSM 及 AACVPR)[J].临床肺科杂志,2020,25(1):151-154.

14.中华医学会,中华医学会杂志社,中华医学会消化病学分会,中华医学会全科医学分会,中华医学会《中华全科医师杂志》编辑委员会,消化系统疾病基层诊疗指南编写专家组.慢性便秘基层诊疗指南(2019 年).中华全科医师杂志,2020,19(12):1100-1107.

15.上海市肾内科临床质量控制中心专家组. 慢性肾脏病早期筛查、诊断及防治指南(2022 年版)[J]. 中华肾脏病杂志,2022,38(5):453-464.

16.《中国老年骨质疏松症诊疗指南》(2018)工作组,中国老年学和老年医学学会骨质疏松分会,马远征,等. 中国老年骨质疏松症诊疗指南(2018)[J]. 中国骨质疏松杂志,2018,24(12):1541-1567.

17.陈柳青,刘美娜. 老年人常见面部皮肤肿瘤及鉴别诊断[J]. 实用老年医学,2020,34(1):3.

18.赵维纲.《中国老年 2 型糖尿病防治临床指南(2022 年版)》解读[J].协和医学杂志,2022,13(4):574-580.

19. Fallenius M, Skrifvars MB, Reinikainen M, et al. Spontaneous intracerebral hemorrhage[J]. Stroke, 2019, 50(9): 2336-2343.

20.Improving Global Outcomes (KDIGO) Diabetes Work Group. KDIGO 2020 clinical practice guideline for diabetes management in chronic kidney disease[J]. Kidney Int, 2020, 98(4S): S1-S115.

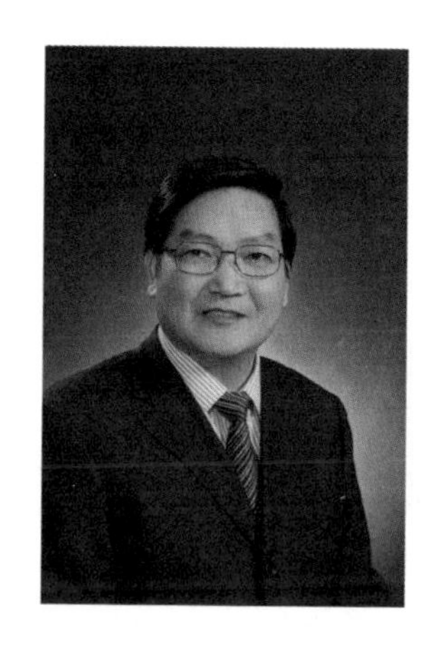

# 跋 健康科普——开启百姓健康之门的“金钥匙”

从医三十多年，每天面对那么多患者，我在工作之余常常思考，如何让人不生病、少生病，生病后早诊断、早治疗、早康复。这样既能使人少受病痛折磨，又能减少医疗费用，还能节约有限的医疗卫生资源。对广大医者而言，如此重任，责无旁贷。

《黄帝内经》说，上医治未病、中医治欲病、下医治已病。老子曾说：“为之于未有，治之于未乱。”这些都说明了疾病预防的重要性。

做医学科普有重要意义，是一件利国利民、惠及百姓的大事。在大健康时代，医者不仅要掌握精湛的医术，为患者治病，助患者康复，还应该积极投身健康科普事业，宣传和普及医学知识，引导大众重视疾病的预防，及早诊断和规范治疗。因此，近年来我逐步重视科普工作。

记得小时候，每每遇到科学上的困惑，我就去翻“十万个为什么”这套书，从中寻找答案。那么，百姓对身体健康产生疑问，有无探寻答案的去处？在多年的临床工作中，我常常碰到患者对疾病一知半解或存在误解的情况。我心里很清楚，患者就医之前往往会先上网搜索，可是网上的信息鱼龙混杂，不少内容缺乏科学性、权威性，患者被误导的情况时有发生。当患者遇到困惑时，能否从权威的医学科普书籍中找到答案？我曾广泛查阅，了解到有关医学科普方面的书籍虽然种类繁多，但良莠不齐，尤其成规模、成系统的丛书更是鲜见，于是，我萌发了编写本丛书的想法，并为这套书取名“医万个为什么——全民大健康医学科普丛书”,“医”与“一”同音,一语双关,“全民大健康”是我们共同的心愿和目标。

朝斯夕斯,念兹在兹。我多方征求相关专家意见,反复酝酿,最终达成一致意见,大家都认为很有必要编写一套权威的健康科普丛书,为百姓答疑解惑。一个时代,有一个时代的使命;一代医者,有一代医者的担当。历经一整年的精心策划和编写,“医万个为什么——全民大健康医学科普丛书”终于付梓了。大专家写小科普,这套书是齐鲁名医多年从医经历中答患者之问的精华集锦,是对百姓健康的守护,也是对开启百姓健康之门的无限敬意。

物有甘苦,尝之者识;道有夷险,履之者知。再伟大的科学家也有进行科普宣传的责任。“医万个为什么——全民大健康医学科普丛书”要做的就是为百姓答疑解惑、防病治病,让医学科普流行起来。

丛书编纂毫无疑问是个复杂的系统工程,自 2021 年提出构想后,可谓一呼百应,医学专家应者云集。仅仅不到一年的时间,我们集齐了近千名作者,不舍昼夜努力,撰写完成卷帙浩繁、数百万字的书稿,体现了齐鲁医者的大使命、大担当、大情怀。图书是集权威性、科普性、实用性以及趣味性为一体的医学科普精粹,对百姓健康来说极具实用价值,也是落实党的二十大报告“把保障人民健康放在优先发展的战略位置,完善人民健康促进政策”的医学创举。

在图书编写过程中,我们着力做到了以下两点:

一是邀请名医大家执笔。山东省研究型医院协会自成立起,就在学术交流、人才培养、科技创新、成果转化、服务政府和健康科普教育等方面做出了一定的成绩,尤其在健康科普方面积累了丰富经验,并打造了一支高水平的科普专家团队。本套丛书邀请的都是相关专业的名医作分册主编,高标准把关。由于医学专业术语晦涩难懂,如何做到深入浅出、通俗易懂,既能讲明医学知识又符合传播规律是摆在我们面前的难题。有些大专家学识渊博且有科普热情,不过用语太过专业;年轻医生熟悉互联网传播特点,但专业的深度有时候略显不足。所以我们采用“新老搭配”的方法,在内容和语言风格上下功夫,力求呈现在读者面前的内容“一看就懂,一学就会”。

二是创新传播形式。我们邀请专业人士高标准录制音频,把全书内容分章节以二维码的形式附在纸质图书上,以视听结合的方式呈现,为传统科普注入新鲜活力。二维码与纸质科普图书结合，让读者随时扫码即可聆听，又能最大限度拓展纸质科普书的内容维度，实现更广泛的科普，让“每个人是自己健康第一责任人”的宗旨践行得更实、更深入人心，无远弗届！

有鉴于此，我要以一位老医学工作者、医学科普拥趸者的身份衷心感谢和赞佩以专家学者为首的作者队伍的倾情付出。

还要特别感谢张运院士、宁光院士为本丛书撰文作序，并向为图书出版付出心力的编辑以及无数幕后人的耕耘和努力表示衷心感谢，向你们每一个人致敬！

念念不忘，必有回响。衷心希望“医万个为什么——全民大健康医学科普丛书”能为千家万户送去健康，惠及你我他，为健康中国建设助力。

山东省研究型医院协会会长　胡三元

2023 年 5 月

胡三元，医学博士，二级教授，主任医师。原山东大学齐鲁医院副院长、山东第一医科大学第一附属医院院长。现任山东大学齐鲁医院、山东第一医科大学第一附属医院普通外科学学术带头人，山东大学特聘教授、山东大学和山东第一医科大学博士研究生导师；山东省“泰山学者”特聘教授、卫生部和山东省有突出贡献中青年专家、山东省医学领军人才，享受国务院政府特殊津贴。

对中国腔镜技术在外科领域特别是肝胆胰脾外科中的创新应用与规范推广、“腹腔镜袖状胃切除术＋全程化管理”治疗肥胖症与 2 型糖尿病体系的建立和国产腔镜手术机器人的研发做出了突出贡献。荣获国家科技进步二等奖、中华医学科技奖一等奖、山东省科技进步一等奖等 10 余项科技奖励。

主要社会兼职：中国医师协会外科医师分会副会长；中华医学会外科学分会委员、腹腔镜内镜外科学组副组长；中华医学会肿瘤学分会委员；中国研究型医院学会微创外科学专业委员会主任委员；中国医药教育协会代谢病学专业委员会主任委员；中国医学装备协会智能装备技术分会会长；山东省医学会副会长、外科学分会主任委员；山东省医师协会腔镜外科医师分会主任委员；山东省研究型医院协会会长。